四川省骨科医院医学文库

儿童
常见骨折脱位
中西医结合诊疗学

周英 刘昕 主编

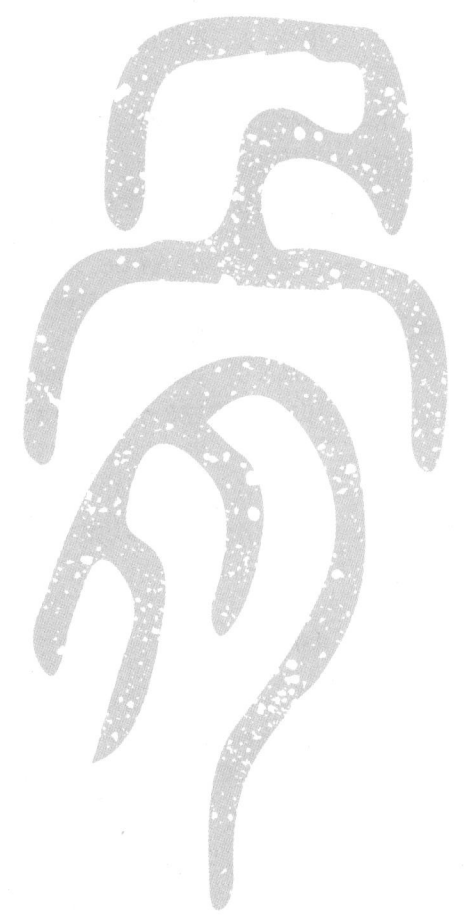

四川科学技术出版社
·成都·

图书在版编目（CIP）数据

儿童常见骨折脱位中西医结合诊疗学 / 周英, 刘昕主编. -- 成都：四川科学技术出版社, 2025.5. （四川省骨科医院医学文库 / 沈海主编）. -- ISBN 978-7-5727-1784-0

Ⅰ.R726.83

中国国家版本馆CIP数据核字第2025VF1532号

四川省骨科医院医学文库
儿童常见骨折脱位中西医结合诊疗学
SICHUAN SHENG GUKE YIYUAN YIXUE WENKU
ERTONG CHANGJIAN GUZHE TUOWEI ZHONGXIYI JIEHE ZHENLIAOXUE

主　　编	周　英　刘　昕
出 品 人	程佳月
责任编辑	欧晓春
封面设计	郑　楠
责任出版	王　英
出版发行	四川科学技术出版社

成都市锦江区三色路238号　邮政编码 610023
官方微博 http://weibo.com/sckjcbs
官方微信公众号 sckjcbs
传真 028-86361756

成品尺寸	168 mm × 236 mm
印　　张	17.5　字数 280 千
印　　刷	成都市东辰印艺科技有限公司
版　　次	2025年5月第1版
印　　次	2025年6月第1次印刷
定　　价	78.00元

ISBN 978-7-5727-1784-0

邮购：成都市锦江区三色路238号新华之星A座25层　邮政编码：610023
电话：028-86361770

■ 版权所有　翻印必究 ■

四川省骨科医院医学文库
《儿童常见骨折脱位中西医结合诊疗学》
编委会名单

主　审　沈　海

主　编　周　英　刘　昕

副主编　邓志强　叶家军

秘　书　孙　强

编　委（排名不分先后）

　　陈琼玫　四川省骨科医院儿童骨科，主管护师
　　陈　伟　四川省骨科医院儿童骨科，副主任中医师
　　邓志强　四川省骨科医院儿童骨科，副主任中医师
　　黄雨寒　四川省骨科医院儿童骨科，中医师
　　解礼伟　四川省骨科医院儿童骨科，副主任医师
　　康　持　四川省骨科医院儿童骨科，主治中医师
　　林　静　四川省骨科医院儿童骨科，康复治疗师
　　刘清华　四川省骨科医院儿童骨科，主治中医师
　　刘　昕　四川省骨科医院儿童骨科，主任中医师
　　刘兴坤　四川省骨科医院急诊科，主治中医师
　　卢叶芳　四川省骨科医院儿童骨科，中医师
　　彭玉兰　四川省骨科医院儿童骨科，副主任中医师
　　任　波　四川省骨科医院儿童骨科，副主任中医师
　　孙　强　四川省骨科医院儿童骨科，副主任中医师
　　沈　海　四川省骨科医院，主任中医师
　　韦　森　四川省骨科医院儿童骨科，主任护师
　　肖　元　四川省骨科医院儿童骨科，副主任中医师
　　叶家军　四川省骨科医院儿童骨科，主任中医师
　　周　英　四川省骨科医院儿童骨科，主任中医师
　　赵仁欢　四川省骨科医院儿童骨科，副主任医师
　　张摇摇　四川省骨科医院儿童骨科，主管护师

主审、主编和副主编简介

主 审 沈 海

主任中医师，教授，博士研究生导师。享受国务院政府特殊津贴专家、天府名医、四川省学术和技术带头人、四川省卫生健康首席专家、中华中医药学会运动医学分会主任委员、《中国运动医学杂志》编委。

长期从事中医运动医学、中医骨伤、儿童骨科临床工作，并多次受邀在奥运会、亚运会开展医疗保障服务，受聘北京2022年冬奥会医务总监。主持、主研多项国家级、省（部）级课题。荣获第29届奥运会科研攻关与科技服务项目贡献二等奖、科技部"科技奥运先进集体"奖、四川省科学技术进步奖二等奖。

主编、参编《基于骨科常见症状的疾病鉴别诊断学》《中医骨伤科诊疗学》《中西医结合运动创伤学》《中西医结合骨伤科手册》等学术专著。

主 编 周 英

主任中医师，四川省骨科医院儿童骨科病区主任。四川省名中医，四川省中医药管理局学术技术带头人，四川省名中医工作室师承导师。现任四川省中医药学会儿童骨科专业委员会主任委员、中国中医药研究促进会外治分会常务理事、中国中西医结合学会骨伤科分会小儿工作委员会副主任委员、四川省中医药适宜技术研究会常务理事、四川省中医骨伤专业质量控制中心委员。

从事中医骨伤科临床工作32年，参与发表论文40余篇，参与编写《儿童常见骨折脱位中西医结合诊疗学》《中医骨伤科诊疗学》《四川省骨科医院骨科技术教程》等；主持及参与国家级、省（部）级、院级课题10余项。

主 编 刘 昕

主任中医师，四川省骨科医院儿童骨科病区副主任。国际矫形与创伤外科学会（SICOT）儿童骨科专业委员会常务委员，国际内固定协会

（AO）西南小儿骨科培训中心主席。美国纽约长老会医院、德国比勒菲尔德基督教医院访问学者。四川省中医药学会骨伤科专业委员会副主任委员、儿童骨科专业委员会副主任委员、团体标准专业委员会副主任委员，全国卫生产业企业管理协会卫生健康服务适宜技术分会常务委员，四川省0—3岁婴幼儿托育标准化建设与培训指导中心特聘专家，《中华创伤杂志》特约审稿专家。

副主编　邓志强

副主任中医师，四川省骨科医院儿童骨科医疗组组长。成都中医药大学硕士研究生毕业，2003年开始从事儿童骨科工作至今。全国第五批名老中医药专家学术经验继承人，师从著名儿童骨科专家王英教授。曾在天津医院及英国利物浦奥尔赫儿童医院进行儿童骨科专科培训。现任中国马蹄内翻足项目（Ponseti方法）联盟常务理事（西南区组长）、四川省中医药学会儿童骨科专业委员会常务委员、四川省医师协会小儿外科医师分会委员、四川省国际医学交流促进会青年委员。

副主编　叶家军

主任中医师，临床医学硕士，四川省骨科医院儿童骨科医疗组组长。从事骨折创伤、矫形等临床工作20余年。全国第五批名老中医药专家学术经验继承人，四川省中医药管理局第六批学术技术带头人后备人选，四川省中医药学会儿童骨科专业委员会副主任委员，四川省医学会小儿外科专业委员会委员，四川省中医药适宜技术研究会理事，白求恩精神研究会矫形分会骨坏死专业委员会委员。

序　言

儿童时期的骨骼与关节正处于生长发育的阶段，无论是解剖结构还是生理功能与成人均有明显不同，由于存在这种区别，在骨骼和关节损伤处理原则与治疗方式上，儿童与成人也有不同。多数患儿骨折脱位后经过手法复位、小夹板外固定、药物及功能锻炼等的处理后，可有良好的功能恢复；少数患儿的治疗较为困难，尤其是对骨骺损伤，如果不能及时作出诊断和治疗，可造成不同程度的后遗畸形或功能障碍。因此，如何提高基临床医务人员对儿童骨科常见病、多发病的诊疗水平，指导他们及时正确地处理儿童骨损伤，尽量避免严重后遗症的发生，是本书编写出版的目的所在。

有着60余年历史的四川省骨科医院是一家以中医为主、中西医结合的三级甲等骨科专科医院。其中，儿童骨科是国家中医药管理局和四川省中医药管理局批准的重点专科。科室建立20年来一直致力于采用符合儿童生长发育特点的以中医为主、中西医结合的治疗模式医治患儿。科室不断地在传承和发展中国传统医学骨伤科学精髓的基础上，吸纳西医骨科微创技术，每年医治了大量的患儿，疗效显著，得到了患儿家长的赞扬，取得了良好的社会效益。

本书重点介绍儿童骨折、脱位的常见病与多发病，结合本科室多年临床经验并总结国内外学术进展，较全面地阐述了儿童骨骼发育的过程与特点，对儿童骨骼损伤的诊断分型、治疗原则、手法整复方法，以及常见并发症均作了阐述。目的是将四川省骨科医院60余年来处理儿童骨骼损伤的理念、原则及方法原汁原味地展现给大家。中医手法整复、功能锻炼及辨证调护等论述翔实，文字通俗易懂，使临床医务人员一看便知，易于掌握。对采用中医治疗不能达到功能复位标准者，采用"微创外科观念"及适合儿童骨骼特点的内固定物行手术治疗，可以达到较好的治疗效果。希望本书能对临床医务人员的临床实践起到指导和参考作用，并与同道一起推动儿童骨科的发展。

本书是由四川省骨科医院儿童骨科一线临床医护人员及"四川省名中医周英工作室"师生共同完成。由于作者的水平有限，书中难免有不妥之处，期望广大同仁提出宝贵意见。

主编　周英　刘昕

2025 年 1 月

目录 CONTENTS

第一章　骨折概论　001

第一节　解剖学基础　002
第二节　儿童骨折的病因　005
第三节　儿童骨折的诊断、分类原则、并发症及后遗症　007
第四节　儿童骨折治疗的基本原则及技术方法　015

第二章　儿童骨科检查法　037

第一节　询问病史　038
第二节　骨科临床检查　039
第三节　影像学及辅助检查　046

第三章　上肢骨折、脱位　049

第一节　锁骨骨折　050
第二节　肱骨近端骨折　054
第三节　肩关节脱位　058
第四节　肱骨干骨折　063
第五节　肱骨髁上骨折　067
第六节　肱骨远端全骺分离　077
第七节　尺骨鹰嘴骨折　081

第八节　肱骨外髁骨折	083
第九节　肱骨内上髁骨折	087
第十节　肘关节脱位	089
第十一节　桡骨近端骨折	093
第十二节　孟氏骨折	096
第十三节　尺桡骨干双骨折	100
第十四节　桡骨远端骨骺骨折	106
第十五节　手部骨折	110

第四章　下肢骨折、脱位　121

第一节　股骨颈骨折	122
第二节　股骨粗隆部骨折	125
第三节　外伤性髋关节脱位	126
第四节　股骨头骨骺滑脱	130
第五节　股骨干骨折	133
第六节　股骨远端骨骺骨折	137
第七节　髌骨骨折	142
第八节　胫骨近端骨骺骨折	145
第九节　胫骨结节骨软骨炎及骨骺骨折	148
第十节　胫腓骨干骨折	151
第十一节　胫腓骨远端骨骺骨折	155
第十二节　跟骨骨折	159

第五章　脊柱和躯干骨折　165

第一节　胸骨骨折	166
第二节　肋骨骨折	168
第三节　寰枢椎骨折、脱位	170
第四节　下颈椎骨折、脱位	176
第五节　胸腰椎骨折、脱位	178
第六节　脊髓损伤	182

第七节 腰椎椎弓峡部不连与脊椎滑脱症 186
第八节 骨盆骨折 190
第九节 髋臼骨折 195

第六章 产伤骨折 199

第七章 儿童病理性骨折 203
第一节 骨肿瘤样病变 205
第二节 骨肿瘤 213

第八章 常见发育性疾病 221
第一节 发育性髋关节脱位 222
第二节 马蹄内翻足 225
第三节 股骨头骨骺缺血性坏死 228

第九章 儿童骨科常见疾病护理 231
第一节 儿童常见上肢骨折护理 232
第二节 儿童常见下肢骨折护理 243
第三节 关节及特殊骨病护理 248
第四节 发育性疾病护理 258

第一章
骨折概论

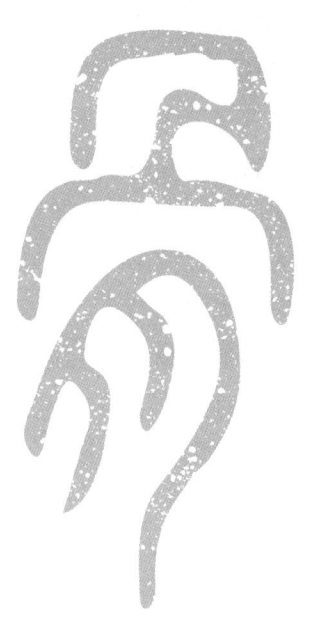

第一节 解剖学基础

一、骨的发育及生长

骨的发育一般有两种形式，膜内化骨和软骨内化骨。

膜内化骨是间充质细胞演变为成纤维细胞，形成结缔组织膜，在膜的一定部位开始化骨，成为骨化中心，再逐步扩大，完成骨的发育。胚胎时期膜性骨的一定部位的细胞，分化出成团的成骨细胞，成骨细胞产生胶原纤维和基质，基质内钙盐渐渐沉积，形成骨组织小岛，叫作骨化中心。再由此中心向周围生成辐射状的骨梁，骨梁再生小梁并互相结合成网，网眼内充造血组织。膜性骨的表层部分形成骨膜，骨膜下还分化出一种破骨细胞，在成骨细胞不断造骨的同时，破骨细胞破坏已建成的骨质并将之吸收，在这样不断造骨又不断破坏骨的相反相成的矛盾运动中，骨在不断生长的同时被改建和重建，使骨达到成体的形态。简单来说，从间充质分化出的成骨细胞不经过软骨阶段，直接形成骨，并进一步依靠骨的附着性生长的方式成为膜内化骨，下颌骨和锁骨等骨即是此种成骨方式。

软骨内化骨在软骨膜和软骨内同时进行。软骨膜化骨形成骨密质及其外层的骨膜；软骨内化骨形成骨松质及充填于其内的骨髓。长管状骨的骨化，首先是软骨体中间的软骨膜内层分化出成骨细胞，由它产生细胞间质并有钙盐沉积，形成圆筒状的骨领。此时间充质和血管侵入软骨体中央，分化出造骨与破骨细胞，形成初级骨化中心，并由此向两端不断发展，在最初骨化中心部位由于破骨细胞将骨质破坏、吸收而产生空腔，即骨髓腔，侵入的间充质转化为红骨髓。到出生前后，软骨的两端也出现骨化中心，叫初级骨化中心。先进行软骨内化骨，然后进行软骨膜化骨，形成骨骺。当骨干和骨骺两者的骨化都接近完成时，中间仍保留一层软骨，叫作骺软骨。骨的发育基于两种机制：一是骺软骨不断增生，骨干端又不断骨化，使骨得以不断增长，直至 20 岁左右，骺软骨不再增生也被骨化，骨干与骨骺相连，二者的嵌接处形成一条粗糙的骺线；二是骨膜内层不断地层层造骨与改建，其内部骨髓腔也不断造骨、破骨与改建，从而使骨干不断增粗、骨髓腔也不断地扩大。由于造骨和破骨互相矛盾、互相制约的关系，使骨在增长变粗的同时，受内、外环境诸多因素的影响，骨质的构筑得到不断地改建，使骨达到了以最少的原料而具有高度的韧性和硬度统一体的效能。短骨的骨化过程与长骨骨骺相似，但首先从软骨膜开始化骨，然后再进行软骨内化骨。

小儿时期长骨骨干的直径增长要比其髓腔的直径增长快，所以随着年龄的增长其骨皮质的厚度也随之加大，板层骨结构不断优化，钙含量的比例也相应加大，使成熟骨可耐受更大的张力，但柔韧性有所减少，这就是婴儿、儿童和成人骨骼损伤类型不同的原因。

二、儿童骨骼发育的解剖生理

儿童的较大长骨可分为几个明确的解剖区，即骨干、干骺端、骨骺和骺板（图1-1）。这4个区基本由软骨内化骨而来，随后有所改变，但沿骨干有膜内化骨补充。

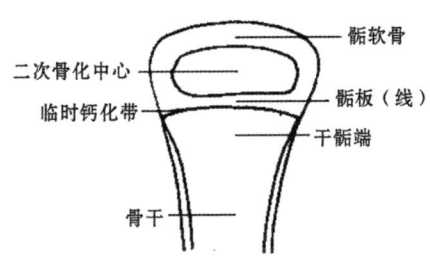

图1-1 儿童长骨解剖图

（一）骨干

骨干是每根长骨的皮质骨组织的主要部分，它主要是骨外膜内化骨组织贴附于原有的软骨模型上的产物，也是骨内膜再塑形和骨形成的产物。

（二）干骺端

干骺端是骨干两端不同形状的扩张部分，其主要特征是皮质骨的厚度减少，骨小梁的量增多。干骺端的骨与其他区的骨相比，有相当多的更新骨。

（三）骨骺

长骨骨端不同时间在其中央出现的二次骨化中心，即骨骺。骨骺产生骨化组织，逐渐向四周扩张，一端永远保留软骨，即关节软骨。各骨骨骺二次骨化中心出现的时间不同，可以作为骨骺发育是否延迟的标志。

（四）骺板

介于骨骺与干骺端之间的软骨叫骺板。骺板软骨在很长一段时间内仍将保持增殖能力，使软骨不断增生的同时退变骨化，不仅使骺板软骨保持一定厚度，而且使骨干不断增长。在青春期后，骺板软骨失去增殖能力，完全骨化，形成骺线残存，此后长骨停止生长。

骺板有两种基本类型：一种是盘状；另一种是球状。长骨的初级骺板大多呈盘状，其特点是由骨骺侧的透明软骨逐渐转变为扁平软骨细胞，后者通过快速分化和成熟推动软骨内成骨，从而实现骨干的纵向生长。短管状骨及部分腕骨和跗骨的骺板为球状。这种球形骺板对纵向生长的作用很小，但能使骨端的轮廓扩大。骺板的主要特征是自胚胎期直至骨骼发育成熟，其结构始终不变。骺板之间的差别是生长速度和生物力学应力的反映。

骺板靠近骨骺端的两层中有丰富的软骨基质，基质具有较好的保护作用。临时钙化层基质内发生钙化，钙化能增强该层的韧性。肥大细胞层由于基质减少，是四层中最脆弱的一层，所以骨骺分离常从肥大细胞层发生。由于儿童时期韧带和关节囊要比骺板坚韧5倍，所以在临床上怀疑有韧带损伤或关节脱位时，应首先考虑到同时有骨骺分离的可能。

骨骺分离总是发生在钙化与非钙化部的交界处，或在距骨骺较远、距骨干较近的细胞变性带和初级软骨内骨化区。这样，骨的生长细胞层仍附着在骨骺上没有受到破坏，如这部分的营养血管未受损伤，骨的生长就不会发生障碍，这就是多数骨骺分离并不影响生长的原因。

三、儿童骨骼的生物力学

在儿童的日常活动和生长中，包括软骨和骨的骨骼受到各种形式复杂的力，可引起骨的微变形，并有相应的生物学反应，如骨骺和骺板的软骨为骨组织替代，骨组织的量的增加、骨小梁方向的改变和不同组织学类型的骨的量变。这种局部微变形称为应变，局部力的强度点称为应力。这种应力是骨和软骨对变形的内阻抗，不能直接测量，可考虑为单位面积所加的力，施加力的速度也很重要。

生理应力对骺板和二次骨化中心的持续和有秩序的发育是必需的。骨骺骨化中心的发育首先受遗传的控制，也受生物力学的控制。在特定的时间，软骨骨骺内的某一区域，当关节应力积累达到最大量、有充分血液供应时，会刺激骨的生成，形成骨化中心。如果应力不足，骨化过程可能延迟、不规则或位于偏心位，如先天性髋关节脱位和先天性桡骨头脱位。正常情况下骨内有三种应力：张力、压力和剪力。当这些力超过生理应力范围时骨会发生断裂。

每一个骺板内有压力、张力反应的正常生物学范围，在生理限度内骨的压力或张力的增加能加速骨的生长，压力可能比张力更能加快骨的生长，超生理限度时生长可显著减慢或停止。

每一个骺板在外部都有坚强的骨膜连接，内部有位于骺板和干骺端之间的波浪形和乳突状突起。骺板抗牵拉的力最大而抗扭转的力最小，年龄和施加力的方向也是很重要的。骨膜控制骺板的内部解剖因素，关节反应力对纵向生长的刺激受骨膜内在张力性约束的调节。骨折时因失去骨膜的约束产生过度生长。

发育中的骨和软骨对致伤力的反应主要受四个内部因素的影响：吸收能量的能力、弹性模量、疲劳强度、密度。这些因素又受不断成熟的骨的变化的影响，随着二次骨化中心的不断增大，可影响骺板的吸收能力，所以年龄较大的儿童骺板损伤的发生率高。

第二节　儿童骨折的病因

骨折的定义是指骨（包括骨骺软骨、关节软骨、肋软骨及骨与软骨连接处）的完整性或连续性遭受外力破坏，发生部分或完全断裂，称为骨折。正常骨在外力作用下引起的骨折称为外伤性骨折，病变骨在日常生活或轻微外力作用下发生的骨折称为病理性骨折。

祖国医学认为，疾病是人体的阴阳发生不平衡所致，其病因分为内因、外因和不内外因三大类。六淫为外因，七情为内因，而金疮跌折、疲极筋力、饮食饥饱和虎狼毒虫等，非六淫七情为病，则归为不内外因。儿童骨伤科疾病的发生主要为外因所致，大部分为意外伤害，另外还有少量非意外伤害，如虐待伤。

一、外因

凡跌仆、闪挫、坠堕、撞击、负重、挤压、扭捩、牵拉、金疮、火器、过度活动等原因引起的疾病，都与外力作用有关。造成创伤的外力，一般分为直接外力、间接外力、肌肉收缩力和慢性劳损四类，在儿童则多由于直接外力和间接外力导致。

（一）直接外力

直接外力包括撞击、挤（碾）压、坠堕和金疮、火器等外力，所致的损伤发生在外力直接作用的部位，轻者皮肉受伤，重者筋骨断裂，神经、血管、脏腑受损。多见于四肢骨干、胸廓、头部等。

（二）间接外力

间接外力多以传达、扭转、杠杆等外力或以复合外力形式出现，受损组织发生在远离外力作用的部位。不同的间接外力导致的损伤部位、类型不同，如扭转和杠杆外力易发生关节脱位、骨干部位的螺旋形或长斜形骨折等；传达外力易在干骺端密质骨与松质骨交接处或解剖结构薄弱处发生各种类型的骨折，以及脊柱压缩性骨折等。

（三）肌肉收缩力

肌肉收缩力主要是指在强力负重或运动过程中，因肌肉强烈收缩或被动牵拉，导致肌肉、肌腱和筋膜损伤，或肌肉附着处的撕脱骨折，如肱骨外髁骨折、肱骨内上髁骨折等。

（四）慢性劳损

慢性劳损是指由于长期、反复的微小损伤或过度使用，导致身体某部位组织（如肌肉、肌腱、韧带、关节等）逐渐积累的损伤。这类损伤通常进展缓慢，初期症状不明显，但长期忽视可能引发慢性疼痛、功能障碍或炎症，如腰肌劳损、颈肩部肌肉劳损等。

二、解剖结构异常

由于遗传、外界因素影响等出现的先天性发育异常所致的骨与软组织解剖结构变异者，因承受外力或应力的能力相对减弱，易发生异常结构区组织的损伤或劳损，多见于腰骶部先天畸形，脊柱侧弯，髋、膝关节发育变异、畸形等。

三、病理因素

病理因素指机体由其他致病因素引起的骨与关节疾病，如骨髓炎、骨结核、骨肿瘤等，可在轻微外力或疲劳状态时导致病理性骨折。

第三节　儿童骨折的诊断、分类原则、并发症及后遗症

一、儿童骨折的诊断

儿童骨折的诊断是根据对患儿局部和全身采用望、闻、问、切、摸、听、量等方法对外观、感觉、运动、肌力及反射等方面的临床检查，并结合必要的X线、计算机断层扫描（CT）、磁共振成像（MRI）、超声等影像学检查，进行分析和判断，并得出正确的诊断结论。

在检查、诊断过程中，特别是对复杂的多发性损伤及神经、血管、脏器等合并损伤，要仔细对局部和全身进行检查，防止漏诊和误诊，对可能发生的严重并发症及预后要有清楚的认识并做好抢救准备，以最大限度地保护患儿生命安全和促进功能康复。在临床检查中，医务人员要注意不做加重患儿损伤、增加患儿痛苦的检查，在判断准确的情况下，也不必刻意去做局部有无骨折异常活动、骨擦音等无益的检查。

（一）病史及受伤机制

了解确切的受伤史，能有效直观地指导查体、诊断和处理，因此，询问外伤病史十分重要。主要询问患儿受伤时间、受伤姿势、疼痛部位和功能障碍等情况，以便及时做出必要的检查和诊断。

询问、分析患儿受伤机制，首先应清楚了解暴力方式（跌仆、打击、碰撞、坠落、扭转、挤压、压轧、金疮、枪伤等），暴力性质（直接、间接、肌肉牵拉、劳损、轻微外力等），暴力的方向、大小、作用部位，受

伤时间、体位及伤后现场情况等，同时应注意了解患儿的全身情况，以初步确定受伤部位、性质，有无严重合并伤、并发症发生的可能，对做出及时、正确的诊断有重要意义。

上述方法针对较大患儿可行，但对于小儿童及婴幼儿，由于其不能准确描述受伤姿势及部位，需要临床医生根据旁人的描述及患儿就诊时的典型体征做出初步判断，并施以必要的检查。

（二）临床症状和体征

骨折的临床症状、体征，与患儿年龄、体质、受伤时间、受伤部位、受伤机制、受伤程度、伤后生理病理变化等多种因素密切相关，可出现不同的症状、体征表现。概括为全身和局部两大类。

1. 全身症状、体征

骨折患儿的全身症状、体征，反映了机体损伤的严重程度，与患儿体质、精神状态密切相关，提示了患儿伤病的转归、阴阳的盛衰，是机体对骨折损伤的整体反应。

严重的骨折创伤和合并脏器损伤，神经、血管断裂者，易发生危及生命的并发症，其症状、体征十分明显，如创伤性休克、创伤后急性弥散性血管内凝血、创伤后急性呼吸窘迫综合征、脂肪栓塞综合征、多器官功能创伤后衰竭等。

一般的骨折创伤，机体对损伤的整体反应不剧烈，其全身症状、体征轻重各异，不危及生命，但也应在诊治中注意局部与整体相结合，以减轻患儿痛苦，使其早日康复。

2. 局部症状、体征

局部症状、体征是骨折诊断的主要内容，对骨折早期正确诊断和治疗、功能恢复具有重要的意义。由于患儿常常不能准确描述其自身感受，并且由于疼痛及恐惧等因素，往往干扰医生做出正确的判断，这就要求儿童骨科医生要具有相当的耐心，在检查过程中注意捕捉患儿的瞬间异常表情，查体时由远及近，避免过早触及伤处引起患儿哭闹，影响进一步的判断。

1）疼痛与肿胀：一切骨折创伤，因皮肉筋骨、经络气血受损，血溢脉外、血瘀气滞或恶血内留，不通则痛，在骨折部位均可出现不同程度的肿胀、疼痛。《素问·阴阳应象大论》说："气伤痛，形伤肿。"伤肢活动时疼痛、肿胀将会加重。损伤部位表浅或直接外力所致的骨折、创伤，局部可出现皮下瘀斑；肿胀严重者，局部可出现张力性水疱、血疱或并发骨筋膜室综合征等。但上述症状、体征并不是骨折的特有表现。

2）压痛：一切骨折都有局部固定的压痛体征。不同部位的骨折，其压痛检查有所不同，医生通过仔细对伤骨直接触摸按压，一般都能查到骨折敏锐的压痛点或环状压痛。有些部位的骨折则可在伤肢远端做纵轴挤压或叩击，通过力传导可产生骨折处的间接轴压疼痛。如在股骨骨折时叩击膝部，在肋骨骨折时挤压胸廓，在掌、跖骨、指骨骨折时纵向挤压其伤骨远端，在骨盆骨折时挤压或分离骨盆，可产生骨折处的间接轴压疼痛。

3）功能受限或丧失：骨折后肢体失去杠杆支撑作用，故出现伤肢不同程度的功能受限，完全性、不稳定性的骨干骨折则出现伤肢的主动活动功能丧失。

4）骨骼畸形：畸形是骨折、脱位特有的典型体征，可据此确诊。大部分骨折在强大外力作用下都易发生成角、旋转、短缩等畸形。

5）异常活动及骨擦音：凡伤骨出现异常活动及骨擦音，可确诊为骨折，但不主张作为骨折诊断的必备检查方法，尤其是对患儿，以避免加重损伤、增加患儿的痛苦。

6）骨传导音改变：除嵌插骨折外的骨干骨折，其骨传导音都有不同程度的改变。检查时注意与健侧对比。骨传导音的强弱与骨折移位程度密切相关，完全移位或有分离者，则骨传导音消失。骨传导音检查法，可作为骨折诊断、判断复位情况和骨折愈合的重要依据。

（三）影像诊断

为了进一步明确诊断，确定骨折部位、移位程度、骨折类型及骨折复位、愈合等情况，进行必要的X线检查或CT、MRI、超声等影像学检查，对骨关节损伤的诊断和治疗具有十分重要的作用。

由于骨折的部位和复杂性，加上影像学检查设备的先进程度和投照技术、放射科医生的诊断水平等因素，漏诊、误诊时有发生，特别是依据X线影像诊断有很大不足。因此，在骨关节损伤诊断中，我们只能将影像学检查结果作为诊断的重要依据，而不能完全依赖影像学检查的结果进行诊断。必须把临床症状、体征检查结果作为主要诊断依据，并积极借助影像学等检查，认真进行分析判断，以做出正确的诊断，把误诊率和漏诊率降低到最低限度。

在 X 线检查过程中，特别要求放射科和临床骨科医生应熟练掌握骨关节解剖知识，有利于对 X 线影像做出正确的判断，还应要求放射科医生提高放射投照技术，以得到清晰的影像。投照位置，除了常规正、侧位外，应针对不同骨折部位、类型特点做特殊体位的照片。X 线中心线应对准骨折处，以利于诊断。

对关节部位骨折和脊柱骨折脱位，除 X 线检查外，对判断困难的患儿，还应做 CT 或 MRI 检查，以对这些复杂的骨折移位、骨质等组织损害情况做出正确的诊断，以利于正确的治疗。

二、儿童骨折的分类原则

儿童骨折与成人骨折分类原则基本相同，可根据其所受外力的能量大小、伤后局部的表现、骨折的复杂程度等，做出不同方式的分类，并且可以将几种方法综合在一起进行分类，主要以有利于诊断，并能指导治疗为原则。

（一）根据骨折断端是否与外界相通分类

1. 闭合性骨折

骨折处皮肤或黏膜完整，骨折端不与外界相通。

2. 开放性骨折

骨折附近皮肤或黏膜破裂，骨折端与外界相通。

（二）根据骨折是否伴随其他损伤分类

1. 单纯性骨折

单一部位骨折，且不合并神经、重要血管、内脏器官损伤者。

2. 复杂性骨折

合并神经、重要血管、内脏器官损伤者，或多发性多段骨折、脊柱骨折脱位等。

（三）根据骨折程度分类

1. 不完全性骨折

骨的完整性或连续性仅有部分遭受破坏断裂。多见于裂缝骨折、部分压缩骨折和儿童青枝骨折等。

2. 完全性骨折

骨的完整性或连续性全部遭到破坏断裂。可见于各部位的骨折等。

（四）根据骨折是否稳定分类

1. 稳定性骨折

骨折端不易移位或复位后经适当外固定不易发生再移位者，为稳定性骨折。如线形骨折、青枝骨折、嵌插骨折、无移位的完全骨折、横形骨折（股骨、肱骨干横形骨折除外）、单纯性椎体压缩性骨折等。

2. 不稳定性骨折

骨折端不稳定、易于复位但不易于固定，或复位后易发生再移位者，为不稳定性骨折。如短斜形骨折、螺旋形骨折、粉碎性骨折、多段骨折等。

（五）根据骨折发生的时间分类

1. 新鲜骨折

一般在伤后 2 周以内者为新鲜骨折。

2. 陈旧性骨折

受伤超过 2 周者为陈旧性骨折，低龄儿童由于生长能力旺盛，此时间可能较成人缩短。

（六）根据骨折线形态分类

1. 裂缝骨折

裂缝骨折又称线形骨折，骨折线犹如瓷器上的裂纹，常见于颅骨、肩胛骨及骨盆等部位骨折。

2. 凹陷骨折

骨折线呈圆弧或不规则形，骨折块向中心塌陷凹入，多见于颅骨、骨盆髋臼等部位骨折。

3. 嵌插骨折

嵌插骨折由传达暴力所致，皮质骨嵌插入松质骨内，常见于肱骨外科颈骨折、桡骨远端骨折及股骨颈骨折等。

4. 横形骨折

骨折线呈大或小的锯齿状，几乎与骨纵轴垂直，多见于骨干骨折。

5. 斜形骨折

骨折线与骨纵轴斜交，常见于骨干骨折。根据骨端斜面长短，又分为短斜形骨折和长斜形骨折。

6. 螺旋形骨折

骨折线沿骨纵轴呈螺旋形环绕，多见于骨干骨折和踝关节骨折。

7. 粉碎性骨折

骨折线相交在两条以上，骨折块多于两块者，常见有"T"形、"Y"形、蝶形骨折，椎骨爆裂性骨折及多段骨折等。

8. 压缩骨折

压缩骨折为松质骨压缩、楔形变或塌陷，多见于脊椎骨、跟骨骨折及骨端骨折等。

9. 撕脱骨折

发生于关节骨端肌肉、韧带附着处的骨质撕脱，称为撕脱骨折。

10. 青枝骨折

骨折线犹如新鲜青枝被折时，裂而不断，为儿童的特有类型骨折。

11. 骨骺骨折

骨骺骨折是儿童、青少年特有的骨折类型，其发生部位在干骺端、骺板和骺软骨，可发生于各个部位，常见有肱骨远端全骨骺分离骨折。

三、儿童骨折的并发症及后遗症

机体在遭受严重创伤后，除发生骨折外，常合并发生脑、脊髓及周围神经、血管损伤和脏器等组织损伤。由于大量出血、疼痛、组织器官受损，常发生全身或局部并发症。严重的并发症常远远超过骨折本身，有的在短时间内危及患儿的生命，必须立即处理。

（一）儿童骨折的并发症

儿童严重骨折、创伤所发生的并发症，包括脏器损伤、创伤性休克、创伤后急性呼吸窘迫综合征、创伤后弥散性血管内凝血、脊柱骨折伴脊髓损伤、感染等，多为车祸、高处坠落等高能量损伤所致，一般为复合性损伤，其处理原则基本与成人相同，本书不再赘述，以下为儿童骨折常见并发症：

1. 四肢血管损伤

四肢血管损伤多见于肢体严重的开放性骨折、关节脱位和移位大的闭合性骨折等损伤，为较严重的合并伤。儿童常见的肱骨髁上骨折，移位严重的可致肱动脉损伤，锁骨骨折可致锁骨下动脉损伤，股骨髁上骨折可致腘动脉损伤等。临床查体多见与损伤不相符的疼痛；搏动性血肿，其肿胀迅速，呈进行性加重；肢体远端发凉、麻木，皮色苍白或发绀，动脉搏动明显减弱或消失等。

临床检查中，发现有伤肢缺血症状、体征者，应怀疑有大血管损伤的可能，应积极采取中、西医治疗，严密观察病情转归情况。不缓解者应及时手术探查，以防组织缺血发生不可逆反应，致肢体伤残。

2. 周围神经损伤

早期的周围神经损伤多因骨折移位时牵拉神经或骨折断端压迫、挫伤、刺伤或刺激神经所致，其病理改变分为神经完全断裂、轴索中断、神经传导功能障碍三类。临床上常见锁骨骨折合并臂丛神经损伤、肱骨中下 1/3 骨折合并桡神经损伤、肱骨髁上骨折合并正中神经及桡神经或尺神经损伤、腓骨头颈部骨折合并腓总神经损伤等。周围神经损伤的临床表现主要见于受伤神经所支配区域出现运动、感觉功能障碍及自主神经功能障碍等。笔者在临床上发现，只要不是断裂性神经损伤，通过及时地纠正骨位、解除局部压迫，以及适当配合营养神经细胞等对症治疗，一般在 1～3 个月即能恢复，严重者可能需要半年左右才能恢复。

迟发性周围神经损伤，多见于陈旧性骨折畸形愈合、不愈合或脱位未能复位者。

3. 骨筋膜室综合征

骨筋膜室综合征是指四肢骨筋膜室内的肌肉和神经因急性严重缺血而

出现的一系列组织缺血坏死症状和体征。如未及时诊断和处置，在 8～12 小时即可导致肌肉缺血坏死、神经麻痹、肢体残废等不可逆性伤害，甚者可因肌红蛋白尿引起肾功能衰竭而导致死亡。在儿童骨折中常见于肱骨髁上骨折、前臂双骨折、胫腓骨上段骨折等严重创伤，因大血管损伤或受压、痉挛、栓塞，或骨折伤肢包扎、固定过紧过久，或止血带使用过久等原因导致受累的骨筋膜室内的肌肉出现急性严重缺血等症状、体征。临床表现为伤肢持续性剧痛，进行性加重，局部肿胀、张力增高、压痛严重，被动伸指、趾可引起剧烈疼痛，肢端发凉，动脉搏动减弱或消失等。在运动创伤中，可见慢性骨筋膜室综合征发生，出现受累间室肿胀、疼痛、压痛、功能受限等症状和体征。

（二）儿童骨折的常见后遗症

1. 创伤性骨化

创伤性骨化又称骨化性肌炎、异位骨化，常继发于关节部位的骨折或脱位损伤。外伤造成的骨膜或韧带严重撕裂、出血，使骨膜下血肿与软组织血肿相连，若早期处理不当或反复实施粗暴的关节被动活动，或进行强力按摩、刺激，致使伤部反复出血、肿痛加重，在关节附近软组织血肿部位出现广泛的机化、钙化、骨化等病理改变，造成关节功能障碍。此后遗症在儿童创伤中最常见于肘关节部位的骨折、脱位及关节软组织撕裂伤后。只要对关节部位严重创伤进行正确的治疗，尽早消除血肿，并进行适当的主动功能锻炼，可避免此症的发生或将发生率降到最低。

2. 关节僵硬

关节僵硬是骨折脱位创伤最常见的晚期并发症。其发生原因多为严重的关节部位骨折、脱位伤后瘀肿严重，久不消散，或伤肢长期广泛外固定，或牵引时间过长而不注意功能锻炼，静脉血和淋巴液回流不畅，伤肢组织中浆液性纤维渗出物和纤维蛋白沉积，使关节内外组织发生纤维性粘连，关节内积血机化，关节囊、韧带及周围肌肉发生挛缩、变性等病理变化，从而导致不同程度的关节功能障碍，甚者功能丧失。

3. 创伤性关节炎

创伤性关节炎多见于关节内或关节附近骨折对位不良畸形愈合者或骨干骨折成角畸形明显者。由于关节面不平整或软骨损伤严重，或骨折畸形致使关节活动异常、平衡失调，致使关节软骨长期磨损，关节发生退变及滑膜炎、韧带劳损变性等改变，最终形成创伤性关节炎，出现关节肿痛和功能障碍等。

4. 缺血性骨坏死

缺血性骨坏死又称骨坏死、无菌性坏死等，为骨折、脱位或严重关节扭挫伤后，伤骨局部发生血液供应障碍，缺血出现的骨坏死。常见于四肢长骨端部位创伤，如股骨颈骨折或髋关节脱位合并股骨头骨折发生股骨头缺血性坏死，肱骨头骨折发生肱骨头缺血性坏死，股骨髁部骨折或骨软骨骨折、骨挫伤发生股骨下端局部的骨坏死，胫骨平台粉碎性骨折致局部骨缺血坏死等。月骨脱位、腕舟骨骨折及距骨骨折或骨挫伤等，都可发生局部伤骨的缺血坏死。

此症注意与非创伤性骨缺血坏死相鉴别。

5. 骨髓炎

为开放性骨折或手术后伤口感染引起伤骨骨髓的炎性改变，临床表现为局部慢性感染性炎性反应，有死骨、窦道形成，流脓不止，严重影响骨折愈合甚至发生不愈合。

6. 迟发性骨关节畸形

迟发性骨关节畸形常见于儿童骨骺部位骨折或损伤后，由于骨骺部位组织受损，血液供应破坏，易发生骨骺生长、发育障碍，出现迟发性骨关节畸形。常见于小儿肱骨髁上骨折、肱骨外髁骨折、股骨远端骨折等。

第四节　儿童骨折治疗的基本原则及技术方法

正确的治疗原则是指导正确治疗的关键，而相关的理念创新是建立在现代医学科学基础之上的，因此，正确的骨折治疗原则应具有很强的科学性和创新性。我们对于儿童骨折的基本治疗原则是建立在中西医结合基础之上的，即整体观念和动静结合、筋骨并重等理论相结合，顺应自然，根据骨折时间进行分期治疗，符合机体的生理与生物力学的特性，以恢复最大生理功能为治疗目的。

一、儿童骨折治疗的基本原则

（一）动静结合

在骨折复位后，须选择合适的局部外固定方法和功能锻炼方法，把固定（静）与运动（动）科学地结合起来，以达到促进骨折尽快愈合和伤肢功能早日恢复的目的。局部固定（静）应是有利于伤肢功能活动的有效固定，而功能锻炼（动）应是不影响骨位的运动，所以，"动静结合"是骨折治疗原则的关键，一定要根据不同部位骨折的特点，不断创新有效的局部固定方法，并制定更为科学的运动疗法。随着科学的不断进步，对部分类型骨折开展微创手术，对骨折采取动态、有效的内固定技术，并尽早进行功能康复的运动疗法（被动的或主动的功能锻炼），这也体现了"动静结合"的治疗原则。

（二）筋骨并重

一切外伤性骨折脱位都有骨与筋、肉损伤问题，而直接暴力所致严重骨折，其筋、肉、皮等软组织损伤更加严重。因此在诊断、治疗时，必须同时重视骨折和软组织损伤的诊治，不可只有治疗骨折的片面思想，殊不知许多骨折的功能障碍都与软组织受损、病变直接相关。

（三）内外兼治

中医治疗疾病的精髓是整体观和辨证论治，十分重视局部损伤与整体的密切关系。"肢体损于外，则气血伤于内，营卫有所不贯，脏腑由之不和"，充分说明了局部骨折创伤对整个机体的影响。因此，对骨折的治疗，不仅应对骨折局部进行复位、固定、敷药等治疗，还应积极对骨折并发症或骨折后局部瘀肿、筋骨组织气血营卫受损及脏腑功能变化等施行内服中药等疗法，以取得更好的疗效。内外兼治是局部与整体相结合的科学治疗思想的体现。

（四）医患合作

医患合作体现了现代生物—心理—社会医学模式，可充分发挥患儿在治疗疾病和康复中的主观能动性，调动患儿的生理、心理功能，增强其战胜疾病的信心，积极配合医护人员进行功能锻炼。构建以信任为基础、沟通为纽带、共同决策为目标的医患合作模式。医护人员首先应从思想上真正认识到沟通的重要性，从患儿及家长的愿望出发，考虑并解决问题，从而获得患儿及家长的理解、配合，对患儿伤病和心理的康复具有重要作用。

患儿因年龄的关系，其语言表达和理解能力有限，单纯的语言沟通很难引起患儿的共鸣，不一定能很好地体会医患合作的意义，但也可以通过良好的护理体验、医患沟通，细心揣摩患儿的心理，尤其是通过游戏式的交流模式，调动患儿的兴趣，加强医生、护士与患儿的沟通与交流。在骨折后期，将功能锻炼与游戏活动相结合的形式更是具有直观性和启发性，增加了功能锻炼的趣味性，能提高患儿对功能锻炼的兴趣和依从性，加快功能恢复。

二、儿童骨折治疗的技术方法

简单来讲，对于包括儿童骨折在内的所有骨折，其治疗方法概括起来就是通过早期的、尽量减少损伤的、一次性成功的正确复位；有效的良好固定；积极主动的功能锻炼，以及分期辨证论治、内外用药和心理治疗，来达到恢复肢体外观及功能的目的。

四川省骨科医院常用的儿童骨折治疗方法包括手法整复方法及手术整复方法。

整复是一切骨折和关节脱位治疗的首要步骤，也是骨折治疗基本原则的关键。中医擅长手法整复，而西医擅长手术复位。《医宗金鉴·正骨心法要旨》曰："手法者，诚正骨之首务哉"，并强调正骨者，须心明手巧，"必素知其体相，识其部位，一旦临证，机触于外，巧生于内，手随心转，法从手出。或拽之离而复合，或推之就而复位……"可见，中医强调的"无创下使患者不知其苦，就把骨折脱位整复成功"的手法整复术，已达到了医学较高境界，具有很强的科学性。

（一）手法整复原则

（1）任何骨折、脱位伤，术者在手法整复前必须知其体相，精悉其解剖结构，通过受伤史、症状、体征和影像学检查资料，认真分析其受伤机制和骨折类型、移位方向，制定出一个正确的整复方案和手法要点。

（2）正确的整复手法，必须是逆受伤机制的整复手法，也是减少损伤的、易成功的复位方法。一般都是多种手法配合进行整复才能成功。

（3）整复时间越早越好，争取一次复位成功。根据情况在麻醉下进行整复可提高成功率，减少患儿痛苦。

（4）复位应力争达到或接近解剖对位。部分粉碎性骨折或复杂性骨折难以达到接近解剖对位者，则应尽量达到功能复位的要求，如果不分析具体情况一味追求解剖对位，有时还会适得其反。

（5）骨干骨折有明显旋转和分离移位者须尽量矫正。

（6）复杂性骨折有旋转、侧向、前后移位者，手法整复时一般应先矫正旋转移位，再整复侧向、前后移位。尺桡骨或胫腓骨双骨折者，一般先整复稳定性骨折，再整复不稳定性骨折。脱位伴骨折者，应先整复脱位，再整复骨折。

（二）常用手法整复方法

1. 手摸心会

此法是骨折筋伤手法整复前的重要检查方法。《医宗金鉴·正骨心法要旨》曰："摸者，用手细细摸其所伤之处，或骨断、骨碎、骨歪、骨整、骨软、骨硬、筋强、筋柔、筋歪、筋正、筋断、筋走、筋粗、筋翻、筋寒、筋热，以及表里虚实，并所患之新旧也。先摸其或为跌仆，或为错闪，或为打撞，然后根据法治之。"手摸心会就是术者用手摸捏的方法来检查判定骨折、脱位移位情况和肌肉损伤、肿胀情况，并结合影像学检查，以"知其体相，认其部位"。此法为骨折脱位整复的基本手法，贯穿于整个复位过程。要求摸捏伤处时宜由远及近、先轻后重、由浅入深，细心检查，摸捏心会，得心应手。

2. 拔伸牵引

此法是骨折、脱位整复最为重要的手法。"拔伸"始见于唐代蔺道人《仙授理伤续断秘方》"医治整理补接次第口诀"中。拔伸牵引具有极强的科学性，是减少损伤的正确整复方法。它不同于单纯的对抗牵引，而是根据骨折重叠、成角、旋转等畸形的骨纵轴方向，行逆受伤机制的拔伸牵引，有拔出拉伸之义。待畸形和伤肢长度恢复时，根据骨折移位情况，再配合其他整复方法矫正侧向、旋转等移位，达到整复骨折、脱位的目的。

有的骨折和肩、髋关节脱位在施行拔伸牵引手法时往往即可获得复位成功。拔伸牵引手法多为两人配合进行，一人固定近端，适度用力，另一人则握住伤肢远端，沿骨畸形纵轴方向进行拔伸牵引。因此，要求术者认真分析骨折受伤机制和移位畸形体相，才能达到正确的拔伸牵引手法的整复效果，而不是简单的相反方向对抗牵引手法。在拔伸牵引时须持续用力，不可一松一紧，也不可猛力牵拉。

3. 旋转回绕

此法用于骨折断端有旋转移位者。宜在适度拔伸牵引下，确定骨端无明显软组织卡压后，方进行旋转回绕整复手法。由于骨折暴力的复杂性和肌肉收缩力，往往发生骨折断端间的旋转移位，术者须认真分析、阅读X线片或其他影像学资料，分清骨断端旋转方向，再逆旋转方向进行旋转回绕手法方可成功。临床上多见于骨干短斜形骨折中折端断面相对的旋转移位，此类骨折易于用旋转手法整复成功。少数短斜形骨折患儿，折端断面不相对，是因过度旋转发生骨折断面"背靠背"的旋转移位，多有软组织嵌夹于骨折端，给手法整复带来困难，因此，术者须仔细分析发生"背靠背"旋转移位的方向，在适度拔伸牵引下，通过逆旋转方向进行骨端回绕手法复位，一般都能取得满意的复位效果。否则，不仅会加重损伤，而且复位不能成功。

在关节脱位发生旋转时，同样应认清旋转方向，进行逆旋转的整复手法，再配合矫正侧向、上下脱位的整复手法，易于成功复位。

4. 推挤提按

此法为骨折脱位整复的常用手法。主要整复骨折脱位的侧向、前后移位或成角移位畸形等。在牵引下，术者用双手指或将手掌置于骨折移位的远、近端，做对向用力的推挤提按手法进行复位。一般有侧向移位者，用推挤手法；有前后移位者，用提按手法；成角畸形者，一般在拔伸牵引下，同时配合推挤提按手法整复。肱骨外髁骨折、内上髁撕脱性骨折、桡骨小头脱位和腕、踝以下小关节脱位者，也常用推挤提按等手法捺正整复。值得注意的是，在实施推挤提按整复侧向、前后移位时（特别是近关节部位的骨折和关节脱位），常配合伤肢的屈伸收展或旋转等手法进行整复，易复位成功。

5. 屈伸收展

此法主要用于近关节部位的骨折成角移位和关节脱位的整复，如肱骨外科颈骨折、肱骨髁上骨折及桡骨远端骨折等的复位。根据成角移位畸形情况，助手在拔伸牵引伤肢下做屈、伸、展、收手法，同时术者在骨折部位运用推挤提按等手法整复。以肢体屈伸法矫正向前成角畸形，伸展法整复向后成角畸形，内收法矫正向内成角畸形，外展法整复向外成角畸形。

6. 挤拉分骨

此法用于尺桡骨骨折，胫腓骨骨折，以及掌骨、跖骨骨折发生移位、骨间隙变窄者。在适度牵引下（不宜过度用力牵引，否则局部张力过大反而影响复位效果），术者用双手拇指与示、中、无名指置于并列的两骨折端间隙用前后挤压手法，同时提拉分开靠拢的两骨折端，以达到恢复骨间隙和骨折复位的目的。

7. 成角折顶

此法主要用于复位困难，有重叠畸形、前后方移位的横形或锯齿形骨折，常见于前臂骨折、儿童股骨干骨折等。整复时，术者用双手四指环抱骨折一端，双拇指置于高突的骨折另一端，在拔伸牵引下，术者双拇指向下按压，加大成角，使两骨折断面相接触，然后骤然向上反折纠正成角，使骨折对合复位。

8. 对扣捏合

此法主要用于整复粉碎性骨折或骨块分离移位，或关节分离移位，如肱骨髁间骨折、股骨髁间骨折、胫骨平台骨折、四肢骨干粉碎性骨折及上、下尺桡关节分离，胫腓下联合关节分离等。整复时，术者双手指交叉合抱住骨折部或关节分离处，以两手掌（根）对向扣挤分离的骨块或关节进行复位。

9. 纵向触碰

此法主要用于横形或锯齿形骨折在复位后，骨断端间仍有分离者。整复时，术者双手固定骨折端，由助手用单手或双手纵向送顶伤肢的一端，或从上、下端施加压力纵向触碰，使骨折端稳定、紧密对合。此法不适宜螺旋形、长斜形及严重粉碎性骨折的整复。

10. 牵抖分合

此法主要用于复杂的关节部位骨折、关节脱位有"交锁"难以复位者等。如肱骨外髁翻转型骨折，术者可牵引患儿前臂远端用牵抖分合手法，使前臂伸肌在外髁附着处反复牵拉翻转骨块，使其顺正，再施行推挤、屈伸手法复位。胫骨平台粉碎性或嵌入压缩骨折，有骨片重叠、塌陷者，则可在拔伸牵引下配合适当的展收手法，使重叠交错的骨折块分开，再用推挤手法，将骨折块整复合拢复位。肩关节、髋关节及掌指关节脱位有韧带、肌腱"交锁"难以复位者，可在逆受伤机制下用牵抖、旋转手法，使脱出的关节头"解锁"，再用牵拉推挤手法送关节头复位。要求在牵抖时不宜过度用力，否则难以"解锁"复位。肘关节外上旋转脱位合并肱骨内上髁撕脱骨折，在关节脱位整复后，骨折片经常嵌入关节间隙，一般手法很难复位，可用分合手法，先人为再次造成肘关节脱位，分开一定关节间隙，使嵌入骨块离出，再合拢关节间隙，用推挤手法将骨折块推出，并使肘关节复位。此种方法损伤较大，目前已很少使用。

11. 扳顶拉挂

此法主要用于锁骨骨折、关节脱位及陈旧性骨折畸形者。扳顶手法，术者以膝部顶住肢体适当部位为支点，双手握住该部位两端为力点，做反向用力的扳拉，达到牵引整复骨折或折骨的目的，如锁骨骨折、胸骨骨折的整复及陈旧性骨折或成角畸形的骨折等。拉挂手法，用于肩关节脱位、颞颌关节脱位的整复。如肩关节前下脱位，在固定肩部下，术者双手握住伤肢外展向下牵拉，然后顺势骤然向上挂送肱骨头入臼；颞颌关节脱位，术者双手用力向下按压患儿下颌磨牙部位，再推送下颌归位。

12. 按摩推拿

此法主要用于骨折、关节脱位周围的肌肉、肌腱、筋膜伤损的理筋整复、消瘀止痛，以达骨正筋柔、关节通利的目的。《医宗金鉴·正骨心法要旨》正骨八法中，就记载了按、摩、推、拿四法，可见按、摩、推、拿手法在骨折脱位、筋伤治疗中的重要作用。

（三）常用手术复位方法

1. 经皮撬拨复位内固定术

经皮撬拨复位内固定术适用于手法不易整复成功的关节内骨折、关节邻近骨折或脱位、撕脱性骨折等，采用钢针穿过皮肤对移位的骨折块或关节部分做撬拨复位，并用钢针或钢钉穿过皮肤对骨折做内固定。此术为微创复位内固定术,值得推广运用。

1）适应证的选择

（1）主要用于儿童四肢干骺端骨折,如肱骨髁上骨折、肱骨外科颈骨折、桡骨远端骨折、胫骨结节撕脱骨折等。

（2）骨折位置较表浅,手指可触及,但手法不易复位。如桡骨颈骨折、内踝骨折。

（3）关节脱位呈交锁状,如肘关节脱位伴肱骨内上髁骨折、腕部经舟骨或月骨周围脱位、月骨前脱位、腕掌关节脱位等。

（4）患儿全身情况较差,不宜做复杂的切开复位内固定手术。

（5）局部皮肤挫伤或发生水疱,不宜做手术切开,但部分皮肤完好,可提供进针位置做撬拨复位。

2）操作原则及注意事项

（1）根据病史、临床表现和X线检查结果,认真分析损伤机制和骨折类型,对需要撬拨的骨折片的进针位置、方向和深度等应预先有充分估计。

（2）根据骨折类型、骨折片位置,在X线透视下,用钢针经皮插入骨折片,运用推挤、撬拨或撬抬进行骨折复位。

（3）有些骨折需配合牵引和手法进行复位。若骨端有软组织嵌入,则先用钢针把软组织拨出,再行手法复位、内固定。

（4）注意进针位置应避开重要血管和神经,针孔尽可能远离骨折端,以减少感染的可能性。

（5）复位后,拔出钢针。在X线透视下,用钢针或特制钢钉经皮做内固定。截除多余钢针,将残端埋入皮下或留于皮外。

（6）完成经皮撬拨复位内固定后,一般都需要用外固定固定伤肢一定时间。

2. 切开复位内固定术

切开复位内固定术是骨折治疗的重要治疗方法和技术,系用手术方式暴露骨折部位或远离骨折部位进行复位,大多会同时对骨折进行内固定治疗。近十年,随着骨折愈合与康复理念的更新和科学技术的进步,骨折手术复位方法和内固定技术、器材的创新有了很大突破,打破了许多陈旧的理念。明确提出了"微创外科观念,以恢复人体最大生理功能为目的"的理念，微创外科具有最佳的内环境稳定状态、最小的手术切口、最轻的全身炎症反应和最小的瘢痕，是一种尽量保护组织和血液供应，有利于恢复人体最大生理功能的科学的手术治疗方法。

1）适应证的选择

（1）经手法复位与外固定不能达到功能复位标准，严重影响功能者。

（2）骨折断端有软组织嵌入、经手法复位失败者。

（3）关节内骨折需要解剖复位者。

（4）撕脱性骨折、手法复位失败或外固定困难者。

（5）骨折部位血液供应不良、需要牢固内固定才能促进骨折愈合者。

（6）骨折合并主要的血管或神经损伤，在处理血管、神经的同时宜做切开复位内固定术。

（7）多发性骨折或多段骨折，为避免严重并发症发生，有利于功能康复，宜做切开复位内固定术。

（8）骨折不愈合或畸形愈合需切开矫形内固定者。

2）切开复位内固定术的缺点

（1）手术创伤和失血。

（2）有影响骨折部位血液供应和骨折愈合的可能。

（3）可能损伤肌肉、肌腱、血管、神经等组织，导致局部粘连。

（4）有创口感染、形成骨髓炎、影响骨折愈合的可能。

（5）对内固定材料、科学设计和手术器械的要求较高。

（6）在骨折愈合后，多数须再次手术取出内固定物。

3）切开复位内固定术的原则

（1）通过对骨折复位和固定以恢复原有的解剖关系。

（2）根据损伤和骨折的具体情况进行稳定的固定。

（3）谨慎操作以保证骨与软组织有充足的血液供应。

（4）患儿及手术部位应能进行早期功能活动。

4）常见的内固定物与方法

（1）钢丝内固定：单独或与克氏针联合使用可形成张力带，适用于髌骨骨折、尺骨鹰嘴骨折等牵张部位。

（2）螺丝钉内固定：螺丝钉按部位可分为皮质骨螺丝钉与松质骨螺丝钉两类；或按功效分为通用螺丝钉和加压螺丝钉两类，其材质为合金或生物材料。根据不同部位的骨折，使用不同直径、不同长度的螺丝钉。其内固定主要用于关节内或关节部位骨折，如股骨颈骨折、胫骨髁间嵴骨折，股骨骨折，胫骨内、外侧髁骨折，下胫腓关节分离，内、外踝骨折及尺骨鹰嘴骨折等。对骨干长斜形骨折、螺旋形或蝶形骨折，可用螺丝钉内固定，再配合外固定。对骨干骨折内固定时，必须严格注意螺丝钉固定的方向，要求中央的螺丝钉与骨干纵轴垂直，另两枚或一枚则与骨折面（而非骨折线）垂直。螺丝钉固定必须穿透对侧骨皮质。

（3）钢针内固定：钢针内固定对骨骺损伤较小，故多用于儿童关节或近关节部位骨折，如肱骨髁上骨折、肱骨外髁骨折及踝部骨折，也可用于手、足部短骨骨折和肱骨颈骨折、股骨颈骨折的内固定。钢针内固定术一般多行交叉固定或穿入髓内多针固定。

（4）钢板螺丝钉内固定：此术为常用的内固定术，多用于长骨干骨折（主要是尺桡骨）及关节部位的骨折。在临床上，钢板的种类很多，根据不同类型骨折选用不同种类的钢板。目前临床常用的钢板有：DCP、LC-DCP、LCP及特殊型钢板等。特殊型钢板主要用于关节或近关节部位骨折的固定，常用的有"L""T"形板，以及各种解剖型钢板；动力髋或动力髁螺钉系统，用于股骨粗隆部或粗隆下骨折、部分股骨颈骨折和股骨下端骨折等；特制微型钢板，用于掌骨、指骨等短骨骨折等；Harriton棒、Luque棒、脊柱内固定架，用于脊柱骨折、脱位等。

长骨干骨折钢板螺丝钉内固定的要求：

（1）钢板的长度应大于所固定骨干直径的4倍。

（2）钢板放置一般宜在骨干的张力侧，并应注意保护软组织。

（3）骨折线两端应至少各2枚螺丝钉固定。

（4）螺丝钉长度必须恰好穿过对侧骨皮质。

（5）钢板与螺丝钉应是同一材料制成，并配套使用。

3.髓内钉（针）内固定术

髓内钉（针）内固定术为常用的骨折内固定方法，主要用于长骨干骨折。其手术较简单，是在X线透视下，通过骨端插入所需固定的骨干髓腔进行固定，故对骨膜和局部血液供应损害小，固定较牢靠，有利于早期活动和骨折愈合。

髓内钉（针）种类较多，根据不同部位、类型的骨折选用。以前有

"V"形针、梅花形针等，因为疗效不确定，使用范围受限而被放弃，目前最常用的钛制弹性髓内钉，主要用于儿童四肢骨干骨折。

弹性髓内钉（针）内固定术的要求：

（1）髓内钉（针）的长度，一般应根据体表标志或 X 线片测量，以由插入端至另一端的干骺端的长度为宜。

（2）髓内钉（针）的直径，如单钉（针）固定，以 X 线片骨干直径的 80% 为宜；如双钉（针）固定，以 X 线片骨干直径的 1/3 为宜。并以相邻的较粗及较细的钉（针）备用。插入髓腔前应提前预弯，以防止松动。

（3）不宜扩髓，以防髓内压剧烈增高，高温导致皮质骨的失活和骨坏死等并发症发生。

（4）髓内钉（针）尾端应紧贴骨面，过长对局部软组织刺激较大，过短取针困难。

（5）髓内钉（针）内固定术一般在 14 岁以下儿童的长骨干骨折中使用。

（四）骨折外固定术

在骨折复位后，给予正确有效的外固定治疗，对骨位的稳定、减少组织再损伤、利于骨折的愈合等具有十分重要的作用，是骨折治疗（包括非手术及手术治疗）的一个重要组成部分。良好的外固定要求：①对骨位具有稳定的作用；②对骨折局部软组织无损伤、血液供应无影响，有利于伤肢正常血液循环和骨折愈合；③尽量减少对伤肢多关节的固定，有利于伤肢早期功能活动。

临床常用的外固定材料有夹板、托板、石膏、支具等，尤其是夹板和托板，是中医骨伤科常使用的外固定材料。

1. 夹板、托板固定适应证

夹板、托板固定术是中医、中西医结合治疗骨折最具特色、最常用的方法，适用于所有新鲜、陈旧的闭合性或开放性四肢骨折采用中医、中西医结合治疗者，以及部分内固定手术后的患儿，该方法既可使局部相对固定牢靠，又便于进行功能锻炼，有利于骨折愈合及功能恢复良好等优点。但必须正确地使用，否则会因固定不当——过松或过紧，引起骨折移位或发生缺血性肌挛缩、压迫性溃疡、坏疽等不良后果。

2.四川省骨科医院常用的夹板、托板材质及配件

1）夹板：四川省骨科医院使用的夹板一般选用柳木（需进行蒸煮处理，可防变形），根据不同部位骨折制作成各种不同规格、型号与肢体相适应的夹板。夹板厚度一般为 3～4 mm，内衬毡垫、外用纱套固定。主要包括股骨干夹板、胫腓骨干夹板、超踝夹板（分内翻、外翻位夹板）、肱骨干夹板、肱骨外科颈夹板、肱骨髁上夹板、尺桡骨干夹板、尺桡骨远端夹板、掌骨夹板等。一般骨干夹板为 4 块，胫腓骨为 5 块塑形小夹板。

2）托板

（1）铁丝托板：用粗铁丝制成长短、宽窄不同的各型号的长方形框架，其间缠绕细铁丝，再用软纸包裹，套以纱布制作而成。托板具有可塑形、轻便易折叠等优点。根据骨折部位的需要和伤肢的不同长度可选用不同型号的铁丝托板塑形后加以固定。一般在夹板固定后，再用托板将伤肢一个或两个关节固定。关节脱位或稳定的关节部位骨折，也可单独用托板固定。

（2）支架托板：用木板制成上肢外展支架托板，又称飞机托板。主要用于肱骨外科颈内收型骨折、肱骨大结节骨折及其他肩部骨折等，目前这种托板已逐渐被材质更为轻便的支具替代。

（3）中立板：为长方形或长的葫芦形木板，在一端固定一垂直圆形小柱，用于尺桡骨骨折时保持前臂于中立位。

3）固定垫：固定垫又称压垫，一般用质软、有一定韧性、能吸水散热的毛边纸或棉花等材料制作，根据骨折部位、类型、移位情况，折叠制作成大小适宜（与小夹板直径基本一致）、厚度适中的各种形状的固定垫。固定垫安放在衬布与夹板之间，利用它所产生的加压或杠杆作用，可以纠正小的残余移位和维持良好的骨位。

常用的固定垫有以下几种。

（1）平垫：为方形或长方形，适用于肢体平坦部位，多用于四肢长骨骨干骨折。

（2）塔形垫：形如塔状，多用于关节附近凹陷处，如踝部骨折脱位、肱骨髁上骨折等。

（3）梯形垫：形如阶梯状，多用于关节附近斜坡处，如肱骨髁上骨

折、踝部骨折脱位等。

（4）高低垫：形状一高一低，适用于锁骨骨折或不稳定的尺桡骨骨折等。

（5）抱骨垫：形如半月状，用于尺骨鹰嘴骨折、髌骨骨折等。

（6）葫芦垫：形如葫芦状，用于桡骨头脱位。

（7）横垫：呈长条形，适用于桡骨远端骨折。

（8）分骨垫：用棉花或纸卷成圆柱状，置放于两骨之间，用于尺桡骨骨折、掌骨骨折、跖骨骨折等，应用此垫时容易引起皮肤软组织的压力性损伤，需严格观察。

（9）合骨垫：两头高、中间凹陷，用于下桡尺关节分离。使用时，在压垫相应部位剪一小孔，以免压伤尺骨小头。

（10）大头垫：用棉花或棉毡包扎于夹板的一头，做成蘑菇状，用于肱骨外科颈骨折等。

3.夹板固定方法

1）包裹衬垫：骨折经整复后，在维持牵引下保持骨位，可用大薄棉纱垫包裹伤肢，以保护皮肤。注意尽量避免使用绷带环形缠绕，以免伤肢肿胀加重时出现骨筋膜室综合征。

2）放置压垫：根据骨折部位、类型与移位、成角的方向准确放置压垫，并用胶布固定。临床常采用两点或三点固定法。两点固定法：用于有侧方移位的骨折。复位后，将两个压垫分别置于两骨折端有移位的一侧，以骨折线为界，不超过骨折线为宜，行对向挤压防止再移位。三点固定法：用于成角畸形的骨折，一个压垫置于骨折成角移位的角尖处，另两个压垫则置于其对侧骨干的两端，使三点形成一杠杆力，以防止骨折成角移位再发生。

3）放置夹板：根据骨折类型和部位，选用合适的夹板进行固定。在维持牵引下，先安放对骨折固定起主要作用的两块夹板，然后再放置余下的夹板，并由一位助手维持夹板固定，再用束带捆扎。

4）束带捆扎：束带用1 cm左右宽的软布带为宜。捆缚夹板时，一般用3～4条束带固定，先捆中间1～2条，再依次捆缚远、近端，每带距离均等，每带捆扎两圈扎结，其束带松紧度以7.85 N拉力，能上、下移动共1 cm为宜。临床上，须定时观察肢体肿胀及肢端循环情况，对束带松紧度随时进行调整。

5）托板固定：夹板固定后，根据骨折部位可放置适宜的托板，用绷带固定。最后，认真检查压垫、夹板安放位置是否正确，再行X线检查，如骨位不好，须重新整复固定。

4.固定后注意事项

（1）适当抬高伤肢，以利肿胀消退。

（2）密切观察伤肢肢端血液循环及感觉情况，特别是肢端动脉搏动，伤肢肿胀、疼痛、皮肤颜色及温度、手指或足趾活动等情况，及早发现异常并及时处理。

（3）随时检查肿胀消退情况，检查压垫、夹板固定位置是否正确，束带有无松动，及时给予矫正，以防骨折移位发生。

（4）定期对骨位进行X线检查，有移位者，应及时进行处理。

（5）在医生指导下患儿早期进行积极主动的功能锻炼。

（6）骨折固定不宜过久。临床上应根据骨折的不同部位、患儿的年龄、骨折愈合情况等决定不同的固定时间，但都应注意动静结合，防止发生关节僵硬等并发症。

（五）牵引术

牵引术是通过牵引装置，运用牵引力和反牵引力对伤肢或躯体进行牵引，以达到骨折、脱位的复位或维持骨位的目的。根据不同年龄、不同部位、不同骨折类型选用不同的牵引方法，其牵引方向、重量、时间及牵引的体位对骨折、脱位的复位或固定具有重要作用。

1.皮肤牵引

皮肤牵引是运用黏膏、胶布条直接贴附于伤肢皮肤上，或用泡沫带固定于伤肢肢体上，并加以绷带、夹板包扎的一种牵引技术。其牵引力直接作用于皮肤，以间接牵引肌肉和骨骼，使骨折复位或稳定。皮肤牵引一般用于3岁以下幼儿的下肢骨折。皮肤有损伤、炎症或对胶布过敏者，禁用皮肤牵引。

（1）先将伤肢用清水洗净，剃毛擦干，再涂擦复方安息香酊，以增强胶布条黏性，并减少黏膏对皮肤的刺激和水疱发生。

（2）取一块8 cm^{2}左右、中央带孔的方形木质扩张板，放置于黏膏、胶布条的中间进行固定，在扩张板孔处将胶布条钻孔，穿绳打结。胶布条的宽度和长度应视患儿伤肢大小、骨折位置进行取材，长度以刚好接近骨折端为宜。

（3）将整条的胶布条沿中线撕开 10～15 cm，拉紧，平整地粘贴在伤肢内、外侧皮肤上，注意骨突上应垫以小棉片以免压坏皮肤，再用绷带及夹板包扎固定。

（4）根据不同类型的骨折，将伤肢置于不同形式的牵引架或泡沫垫上进行牵引。注意定期检查胶布条粘贴情况及复查骨位情况，及时调整体位和牵引重量。胶布条若有松脱，应及时进行处理。

2. 骨牵引

骨牵引是运用不同粗细的钢针穿过骨骼进行牵引的方法，在骨折治疗中应用十分广泛。其牵引力可直接作用于骨骼，故能承受较大的牵引重量，可较迅速地纠正骨折成角及重叠移位，适用于移位较大的不稳定性骨折或合并严重软组织损伤者。骨牵引具有可持续复位、迅速消肿、又利于局部治疗、护理等优点。在牵引下进行手法整复，配合小夹板固定，可早期进行伤肢功能锻炼，对促进骨折愈合，防止关节僵硬、肌肉萎缩等具有较好的作用。

根据不同部位的骨折，选择不同的骨牵引方法。其牵引用具常用的有不同直径的克氏针、手摇钻、电钻和各种类型的金属牵引弓、牵引支架等。选择牵引重量一般的原则是股骨骨折为体重的 1/7，胫腓骨骨折为体重的 1/10，上肢骨折牵引重量为 0.5～2.0 kg，具体应用时应根据患儿的年龄、体质和肌肉力量情况酌情掌握。患儿牵引时间一般为上肢骨折 3 周左右，股骨骨折 6～8 周，胫腓骨骨折 4～6 周，具体也应根据骨折愈合情况酌情予以加减。

四川省骨科医院儿童骨科常用的骨牵引方法有：

1）股骨髁上牵引：适用于股骨粗隆部骨折、股骨干骨折、股骨髁上骨折（远端向后移位者）、髋关节后上脱位及向上移位的骨盆骨折、骶髂关节脱位等。此牵引术适宜于大重量牵引者。

操作方法：患儿仰卧，伤肢膝下垫一薄枕，保持屈膝 20°～40°、中立位，自髌骨上缘画一横线，再由内收肌结节向上与之引一垂直线，两线之交点为进针点，常规消毒及局部麻醉（简称局麻）下由内向外进行克氏针骨牵引操作。完成后以 75% 酒精纱布覆盖针孔，套上牵引弓，将伤肢置于合适的积木式泡沫牵引垫上进行牵引。牵引力线及牵引重量根据患儿年龄、体重及骨折移位情况进行调整。

2）跟骨牵引：适用于胫骨平台骨折、不稳定性胫腓骨骨折等。

操作方法：患儿仰卧，伤肢小腿后侧垫枕，保持屈膝45°、踝关节中立位。选内踝尖与足跟后下缘连线中点作为进针点，常规消毒及局麻下由内向外进行克氏针骨牵引操作。完成后以75%酒精纱布覆盖针孔，套上牵引弓，将伤肢置于合适的积木式泡沫牵引垫上进行牵引。牵引力线及牵引重量根据患儿年龄、体重及骨折移位情况进行调整。对胫腓骨干骨折，克氏针适宜内低外高方向与踝关节面约有10°的角度，有利于恢复胫腓骨的正常生理弧度。

3）尺骨鹰嘴牵引：适用于不稳定的肱骨髁上骨折及肱骨髁间骨折等。

操作方法：患儿仰卧，伤肢肩外展90°、屈肘90°、前臂旋前位。选取尺骨鹰嘴尖向下1～1.5 cm、尺骨嵴向内侧1～1.5 cm处为进针点，常规消毒及局麻下由内向外进行克氏针骨牵引操作。完成后以75%酒精纱布覆盖针孔，套上牵引弓，将伤肢置于上肢多功能牵引固定架上进行牵引，同时伤肢前臂可行皮肤牵引或泡沫带牵引予以固定。牵引力线及牵引重量根据患儿年龄、体重及骨折移位情况进行调整。注意操作过程中需随时询问患儿伤肢手指的感觉情况，并指导患儿活动手指以查看运动情况，以便在可能伤及尺神经时及时予以纠正。

4）胫骨结节牵引：此方法由于容易引起胫骨结节骨骺的损伤，导致发育障碍，故四川省骨科医院儿童骨科在临床中已很少使用。如果一定要进行此项操作，建议进针点向下移以避开胫骨结节骨骺。

3. 布带牵引

布带牵引系用厚布或薄帆布等材料按局部体形制成各种类型的牵引带，再通过牵引绳、牵引弓、滑轮等进行牵引的治疗方法。临床常用的有颌枕带牵引和骨盆兜带悬吊牵引。

1）颌枕带牵引：适用于颈椎骨折、脱位等。

操作方法：采用市面出售或自制的颌枕带，将患儿下颌和枕部固定做头部的牵引，患儿可取坐位或仰卧位（可将床头抬高15～20 cm），利用身体重量进行反牵引。牵引方向、牵引重量及牵引时间应根据损伤情况决定。

2）骨盆兜带悬吊牵引：适用于有移位的骨盆环骨折、耻骨联合分离及骶髂关节分离等。

操作方法：患儿仰卧，可用两层长方形厚布或帆布制成骨盆兜带，将患儿骨盆兜住，在兜带的两端各穿一木棍，以绳索系于木棍的两端，再悬吊于牵引床上进行牵引。牵引重量以能使患儿臀部稍离开床面为度。

（六）中药疗法

中药疗法具有悠久的历史，是中医治疗疾病的主要方法之一，在骨伤科疾病治疗中也具有十分重要的作用。中药疗法分为内治法和外治法，其治疗法则和组方用药，都必须在中医基础理论指导下，进行分期、分型辨证论治，以达到扶正祛邪、行气止痛、活血散瘀、续筋接骨，调节经络、气血、脏腑功能，平衡阴阳等治疗目的。

1.内治法（以下所列中药及中成药均为四川省骨科医院自制药品）

内治法是中药疗法主要的方法之一，必须以四诊八纲为依据，查其部位上下、轻重深浅、经络气血多少之殊，患儿年龄、体质强弱、病程长短等，宜进行早、中、后三期辨证论治。

在三期辨证论治中，应注意局部与整体辨证结合，伤科主症和内科兼症结合；必须有整体观念，注意内治与外治结合论治之。需要注意的是，骨伤科疾病特点是暴力致皮肉筋骨组织受损，伤及经络、气血、脏腑，与其他科疾病有别。故一切跌打损伤之证，专从血论，须先辨其伤损程度、瘀血或亡血情况，给予辨证施治。又因儿童皆为稚阴稚阳之体，其年龄、体质差别不大，故我们在对患儿进行分期论治时，主要从药量上体现年龄的区别，并未再细分证型，但对于有明显气血虚弱等证的患儿，就需要专门进行辨证论治。

1）早期治疗（损伤2周以内）：骨折损伤早期多因皮肉筋骨、经络气血或脏腑受损，血溢脉外，瘀阻于肌肤腠理之间，发生血瘀气滞，阻塞不通，不通则痛，故局部表现为肿胀、疼痛、舌质红、苔薄白，脉弦、数。辨证为骨断筋伤、血瘀气滞，应治以活血化瘀、消肿止痛。

方用小儿伤科一号方口服（7岁以下50 ml/次，7～9岁100 ml/次，9岁以上150 ml/次，均3次/日）；或七味三七口服液（10岁以下5 ml/次，10岁及以上5～10 ml/次，均3次/日）。

【小儿伤科一号方】

组成：当归10g，桃仁10g，延胡索10g，赤芍10g，丹皮10g，生地10g，川木通10g，酒大黄6g，川芎10g，茯苓10g，川楝子6g，红花10g。

功用：活血凉血、消肿止痛，兼利水疏风。

主治：损伤出血、肿胀疼痛。

【七味三七口服液】

组成：三七、赤芍、香附、玄胡、红花。

功用：活血化瘀、行气止痛。

主治：闭合性骨折脱位，软组织损伤初期血瘀气滞、肿痛等。

2）中期治疗（损伤2～4周）：骨折损伤中期伤肢肿胀、疼痛减轻，局部软组织有粘连现象，关节活动功能受限，舌质淡红、苔薄白，脉弦，辨证为断骨初连，血瘀未尽，治以接骨续筋、活血通络。

方用归香正骨丸口服（7岁以下2g/次，7～9岁3g/次，9岁以上4g/次，均3次/日）。

【归香正骨丸】

组成：当归、白芍、茯苓、莲米、血竭、川红花、儿茶、丁香、木香、熟大黄、丹皮、甘草。

功用：生血活血、健脾生肌、续筋接骨。

主治：骨折、脱位、肌肉韧带伤、半月板损伤等。

3）后期治疗（损伤4周以后）：骨折损伤后期伤肢无明显肿胀，压痛轻，局部软组织明显粘连，关节活动功能受限进一步加重，舌质淡红，苔薄白，脉平或细，辨证为骨断筋伤、气血亏虚，治以强筋壮骨、补益气血。

方用双龙接骨丸口服（7岁以下2g/次，7～9岁3g/次，9岁以上4g/次，均3次/日）。

【双龙接骨丸】

组成：白地龙、脆蛇、土鳖虫、自然铜、龙骨、血竭、苏木、续断、白芍、没药、牛膝、木香、酒大黄、朱砂。

功用：生血活血、宁心安神。

2. 外治法

中药外治法是在中医基础理论指导下，重在局部辨证的一种局部治疗法。与内治法结合，其疗效显著，充分体现了中医整体与局部相结合的伤科辨证论治科学思想。临床上一般仍以分期辨证论治。四川省骨科医院儿童骨科常用的外治法有中药贴敷、中药封包、中药涂擦、中药熏洗等，根据受伤时间长短、骨痂生长情况等，分别选择新伤止痛软膏、新伤药水或旧伤活络软膏、旧伤药水予以配合进行中药贴敷、中药封包等治疗；中后期选择郑氏舒活酊、活血祛瘀洗药、软坚散结洗药等配合手法进行中药涂擦、中药熏洗等治疗。

【新伤止痛软膏】

组成：黄柏、大黄、芙蓉叶、木香、白芷、玄胡、血竭、羌活、独活、黄芩、黄连。

功用：清热凉血、解毒、消肿止痛。

主治：一切新伤局部肿痛严重者。

【旧伤活络软膏】

组成：续断、土鳖虫、儿茶、檀香、木香、羌活、独活、血通、松节、乳香、白及、紫荆皮、官桂。

功用：舒筋活血、祛风寒湿。

主治：软组织损伤中期，肌肉疼痛、肿胀、筋脉不舒。

【活血祛瘀洗药】

组成：川红花、赤芍、血通、松节、合欢皮、香附、木瓜、威灵仙、三七根、生川乌、生草乌、生南星。

功用：活血散瘀、解痉止痛。

主治：损伤中后期气血凝滞、肿胀疼痛及功能受限者。

【软坚散结洗药】

组成：生南星、白蔹、赤芍、川芎、川红花、王不留行、木鳖子、泽兰、川木香、三棱、莪术、海桐皮、土茯苓、鸡血藤、生川乌、生草乌、穿山甲*、木瓜。

功用：活血通络、软坚散结、解痉止痛。

主治：筋骨关节损伤后期局部肿硬、关节功能障碍者，骨化性肌炎等。

（七）功能锻炼

功能锻炼是骨折、脱位治疗的重要组成部分，是不可缺少和不可替代的治疗方法，对骨折的愈合、伤肢功能恢复具有十分重要的作用。因此，功能锻炼必须贯穿在整个骨折脱位和软组织损伤的治疗过程中，以利于患儿伤肢和全身功能的早日康复。

功能锻炼，又称练功疗法、运动疗法、医疗体育等。中医的导引吐纳术、五禽戏和练功活动都属于功能锻炼范畴，对增强体质、恢复功能具有重要作用。

1.功能锻炼的作用

1）功能锻炼对全身的作用

由于创伤后组织受损、出血、疼痛、体液丧失及缺乏活动等因素，机体各器官功能都将发生一系列反应和变化。中医认为"肢体损于外，则气血伤于内，营卫有所不贯，脏腑由之不和"，说明局部创伤对机体全身功能的影响是肯定的。而功能锻炼通过对神经、内分泌系统的调节作用，可以改善呼吸、血液循环功能，促进全身和局部气血的运行通畅，增加胃肠蠕动，改善消化功能，促进新陈代谢，改善食欲和睡眠等，从而尽快改善创伤对机体各器官功能的影响，增强功能和体质，强筋壮骨等。

2）功能锻炼对局部的作用

（1）能改善和促进骨与关节、软组织损伤部位血液循环，具有消肿止痛，防止肌肉及关节粘连、僵硬，肌肉萎缩，瘢痕形成及骨质疏松等作

---

* 穿山甲已不能用，可用类似药物代替。

用，还能促进局部本体感受器、动作反射功能的恢复等。

（2）促进骨折愈合和损伤软组织的修复，加速伤肢功能恢复。早期积极主动的功能锻炼，可促进局部血液循环，加速新生血管的再生、血肿吸收和骨痂形成。在骨折固定的情况下，通过肌肉收缩的作用，可使骨断端产生纵向生理性压力，对骨折的稳定和骨折愈合具有较好作用。

2.功能锻炼的原则及注意事项

1）坚持动静结合、筋骨并重、医患合作的原则：进行功能锻炼时，无论是主动或被动的练习（包括器械练习），必须注意要在不影响骨位、不加重损伤的情况下进行。医患合作，在医生指导下，充分发挥患儿的主观能动性，积极地进行功能锻炼。

2）坚持早期功能锻炼和主动活动为主，被动活动为辅的原则：无论是手法复位、小夹板固定还是手术复位内固定，术后患儿都宜尽早进行功能锻炼。绝大部分骨折在复位固定后，患儿就可在医生指导下进行功能活动，包括局部和全身的功能活动。

局部锻炼，多以伤肢关节活动为主，宜采用肌肉等长收缩（静力收缩）与等张收缩相结合的锻炼，并配合必要的被动活动锻炼，如对伤部远端肢体的按摩、关节被动活动（包括器械练习）。在中后期，可进行肌肉抗阻性收缩练习和必要的手法按摩，被动牵张等锻炼，以防止关节粘连、僵硬，肌肉萎缩等并发症发生。

全身锻炼，是通过健康肢体和导引吐纳等练习法，以调节和促进患儿全身气血运行，改善和增强脏腑功能，有利于患儿整体和局部功能的康复。

3）分期论治、循序渐进的原则：根据患儿不同骨折类型、损伤程度和不同年龄、体质等情况，制订出较为科学的、有利于创伤修复、骨折愈合、功能恢复的锻炼计划。锻炼方法要适当，动作要协调、平衡，要坚持不懈，循序渐进地进行，不得采取任何粗暴的被动活动。锻炼时间应由短到长，活动幅度由小到大。根据损伤早、中、后三期不同病理生理特点，采用不同的锻炼方法。

4）中、后期功能锻炼：应积极配合手法按摩、中药熏洗及理疗等治疗，更利于伤肢功能早日康复。在手法按摩时，切忌采用粗暴的扳顶等手法和在伤部强力按摩等手法，以防损伤加重、关节功能障碍或外伤性骨化性肌炎等并发症发生。

第二章

儿童骨科检查法

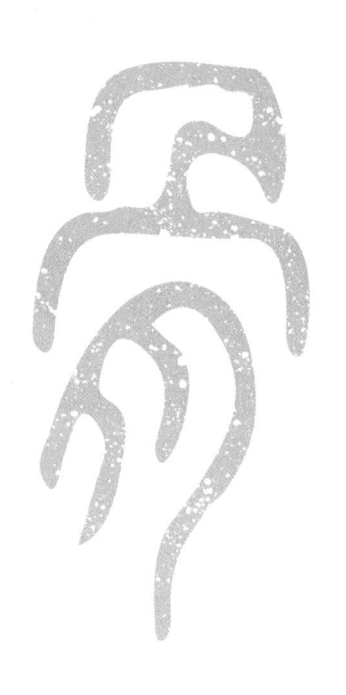

第一节　询问病史

询问病史是正确诊断的重要步骤，但询问患儿的病史存在着一定的困难。患儿常不能提供详细的受伤史，因此，常需患儿父母或旁人代述损伤时的情况，但他们也经常不能准确描述，从而需要由医生对病史进一步筛选、分析。询问病史要详细、全面，包括患儿的基本情况、年龄、出生史等，并应重点询问以下几个方面：

一、现病史

询问患儿主要症状及发病时间；如何受伤，即受伤的原因，如跌仆、坠堕、车祸等；受伤时的体位，如是否跑步时摔倒手掌着地致伤，或车祸伤时车辆从哪个方向撞击肢体等，必要时辅以动作征询患儿的意见；再询问受伤的部位；伤后至就医的过程中有无晕厥，晕厥的时间和急救措施等；受伤部位和周围各种症状，有无伤口、伤口情况、出血多少；局部及周围肿胀程度，局部疼痛程度，随着时间的推移，有无减轻或加重；受伤后肢体活动功能情况，如有活动功能障碍，应询问是受伤后立即发生的，还是经过一段时间或前期处置后出现的。患儿受伤后就诊，父母对损伤部位往往不甚清楚，仅发现患儿哭闹，或被动活动时哭闹，应详细询问医治经过和效果，以及目前存在的问题，以便全面掌握病情的变化，分析已做的处理是否妥当，从而决定应当采取何种治疗措施。

二、其他情况

了解患儿的生长发育状况是否跟年龄相符合，出生时有无难产、缺氧等现象，有无产伤可能，是否经常或曾经发生骨折，有无家族史，如成骨不全患儿，因骨皮质结构异常，极易发生骨折，且有家族遗传及巩膜发蓝等表现。

第二节 骨科临床检查

一般婴幼儿往往对受伤情况、损伤部位及症状不能准确叙述，需要父母代述。学龄前儿童，虽可以叙述简单的病史，但往往需要家长补充。有时患儿父母对损伤部位也不甚清楚，如上肢或锁骨损伤后，仅发现患儿哭闹，上肢不能抬高活动，或被动活动时哭闹。如下肢受伤后，发现患儿患肢不能着地，或患肢走路时跛行，因此，仔细的临床查体非常重要。

对患儿的检查，应该细致有序，任何细节都应认真检查。既要重视整体，进行全面检查，又要结合小儿损伤的特点，进行细致的局部检查。

一、望诊

（一）望整体

首先望神色。无论中医还是西医，"神"都居于望诊首位。临床上根据患者的精神状态，判断患者病情的轻重、缓急。《黄帝内经》曰："得神者昌，失神者亡。"当病情较重或失血较多时，患儿可出现精神萎靡，甚至昏迷；若面色苍白，则可断定失血较多，病情危重。

人类作为直立动物，维持站立的姿势，需要全身骨骼的共同支撑。通过前、后、侧三方全面观察，可发现脊柱、骨盆、下肢问题。观察站立时脊柱曲度是否正常、有无侧弯，骨盆有无倾斜，四肢有无畸形，肢体长度、粗细是否相同。

人类运动最原始的目的是借助两足将身体由一点移动到另一点，但行走是一个复杂的过程，需要众多骨骼、肌肉共同完成。观察、分析步态，是骨科非常重要的检查诊断过程，排除中枢、神经病变的异常步态，对于诊断肌无力、骨与关节畸形有重要的临床意义。

（二）望局部

1.肿胀

一般来说，肿胀是骨折的必有体征之一，为骨折及其附近软组织损伤后，局部出血所致。观察肿胀的程度，可以判断骨与软组织损伤的严重性，而肿胀最严重的部位，往往就是损伤的中心部位。肿胀压力达到一定程度，可在皮肤上出现张力性水疱，严重时可阻碍血液循环。如有较快的进行性肿胀，应考虑可能有较大血管损伤。

2. 肢体粗细

外伤性肿胀，可出现双侧肢体的不等粗，一般是局部的，以受伤部位为中心，局部较健侧增粗。发育异常、神经损伤或长期损伤后引起伤肢功能障碍的患儿也可出现双侧肢体不等粗。

3. 畸形

损伤后出现的局部畸形是骨折、脱位的特有体征，据此也可与软组织损伤相鉴别。如肩关节脱位可出现"方肩"畸形；肱骨髁上骨折可出现"靴形"畸形，后期还可出现内翻或外翻畸形；由于骨折断端不同程度和不同方向的移位，在肢体上表现出的成角、短缩和旋转畸形等。另外，还有并指（趾）、多指（趾）、马蹄内翻足、斜颈及发育性髋关节脱位等先天性畸形。

4. 肢体远端皮肤色泽

观察肢体远端皮肤色泽有助于判断肢体血运是否通畅，如出现苍白或青紫，多为血液循环不畅的表现。

5. 开放性创伤

注意伤口有无活动性出血，以及伤口的大小、深度，创缘是否整齐，创面污染程度等，据此可以对预后有一个较为准确的判断。

6. 肢体活动功能

当有损伤发生时，肢体往往会出现一定程度的功能活动受限或丧失。观察各关节的主动屈伸、旋转，以及被动活动时患儿的反应，如当桡骨小头半脱位时，当牵拉、旋转患儿前臂或者屈肘时，患儿会出现哭闹。应注意患肢远端活动情况，如肱骨髁上骨折合并桡神经损伤，患肢拇指主动背伸功能丧失等。

二、触诊

触诊是骨伤科的重要检查、诊断方法。中医骨伤尤其注重触诊，讲究手摸心会，甚至可以仅仅依靠触诊，做出准确的判断。

1. 皮肤温度

损伤后，因组织的破坏、分解吸收时释放出热量，局部往往会出现皮温的升高，甚至出现全身体温的升高，但一般不超过38℃，不需要特殊处理。如果合并开放性损伤，则需排除有无感染存在。如果皮肤温度低，则需提高警惕，如若伴有神志异常，则要考虑是否有休克的发生。

2. 组织张力

有肿胀时，不仅要观察肿胀的范围、程度，还要触诊肿胀部位的组织张力情况，张力过大，可能造成血液循环不畅，造成组织缺血性坏死，需要做出及时的判断和处理。

3. 压痛

触诊时，应先轻后重，避免加重患儿的痛苦，加剧患儿的紧张情绪，甚至造成不必要的损伤；检查应认真细致，通过压痛判断受伤的精确部位、范围及深浅。在对患儿进行触诊时，更应遵循由远及近的原则，不能一开始就触诊最可疑的损伤部位，以免患儿哭闹后影响对其他部位的检查、判断。

4. 异常情况

如异常活动及骨擦音，是肢体骨折移位的主要表现，是诊断骨折的确定性体征。但此项检查会增加患儿的痛苦和加重损伤，所以，当骨折诊断已经明确时，不应再做此项检查。此外，还有关节弹响、肌腱弹跳等情况。

5. 触摸血管搏动

触摸损伤肢体远侧血管搏动情况，以观察是否合并血管损伤。如上肢损伤，应触摸桡动脉及尺动脉搏动情况；下肢损伤，应触摸足背动脉及胫后动脉搏动情况。触摸血管搏动时应进行双侧对比检查。

三、叩诊

叩诊骨骼有无异常疼痛，是揭示机体正常和异常征象的临床诊断方法。叩诊包括局部叩诊及轴向叩诊。局部叩击能引起疼痛者，常表示病变部位深在，脊柱检查时常用此种检查方法。轴向叩诊，在四肢骨折时，更有诊断意义。远离伤处，沿肢体纵轴叩击，能诱发出伤处疼痛者，伤处骨折可能性大。

四、听诊

一是听啼哭声。因小儿不能准确说明伤病情况，父母有时也不能提供可靠病史，在检查患儿时，若触到患肢某处时，患儿啼哭声加剧，或者在被动活动患儿某个关节时，患儿出现明显哭闹，则往往提示该处是损伤的部位。

二是听长骨干的传导音，尤其是在股骨干骨折移位较大时，听诊骨传导音可减弱；在治疗期间，也可通过听骨传导音了解长骨干骨折复位的情况和骨痂生长情况。

五、测量

测量双侧肢体长度，先天发育异常、先天关节畸形、骨关节感染、创伤、骨肿瘤、脊髓灰质炎后遗症等均可致肢体不等长，并有一些特发的、不明原因造成的肢体不等长。

先天发育异常、创伤、脊髓灰质炎后遗症等可造成肢体及关节的不等粗，在临床检查时，需测量双侧肢体及关节周径。

测关节的活动度，包括前屈、后伸、外展、内收、旋转等。关节活动是否受限或异常，是判断关节有无病变的关键体征之一。骨折愈合已经不是当今骨科的唯一目的，恢复正常的关节功能、恢复正常的生活能力，才是最终目的。关节活动度是评价关节功能的重要指标。其中，我们在临床上最常用的关节活动度有以下几种。

1. 肩关节

前屈 70°～90°；后伸 40°；外展 80°～90°；内收 20°～40°；中立位内旋 70°～90°，外旋 40°～50°；上举 160°～180°。

2. 肘关节

屈曲 135°～150°；过伸 10°；旋前、旋后各 80°～90°。

3. 腕关节

中立位，手与前臂成直线，手掌向下，腕关节活动度：背伸 30°～60°；掌屈 50°～60°；桡倾 25°～30°；尺倾 30°～40°。

4. 颈椎

中立位面向前，眼平视，下颌内收，颈椎活动度为：前屈 35°～

45°；后伸 35°～40°；左右侧屈各约 45°；左右旋转各 60°～80°。

5.髋关节

屈曲 130°～140°；后伸 10°～15°；外展 30°～45°；内收 20°～30°；屈髋 90° 内、外旋各 30°～40°。

6.膝关节

屈曲 120°～150°；过伸 5°～10°；屈膝内旋约 10°，外旋约 20°。

7.踝关节

背伸 20°～30°；跖屈 40°～50°。

六、关节特殊检查法

1.肩关节

1）杜加斯征（Dugas 征）：患肘屈曲，手部放在对侧肩前方，如肘关节不能与胸壁紧贴为阳性，提示肩关节脱位。

2）直尺试验：肩峰位于肱骨外上髁与肱骨大结节连线的内侧为正常，如用直尺一端贴近上臂外侧下方一端靠近肱骨外髁，另一端能与肩峰接触为阳性，提示肩关节脱位。

2.肘关节

1）肘后三角检查：肱骨外上髁、内上髁和鹰嘴突正常时伸肘位在一条直线上，屈肘时则成为一等腰三角形。肘后三角异常是肘关节创伤的重要体征。

2）肘外翻挤压试验：当肘关节伸直时，医生一手握住患肢手部，另一手抵住患儿肘关节外侧，被动外翻，如疼痛为阳性，提示桡骨头骨折。

3.颈部

1）颈部轴位挤压试验：患儿坐位，头向患侧后方倾斜，沿颈部轴向施加压力，出现上肢疼痛为阳性，提示颈髓受压。

2）上臂牵拉试验：患儿头偏向健侧，患肢伸肘外展，腕过度背伸牵引出现疼痛及麻木感为阳性。

4.骨盆

1）骨盆挤压试验及分离试验：患儿仰卧，医生双手分别压在双侧髂嵴，向中心挤压，如出现疼痛为阳性，提示可能存在骨盆骨折或骶髂关节损伤；向外挤压为分离试验，通过外展力量检测骨盆环或骶髂关节的潜在损伤。如出现疼痛为阳性。

2）"4"字试验（Feber征）：患儿仰卧，一侧膝关节屈曲，髋关节外展外旋，将足踝放于对侧大腿上，形成"4"字形，一手压骨盆，另一手压膝关节，如出现疼痛为阳性，表明该侧骶髂关节病变。当有髋关节滑膜炎时该检查也为阳性。

3）伸髋试验（Yeoman征）：患儿俯卧，双膝屈曲90°，医生一手压住骶髂关节，另一手上提患侧小腿而诱发骶髂关节疼痛为阳性。

5. 髋关节

1）特伦德伦堡试验（Trendelenburg征）：患儿患肢屈髋屈膝上提，健肢单脚站立，正常时骨盆向对侧倾斜，否则为阳性。

2）望远镜试验：患儿平卧，下肢伸直，医生一手握住小腿向上推，另一手摸着同侧大转子，如发现有活塞样活动为阳性。

3）弹入弹出试验（Ortolani征）：患儿仰卧，伤肢屈髋、屈膝各90°时，逐渐外展，当外展到一定程度，突然出现一弹跳，大腿外展至床平面为阳性，是检查髋脱位的体征。

4）膝高低征（Allis征）：患儿仰卧，双下肢屈髋、屈膝，使足底平放床上，足跟对齐，双膝高低不平为阳性。

5）托马斯征（Thomas征）：患儿平卧，健侧屈髋屈膝，患侧屈髋时腰部贴于床上，当髋关节伸展时，腰部前突为阳性。

6）髂胫束紧张试验（Ober征）：患儿侧卧，患侧在上，屈膝、屈髋90°以上，正常大腿可内收，膝部接触床面为阴性，当臀肌挛缩时此试验为阳性。

6. 膝关节

1）浮髌试验：伸膝位时医生一手虎口推髌骨向上，另一手在按压髌骨时，出现浮动感为阳性。

2）侧方挤压试验：患儿仰卧，膝关节稍屈，医生一手扶住患膝，另一手握住踝关节内、外翻膝部，如出现疼痛，表明内侧或外侧副韧带损伤。

3）抽屉试验：患儿平卧屈膝90°，足平放于床上，双手握住小腿上端做前后推动作，如前推活动度加大为前十字韧带损伤，后推活动度加大为后十字韧带损伤。

4）半月板回旋挤压试验：本试验是检查半月板损伤的重要体征。医生一手抓住患肢足跟，另一手扶住患膝，先将膝关节极度屈曲，当小腿外展、外旋、伸屈膝关节，出现弹响和疼痛说明外侧半月板损伤；同理，小腿内收、内旋、伸屈膝关节检查内侧半月板。

七、神经系统检查

机体正常、协调的动作，是由神经中枢支配完成的，所以在诊断骨骼肌肉系统疾病时，神经系统检查是非常重要的。常规应对感觉、肌力及反射进行检查。

（一）感觉

包括触觉、痛觉、温冷觉、位置觉、实体觉等。

（二）肌力

肌张力的异常，包括肌张力增强、减低或消失，都预示着存在神经系统病变。肌张力增高，常见于上神经元性和锥体外系病变。肌张力降低常见于下神经元性和小脑病变。

检查肌力是否减弱，以及其减弱的程度，一般按下列标准进行判断。

Ⅴ级：正常肌力。

Ⅳ级：能抗较大阻力，但比正常弱。

Ⅲ级：对抗地心引力时关节可活动。

Ⅱ级：不能对抗地心引力，肌肉可带动水平方向关节活动。

Ⅰ级：肌肉可收缩而不能带动关节活动。

0级：完全无收缩力。

上述肌力评价方法，一般是针对四肢肌力的检查。此外，对于其他部位肌肉肌力，需特殊测定。

（三）反射

反射是指动物通过中枢神经系统对刺激的一种应答式反应。这种反应的发生有赖于反射弧的完整。所以反射的存在与消失、减弱与亢奋，是提示神经病变的重要临床体征。临床上常见的神经反射检查包括腹壁反射、提睾肌反射等浅反射和肱二头肌反射、肱三头肌反射、膝反射、跟腱反射等深反射，以及霍夫曼征、巴宾斯基征、踝阵挛、膝阵挛等病理反射。

第三节　影像学及辅助检查

由于骨科学的特殊性，在进行临床诊断、治疗的过程中，不能只局限于医生的临床检查，影像学检查也具有不可替代的作用，其中以 X 线、CT、MRI 以及超声检查应用最广泛。

一、X 线检查

X 线检查对于骨骼系统疾病和损伤的诊断和治疗极为重要。儿童在发育中，骨骼的生理解剖不断改变，每个年龄段都有特有的疾病表现和损伤形式。通过 X 线检查不仅可直接了解骨骼的部分生理解剖，还可以追踪观察损伤的发展和变化。

X 线摄片是骨科影像学的基础，应常规进行。X 线检查的投照条件、角度、位置要符合要求，否则，可能因为摄片质量的问题而造成误诊、漏诊。临床骨与关节的 X 线检查，一般摄正、侧位片。跟骨骨折应摄轴位片；髌骨骨折、髌骨脱位必要时应加摄轴位片；四肢长骨骨折摄片应包括邻近的一到两个关节；手部、足部骨折应摄正、斜位片；肩袖损伤时可摄切线位片。对特殊部位，如可疑股骨头骨骺滑脱应摄屈髋 90°、外展 60°～70° 的侧位片。小儿的骨骺损伤，有时较难确定，可摄健侧片做对照。

二、CT 检查

CT 检查在骨关节系统中的应用主要是用来补充 X 线检查的不足，用于 X 线检查诊断有困难，或用于软组织或解剖比较复杂的部位。

CT 检查多应用于颅脑外伤、脑血管意外和脊柱疾病的诊断。CT 横扫，可以直接显示脊柱、椎间盘、附件等解剖结构及椎管内形态学变化，如在脊柱先天畸形、椎体滑脱等可显示出其优越性。

外伤骨折移位 X 线片不能清楚显示的，需进一步行 CT 检查确诊。尤其是骨关节部位，解剖复杂，骨骺部分 X 线也不能清楚显示，而 CT 检查无影像重叠，图像清晰，易明确诊断。对于脊柱、骨盆和腕关节等部位骨折，CT 可以较清晰观察其移位情况，也能观察关节积液量。对于髋关节可同时扫描患侧及健侧部位，进行对比观察，还可进行冠状面、横断面扫描。此外，CT 可以正确地进行股骨前倾角的测量，还可以做螺旋 CT 显示其立体结构。

三、MRI 检查

MRI 检查是利用磁共振原理，依据所释放的能量在物质内部不同结构环境中不同的衰减，通过外加梯度磁场检测所发射出的电磁波，即可得知构成这一物体原子核的位置和种类，据此可以绘制成物体内部的结构图像。

MRI 检查对人体没有损害，且可对人体各部位多角度、多平面成像，其分辨率高，能更客观、更具体地显示人体内的解剖组织及相邻关系，对病灶能更好地进行定位、定性。对全身各系统疾病的诊断，尤其是早期肿瘤的诊断有很大的价值。小儿患者有不易配合的缺点。在临床中小儿骨折绝大多数经 X 线检查即可诊断，MRI 仍是作为 X 线检查诊断力度不足，或者存在困难时采用的检查方式。如发生的应力骨折应用 MRI 检查更有意义，X 线摄片往往仅能看到骨膜增生，MRI 则可以看到骨折线。

MRI 检查不同元素出现不同图像，分辨率更高、灵敏度更高，可以早期对骨缺血性坏死做出诊断。对膝关节半月板早期畸形和损伤是有效的影像学检查方法，亦可用于关节周围的韧带损伤检查。较多应用于检查关节内积液、滑膜炎、化脓性关节炎、骨关节结核，以及软组织炎症、脊柱脊髓疾病和肿瘤等。

四、超声检查

超声检查是利用人体对超声波的反射进行观察。目前广泛应用于 6 个月以前婴儿发育性髋脱位的检查，特别是新生儿的普查。由于股骨头骨骺为软骨，X 线片不显影，诊断困难，B 型超声又对婴儿无伤害，很受欢迎。超声检查对小儿髋关节滑膜炎来说是目前最有价值的检查手段。

超声检查还可用于四肢软组织肿物，如血管瘤、淋巴管瘤及其他实体瘤等的诊断。

五、肌电图检查

　　肌电图是记录神经和肌肉生物电活动以判断其功能的一种电诊断方法。通过此检查可以确定周围神经、神经元、神经肌肉接头及肌肉本身的功能状态，可以协助确定神经损伤的部位、程度、范围和预后，另外，对神经嵌压性病变、神经炎、神经系统遗传代谢病、各种肌肉的疾病也有诊断价值。

第三章
上肢骨折、脱位

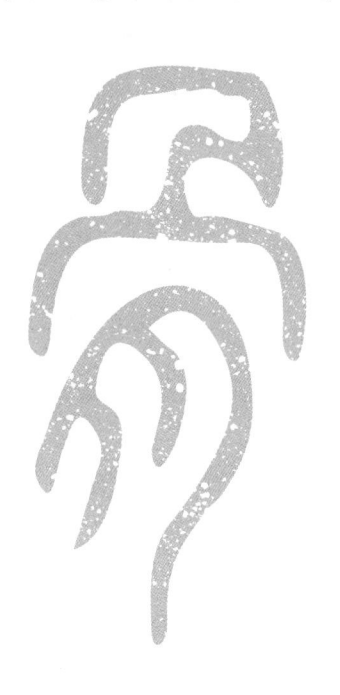

第一节　锁骨骨折

一、病因病机

儿童锁骨骨折比较常见，其中10岁以下儿童锁骨骨折占所有锁骨骨折的50%左右。婴儿锁骨损伤最常见的是产伤性骨折，儿童时期的锁骨骨折通常是摔倒撞及肩部或者在运动中锁骨受到直接外力受伤。年幼儿童以无移位或仅有成角移位的青枝骨折为主，有移位的完全性骨折多见于年长儿童。儿童锁骨骨折多位于锁骨中1/3，随着年龄的增长，外侧1/3骨折发生率明显增加。锁骨骨折后由于受到胸锁乳突肌的牵拉，其近端向内侧移位，而骨折远端受到胸大肌的作用，向远端或下方移位，胸肌和锁骨下肌收缩，会产生锁骨短缩畸形。锁骨骨折并发症包括畸形愈合、臂丛神经和血管损伤等。

二、诊断要点

（1）儿童有肩部着地摔伤史，或直接打击外伤史。

（2）局部有肿胀、压痛、畸形或骨擦感。婴幼儿则伤后常有患肢的假性麻痹或被动活动时啼哭不止，伤后7～10天骨折部位出现包块。

（3）X线检查可确定骨折类型及移位情况。

（4）合并臂丛神经损伤和锁骨下血管损伤少见，极少数这类神经功能障碍可由"8"字形绷带外固定所引起，有出现神经功能永久性障碍的报道，但绝大多数臂丛神经损伤可以自愈。

三、分型

锁骨骨折最通用的分型方法是根据骨折的解剖位置来划分。

（一）Ⅰ型骨折

Ⅰ型骨折为锁骨中1/3骨折，包括喙锁韧带内侧到胸锁乳突肌、斜方韧带外侧之间的骨折。

（二）Ⅱ型骨折

Ⅱ型骨折位于喙锁韧带的远端。

（三）Ⅲ型骨折

Ⅲ型骨折相对少见，为位于胸锁乳突肌内侧缘的骨折。

依据移位的方向可分为向前移位和向后移位的骨折，骨折前移位更常见，但骨折后移位更应受重视，因为其可能导致呼吸窘迫、吞咽困难、血管受压、臂丛神经损伤等急性并发症。

四、鉴别诊断

（一）胸锁关节脱位

两侧胸锁关节不对称，有异常活动，锁骨内端可突出或空虚。在儿童中，相对薄弱的骨骺和强有力的胸锁关节囊附着共同导致了骨骺骨折而不是真性的关节脱位。

（二）肩锁关节脱位

锁骨外端明显隆起，肩关节活动受限，X线片提示肩锁关节间隙增大。真正的肩锁关节脱位很少发生于儿童，绝大多数发生在此区域的骨折为干骺端或骨骺骨折。由于远端锁骨骨骺直到18～19岁才出现骨化，在影像学上可表现出肩锁关节脱位征象。

（三）先天性锁骨假关节

产伤性锁骨骨折需要与先天性锁骨假关节相鉴别，先天性锁骨假关节通常毫无症状。

五、治疗

（一）非手术治疗

儿童和青少年锁骨骨折的主要治疗方法为非手术治疗，即便存在明显的移位，非手术也可使骨折在原位形成骨痂并愈合。儿童青枝骨折或无移位骨折，无须整复，可用三角巾或颈腕吊带悬吊胸前1～3周。有明显移位的骨折可行手法整复、"8"字形绷带或锁骨带固定。

1. 手法复位术

1）膝顶复位法：在局麻或臂丛神经阻滞麻醉下，患儿坐于凳上，双手叉腰挺胸。助手位于患儿后侧，一足踏于凳上，其膝部顶于患儿背部正中，双手握其两肩外侧，向背后徐徐拔伸，使患儿挺胸双肩后伸，以矫正重叠移位。术者立于患儿前方，用提按手法矫正整复断端移位。

2）郑氏复位法：即绕肩推挤复位法。此法适用于锁骨骨折有旋转移位者。在臂丛神经阻滞麻醉下，助手一手握住患儿患肢上臂，向外后方伸展，以加大骨折远端向前、下移位程度；术者用双手拇指卡住其骨折的远近端，当助手在沿肩做由后绕向前下动作时，术者双拇指同时做旋转推挤动作，即握近端拇指向内后方推压，捏远端拇指用力向前上方推挤，骨折旋转畸形即可矫正；用扳顶法矫正残余移位。

2. 外固定术

1）"8"字形绷带固定：复位后，用"8"字形绷带缠绕固定，固定后应注意检查局部皮肤是否形成压力性损伤。

2）锁骨带固定：将锁骨带直接安装于双肩，上好搭扣、拉紧扎稳即可，使用、调整方便。

3）三角巾或颈腕吊带悬吊：与"8"字形绷带比较，悬吊能获得类似效果，而颈腕吊带更为舒适。

（二）手术治疗

1. 适应证

（1）开放性骨折，骨折合并神经、血管损伤。

（2）移位的骨折片使皮肤显著凸起，有发生皮肤破损或坏死可能的。

（3）多发性损伤。

2. 手术方法

1）锁骨中段骨折

（1）弹性髓内钉固定：C臂透视确定锁骨近端进针点，在胸锁关节外切皮，钝性进入锁骨近端，开孔后插入直径合适的弹性髓内钉，整复骨位，将弹性髓内钉插入锁骨远端髓腔固定。

（2）钢板螺丝钉固定：使用接骨板螺丝钉固定技术可对横形骨折进

行加压，纠正旋转移位更可靠，或可使用拉力螺丝钉固定蝶形骨折块以便早期进行功能练习；钢板螺钉内固定术对骨折处软组织剥离较大，有增大骨折不愈合的风险。

2）锁骨内侧及外侧骨折

在儿童患者中，锁骨内侧及外侧骨折一般表现为胸锁关节或肩锁关节的假性脱位，周围韧带通常不会受损，骨膜袖套多是完整的，由于这些骨折生长和塑形的潜力大，绝大多数可通过非手术治疗治愈。

（三）药物及非药物治疗

1. 中药治疗

1）早期：骨折后2周内，因血脉受阻，血瘀气滞。宜用行气活血、化瘀止痛的桃红四物汤加减，或小儿伤科一号方。

2）中期：骨折后2～4周，宜用活血祛瘀、接骨续筋的归香正骨丸口服。

3）后期：4周以后，骨折经过早、中期治疗后，瘀血祛除，筋骨续接，已近愈合，但骨折愈合不坚固，并常有气血虚弱，肌肉萎缩，肢体乏力，关节僵硬。故后期宜着重养气血、壮筋骨，可内服双龙接骨丸。

2. 功能锻炼及按摩

患儿从固定之日起即可开始进行握拳，伸屈腕、肘关节等练习；中后期可逐渐开始做耸肩、外展及旋转等适度的肩关节功能练习，配合局部外擦郑氏舒活酊，以抚摩、揉捏、搓和摇晃手法进行按摩，以帮助恢复肩关节功能。

3. 辨证调护

非手术治疗的患儿复位后，首先应注意观察其伤侧肢体的颜色和知觉，如手指发麻或发绀者，应立即放松外固定；早期建议至少每周复查一次X线片，若发现明显移位者，根据情况予以调整固定，必要时进行手法整复；绷带松动者要加固包扎；睡觉时宜取仰卧或半卧位，并在两侧肩胛骨之间放置厚度相宜的长方形薄垫，使其能保持挺胸姿势；根据骨折愈合情况，于4～6周解除外固定。

第二节 肱骨近端骨折

肱骨近端骨骺由 3 个骨化中心发育而成，这些骨化中心在 7 岁左右逐渐融合形成单一的骨骺复合体。其骺板向下凹陷，在内侧一半沿解剖颈向外下至大结节远端，20～22 岁时肱骨近端与骨干融合。在骨骺尚未闭合前，任何年龄段均可发生肱骨近端骨骺分离骨折，多见于 11～15 岁的儿童，一般男孩多于女孩。

一、病因病机

肱骨近端骨折常为间接暴力所致，在患肢处于内收、伸肘及前臂外旋位撑地时，外力传至肱骨近端而发生骨折，由于跌倒方向、肩部和上肢所处位置不同，可造成不同类型骨折。暴力直接作用于肩部或跌倒时肩部直接撞击地面所致的骨折较为少见。

二、诊断要点

（1）有明确的受伤史。

（2）伤后肩部肿胀、有明显压痛，可扪及骨擦感及折端异常活动；上臂内侧偶可见皮下瘀斑，患肩主动活动功能障碍。

（3）影像学检查：摄肩部正、侧位 X 线片可明确了解骨折类型及移位方向。6 个月内的婴儿肱骨近端骨骺在 X 线片上不显影，因此 X 线无法评估 6 个月内婴儿的肱骨近端骨折情况，而对于 6 个月内的婴儿彩超及 MRI 检查可提供有意义的诊断信息。

三、分型

（一）后伸型

此型骨折发生率较高。多在运动中患肢在后伸姿势下跌倒（或后伸稍外展、内收位）、手掌触地所致，暴力沿患肢纵轴由后下传至前上方，造成肱骨近端骨折。X 线片表现为肱骨头向后倾倒，远折端向前移位，并向前突出成角。若为后伸外展位致伤，骨折端向前、内侧突出成角；后伸内收位致伤，骨折端向前、外侧突出成角。

（二）外展型

患肢在外展位或外展后伸位跌倒、手掌触地致伤，骨折的远、近端都有不同程度的移位，骨折的近折端受冈上肌、冈下肌牵拉，呈外展、外旋移位，远折端受背阔肌、胸大肌、大圆肌牵拉，而向内、向前、向上方移位，此时肱骨头内收，远端骨干外展，骨折端向内张口，并突出成角，远折端一般向内上方移位，断端外侧可发生嵌插。

（三）内收型

多为患肢在内收位或内收后伸位跌倒、手掌触地致伤。X线片表现为肱骨头向内倒、肱骨干内收、骨折端向外张口，并突出成角，远折端向外上移位，断端内侧可发生嵌插。

（四）嵌插型

跌倒时患肢伸直、轻度外展、手掌触地，暴力沿肢体纵轴向上传达到肱骨近端发生骨折，若暴力继续作用，使骨折远端骨干嵌入骨折近端。

（五）肱骨近端骨折合并肩关节脱位

患肢上臂在外展、外旋位遭受较严重的暴力导致肱骨近端骨折，此时暴力继续作用于肱骨头，使肱骨头冲破关节囊前下方，继而造成肩关节前脱位，以盂下脱位多见。有时肱骨头受喙突、肩胛盂或关节囊的阻碍不能复位，引起肱骨头产生内下旋转、游离并位于骨折远端的内侧。临床上本种类型较少见，若处理不当，容易造成患肢肩关节严重的功能障碍。

四、鉴别诊断

应与肩关节前脱位鉴别，该病肩峰下触不到大结节，肩关节盂空虚，有弹性固定，无骨擦感，肩部肿胀较轻，一般无瘀斑，有方肩畸形，杜加斯征阳性。而肱骨近端骨折肩峰下可触及大结节，有饱满感，无弹性固定，有骨擦感，肩部肿胀明显，可见大片瘀斑，肩峰到肱骨外上髁的长度比健侧短，无方肩畸形，杜加斯征阴性。

五、治疗

（一）非手术治疗

根据患儿年龄和骨折移位情况推荐不同的治疗方法，对于小于5岁的患儿，成角畸形达70°，移位100%都是可以接受的；对于年龄5～11岁患儿，成角畸形40°～70°、移位50%都是可以接受的；对于年龄大于12岁患儿，生长和重塑潜能较小，成角小于40°、移位小于50%是可以接受的。

无移位的肱骨近端骨折，可采用夹板、钢托固定后，用三角巾悬吊于胸前。

1. 手法复位术

1）后伸型：在臂丛神经阻滞麻醉下，患儿仰卧，患肢屈肘90°，前臂中立位放于体侧。一助手用宽布带绕过患肢腋下向头顶方向牵拉，另一助手握患儿肘部顺肱骨干纵向做顺势对抗牵引，以矫正重叠及嵌插。术者立于患侧，双手环抱折端，两拇指顶于肱骨干后侧，余四指向后提拉远折端，同时嘱做对抗牵引的助手将上臂上举；若向前成角过大，将患臂屈曲上举过顶，即可矫正远折端向前移位及向前成角。若远折端同时有向外或向内侧移位及成角，在持续牵引下术者用双手拇指和四指分别按住骨折内外侧近、远端，用提按法矫正。

2）外展型：在臂丛神经阻滞麻醉下，患儿仰卧，患臂稍外展屈肘位，两助手牵引方法同后伸型。在顺势牵拉至重叠、嵌插解除后，术者双拇指按住近折端外侧，余四指环抱远折端内侧，用提按手法（按近折端向内，提远折端向外），同时牵引肘部的助手内收上臂矫正向内侧移位和向内侧成角。术者亦可一手握近端，一手推远端行对向推挤使之复位。若骨折同时伴有向前成角，可用前屈过顶法进行矫正。

3）内收型：在臂丛神经阻滞麻醉下，患儿仰卧，患臂放于体侧，远近端两助手做顺势牵引。术者两拇指于外侧推远折端向内，四指提拉近折端向外，助手同时在牵引下外展上臂，即可复位。若伴有向前成角，可用前屈过顶法矫正。

4）肱骨近端骨折合并肩关节脱位：在臂丛神经阻滞麻醉下，患儿仰卧，患肢外展，一助手用宽布带绕过患肢腋下向头顶方向牵拉，另一助手握持患肢肘部进行顺势拔伸牵引，并根据正位 X 线片上肱骨头旋转的程度，将患肢外展至 90° 以上，拔伸牵引持续 10 分钟左右，以解除远折端对肱骨头的挤夹，张开破裂的关节囊口，为肱骨头进入关节盂打开通路。术者用两拇指自腋窝将肱骨头前下缘向上、后、外推顶，余指按住近肩峰处做支点，使肱骨头回纳入肩关节盂而复位。如骨折端仍有侧方移位或成角移位，则助手按住整复好的肩关节，术者用提推法进行矫正。

2. 外固定术

复位后在助手维持牵引下，用薄棉垫包绕上臂，在原移位或成角的骨突处放置平垫并固定，分别放置 4 块超肩关节肱骨近端夹板，以 4 根束带捆扎固定，外面再以钢丝托板固定于屈肘 90°、前臂旋后位。

外展型骨折需在内侧夹板上端用棉花包成蘑菇头样垫，放于腋窝；内收型骨折蘑菇头样垫要倒置放在上臂内侧下方。束扎的松紧程度以不影响血液循环为度。用一长布袋穿过前、外、后三侧夹板上端布袋环并打结，此布袋再绕过对侧腋窝打结，健侧腋窝要放置棉垫，以免损伤腋窝皮肤及使腋窝部神经、血管受压。

3. 骨牵引术

后伸型骨折，或后伸伴内收、外展型骨折，折端向前成角大，不易复位及稳定时，建议行尺骨鹰嘴牵引术，患肩前屈 90°、屈肘 90°，置于钢丝托板上固定于床头，牵引力向上，牵引重量根据折端嵌插程度和患儿年龄调整，3 周左右去除牵引，患肢继续用夹板、托板固定。

（二）手术治疗

1. 适应证

（1）开放性骨折，骨折合并神经、血管损伤，多发伤。

（2）肱二头肌长头腱嵌夹于骨折端或骨端刺入三角肌且已延迟较长时间，手法复位不能解锁者。

（3）年龄大于 14 岁的患儿可考虑行手术治疗。

2. 手术方法

1）弹性髓内钉固定：麻醉生效后，常规消毒铺巾，在 C 臂 X 线透视下确定肱骨远端进针点，钝性进入至肱骨下段内外侧进针点，开孔后插入直径合适的弹性髓内钉，至骨折端，整复骨位，将弹性髓内钉插入肱骨近端干骺端固定。在 C 臂 X 线透视证实骨位较好后，剪去多余的弹性髓内钉尾部，埋于皮下。无菌敷料包扎切口，伤肢用钢托外固定。

2）经皮复位穿针内固定术：在 C 臂 X 线透视下，先行闭合手法整复骨折，透视见骨位良好后，在三角肌远端，与肱骨干成 30° 角分别穿入直径 2 mm 的克氏针 2～3 枚进行固定，针尾剪短后尾部折弯置于皮外，用无菌敷料包裹覆盖，可继续托板固定 1～2 周。

（三）药物及非药物治疗

1. 中药治疗

同锁骨骨折。

2. 功能锻炼及按摩

肱骨近端骨折后易发生关节周围组织的粘连及肱二头肌长头腱与结节间沟的粘连，较长时间的固定，可导致关节周围肌肉萎缩，软骨退变，肩关节功能发生障碍，应注意预防。复位后在不影响固定的前提下尽早进行功能锻炼至关重要。如复位或手术后即可开始行手部握拳、屈伸腕关节等活动；中后期逐渐开始行屈伸肘关节，耸肩，肩关节前屈、后伸及上举活动等，以不影响骨位及加重疼痛为度，并配合局部外擦郑氏舒活酊，以抚摩、揉捏、搓和摇晃手法进行按摩，以帮助恢复肩关节功能。

3. 辨证调护

手法整复固定术后应注意观察有无神经、血管受压症状，这些症状一旦出现，应立即进行调整；早期 3～5 天进行一次 X 线检查，了解骨位是否有移位，若发生移位，根据情况进行调整外固定或再次手法复位处理；注意检查夹板、压垫有无滑动，皮肤有无压伤；建议伤后连续观察 2 年骨骺损伤对肱骨生长和发育的影响，以便及时对症治疗。

第三节　肩关节脱位

肩关节脱位亦称肱盂关节脱位，古时称"肩胛骨出""肩膊骨出臼""肩骨脱臼"，是全身关节脱位中最常见的，占全身关节脱位的 40% 以上，但儿童肩关节脱位非常少见，多发生在青春期骨骼成熟前后。

一、病因病机

肩关节由相对浅平的肩胛骨的关节盂和较大的半球形肱骨头组成，关节盂浅而小，肱骨头的面积是关节盂的 3～4 倍。关节囊薄弱、宽大并松弛，肩关节周围肌肉力量较弱而活动范围最大，这些都是肩关节不稳定的因素，在直接或间接暴力的作用下易发生脱位。关节囊与韧带复合体是肩关节的主要稳定结构，肱盂关节的关节囊主要附着于肱骨解剖颈上，其内侧部分附着于肱骨干近端。在儿童中，除了内侧部分，肱骨近端骨骺皆位于关节囊外，故关节囊坚强地附着于骨骺上，导致经骺板的骨折较真正的关节囊、韧带损伤更为常见。

二、诊断要点

（1）急性脱位有明确外伤史，伤后肩部肿胀、疼痛、畸形、主动活动功能丧失。

（2）患儿姿势呈患肢轻度外展位，健手托住患肢前臂，头和身体向患侧倾斜。

（3）肱骨头移位，三角肌塌陷，呈"方肩"畸形。肱骨头通常可以在关节盂前方触及，也可在喙突下、锁骨下、腋窝或肩后摸到脱出的肱骨头，原关节盂处空虚。

（4）杜加斯征阳性。当患侧肘部紧贴胸壁时，其手掌不能搭到健侧肩部；或当手掌搭到健侧肩部时，肘部不能紧贴胸壁。

（5）放射学检查。肩部正位和穿胸侧位 X 线摄片可确定诊断及类型，CT 检查有助于明确诊断，并可发现肱骨头及关节盂的合并骨折。MRI 检查能更清楚地确定关节盂、关节囊及关节面的损伤程度和范围。

（6）合并伤。常见合并伤为腋神经损伤，多为牵拉伤，致三角肌功能性瘫痪，肩部前外、后侧皮肤感觉减退或消失。检查三角肌功能时以一手托住患肢，另一手捏患肢三角肌肌腹，患儿在抗阻力下外展上臂，可以感觉到三角肌紧张。大多数在 4 个月内可恢复，亦可迟至伤后一年，若伤后 10 周仍无恢复迹象，则预后不良。腋神经的损伤一旦确诊，需密切观察，积极进行治疗。

三、分类

儿童肩关节脱位与成人一样，可分为前脱位、后脱位、向下脱位及向上脱位。创伤性脱位以前脱位较为常见，其损伤机制是伸展的上臂受外展和外旋暴力所致，肱骨头受到杠杆力的作用从关节盂的前方脱出，并停留在关节盂颈的前方。后脱位比较少见，受伤时上臂屈曲、内旋、内收体位，可导致肩关节后脱位，癫痫发作、电击也可导致肩关节脱位。新生儿如存在臂丛神经或中枢神经系统损伤也有可能在出生过程中发生肩关节脱位。

非创伤性肩关节脱位多由肩关节囊及周围韧带的松弛而导致关节不稳定，没有明显的肌肉疼痛是诊断非创伤性肩关节脱位的关键点，多数患儿可自行复位。除此之外，其他原因如埃勒斯－当洛斯（Ehlers-Danlos）综合征、先天性关节盂缺如、肱骨近端畸形等也可产生非创伤性肩关节脱位。

四、治疗

（一）非手术治疗

有关儿童肩关节脱位的治疗缺少文献资料支持，故多以成人的治疗方式为参考。绝大部分肩关节急性脱位者都可以在麻醉后行手法复位治疗，手法复位治疗失败及习惯性脱位者，可行手术治疗。

1.整复方法

1）外展外旋上举推挤法：患儿仰卧，一助手立于患儿健侧，双手分别固定患儿患侧肩部、胸部，并向健侧下方牵引；另一助手一手握患肢上臂下段，另一手握前臂远段做轻缓的牵引，并逐渐外展外旋上举患臂于120°～140°位置，再做持续用力的牵引，同时将牵引的上肢做轻缓的回旋（以外旋为主）活动；术者立于患侧，可用双手握住肱骨上段做向前外上方的助力牵引，或一手抱住肩峰上部助力向健侧下方牵引，另一手置于肩前下方，向外上方推送肱骨头回位。

2）牵引推拿法：患儿仰卧，一助手自患侧腋下经胸前及背后绕套一布单，向健侧牵引对抗，另一助手握住患肢腕部及肘部，沿上臂弹性固定的轴线方向牵引并外旋，术者用手自腋部将肱骨头向外后推挤。此法操作简单，危险性小，疗效可靠，最为常用。

3）手牵脚蹬法（Hippocratic法）：患儿仰卧，术者立于患侧床旁，将脚跟抵于患儿腋窝，紧贴胸壁并向外推挤肱骨头，同时术者双手或由助手握住患肢腕部做持续用力牵引，先外展、外旋后内收、内旋患肢进行复位。

肩关节脱位的复位方法很多，这些传统复位手法绝大部分都是在牵引下利用杠杆原理进行整复的，这种模式的复位方法并不是在患儿真正脱位时的姿势下进行的拔伸牵引整复，而是患儿在脱位后患肢因重力或体位改变而变成肢体下垂、轻度外展体位下的整复方法。由于是利用杠杆原理复位，若操作不当或肱骨头与关节囊、关节盂交锁嵌顿，可致组织损伤加重甚至骨折。而外展、外旋上举推挤法复位，易使肱骨从破裂的关节囊、韧带或肱二头肌长头腱滑脱交锁的情况下"解锁"，符合复位时"以子求母"的原理，脱位的肱骨头因拔伸牵引推挤力和肩关节前下方紧张的软组织作用力而沿脱位途径回复其位，因此复位容易，操作简单，不加大损伤，一般可不在麻醉下复位，患儿无明显痛苦。

2.固定方法

肩关节脱位复位后一般采用搭肩贴胸位固定。复位后轻微做患肩的屈、伸、展、收活动，再将患肢屈肘60°～90°并内收、内旋附于胸前，手搭于健侧肩部，然后用吊带将患肢贴胸固定2～3周。通常4周后去除外固定，开始加强肩袖肌力的康复训练。

（二）手术治疗

创伤性肩关节脱位的文献报道复发率可高达90%，故应在第一次脱位复位后即告知家长及患儿肩关节脱位容易复发。出现第二次脱位，即可诊断为复发性脱位，并具有手术治疗指征。一般采用Rockwood介绍的关节囊转位手术。如存在Bankart或Perthes损伤，通常采取手术修复关节盂的前缘，再进行关节囊转位手术，紧缩前下方关节囊。手术治疗后，进行6个月的康复训练。第一个月，进行摆臂和轻柔的上举练习，训练期间尤其是晚上使用颈腕吊带保护肩关节。第2～3个月开始肩关节正常范围活动，包括保护性外旋活动。第4～6个月，开始渐进性增强肩袖肌和三角肌力量训练，然后允许患儿恢复所有正常水平活动。

对非创伤性肩关节脱位，在急性脱位后必要时采取手法复位。应告知自发性脱位的患儿及家长脱位是有害的。多数学者认为经过严格的康复训练6～12个月出现复发脱位，才是手术治疗的适应证。对非创伤性脱位患儿的外科手术治疗是困难的。有以下手术方式可供参考：

1. 习惯性肩关节前脱位

（1）前关节囊紧缩或成形术：例如Bankart手术，紧缩前壁关节囊，并使外侧端缝合于肩盂前缘上。Neer Ⅱ的前关节囊紧缩加固成形术，前壁关节囊呈倒"T"形切开，形成上、下两个关节瓣，并使上、下两瓣交叉重叠缝合，达到前关节囊紧缩加固的目的。

（2）前关节囊及肩胛下肌重叠缝合、加固前关节囊的Putti-Platt方法：Magnuson方法是用肩胛下肌自小结节附着部切离重新固定到大结节下方，使肩胛下肌张力增高，并限制肱骨头过度外旋。

以上两种方法在术后都会造成肩关节外旋度数的丢失，是以牺牲一定的活动范围达到关节稳定重建的方法。

（3）利用骨挡阻止肱骨头向前方脱位：Latarjet手术是利用喙突部垂直植骨，形成盂肱关节前方骨挡，阻止肱骨头脱出。而Eden-Hybinette法则是在肩盂前方直接植骨形成骨挡，并修复肩盂骨性缺损。植骨形成骨挡，长期观察结果发现部分患儿植骨块发生吸收，影响手术疗效。

（4）利用肌腱移植构筑防止肱骨头脱位的动力性结构：如Boythev法和Bristow法，是肩前内侧稳定结构动力性重建方法。一方面增加了肩胛下肌张力，另一方面在上臂外展后伸位时，联合肌腱在盂肱关节前方应力增强，并形成肌腱性阻挡，压迫肱骨头向后，防止肱骨头向前脱出。

（5）肩盂或肱骨头下截骨术：用于治疗存在肩盂发育不良，或肱骨头前倾角过大的发育畸形的矫正术。存在这些骨性发育不良因素者，盂肱关节稳定性差，有易脱位倾向。应依据脱位程度、时间及病理改变状态决定术式，必要时可行联合性手术。

（6）近年关节镜下微创手术得到长足发展。前关节囊的修复可在镜下用锚钉固定来完成。也有采取激光或热烧灼方法使前关节囊紧缩，使之重新得到稳定的一些新技术，其疗效还有待较长时间的随诊、观察方可得出结论。

2. 习惯性肩关节后脱位

（1）后方软组织修复及关节囊紧缩成形术（类似前关节囊紧缩成形术）。

（2）后方肩盂骨挡手术，取髂嵴或肩胛冈骨块植于肩盂后方形成骨挡，防止肱骨头向后脱出。

（3）肩盂切骨成形术，切骨后植骨可增大肩盂下方及后方面积，使肩盂向外、向前上的倾斜角加大，增加了盂肱关节的稳定性。

（4）Neer的改良Mclaughlin手术，将肩胛下肌腱连同小结节移植到肱骨头前内侧骨缺损处用螺丝固定。

（三）药物及非药物治疗

1. 新鲜脱位

同锁骨骨折。

2. 习惯性脱位

习惯性脱位可内服补益肝肾、强筋壮骨的中药如加味地黄丸。

3. 功能锻炼及按摩

复位后即可开始功能锻炼，行手部握拳、屈伸腕关节等活动；中后期去除外固定后逐渐开始行屈伸肘关节、耸肩、肩关节前屈、后伸及上举活动等，并配合局部外搽郑氏舒活酊，以抚摩、揉捏、搓和摇晃手法进行按摩，帮助恢复肩关节功能。

第四节　肱骨干骨折

一、病因病机

产伤所致的肱骨干骨折，常见于臀位分娩的巨大胎儿，在胎儿转位和牵拉的过程中，将位于头部上方的上臂置于下方的过程中，可产生肱骨干骨折。儿童肱骨干骨折，通常因行走或骑自行车时跌倒或受直接打击、接触性体育运动所致，由直接暴力致伤者，多发生于肱骨干中段或中偏上段，常为横形或粉碎性骨折。间接暴力致伤者，多见于肱骨干下段，多为旋转暴力所致，如投掷运动或乘坐的公共汽车急刹车时牵拉拉环，上臂处于外展 90°、外旋位，肘屈曲，肘尖向前或向上，此时肱骨上段由于胸大肌、背阔肌的急剧收缩发生内旋，肱骨下端由于前臂投掷物或身体的重力作用处于外旋位，上下之间相反的外旋力引起斜形或螺旋形骨折，易合并桡神经损伤。

二、诊断要点

（1）有明确受伤史。
（2）伤后局部肿胀、压痛、功能受限，患肢可有短缩或成角畸形。
（3）肱骨干中下 1/3 骨折应注意是否合并桡神经损伤。
（4）X 线摄片检查可确定骨折部位、类型和移位情况。

三、分类

（一）上 1/3 骨折

多由直接暴力所致，局部明显肿胀、压痛、叩击痛，主动活动功能丧失，患肢可有短缩畸形。X 线片显示骨折近端向前内移位，远端多向上移位。

（二）中 1/3 骨折

多由直接暴力所致，局部明显肿胀、压痛、叩击痛、主动活动功能丧失。X 线片显示骨折近端多向外前移位，远端向上移位。中下 1/3 骨折易伴桡神经损伤。

（三）下 1/3 骨折

多由间接暴力所致。局部明显肿胀、压痛、叩击痛、主动活动功能丧失，可有成角、短缩及内旋畸形。X 线片显示骨折线呈斜形或螺旋形。

四、治疗

（一）非手术治疗

儿童大多数肱骨干骨折可通过非手术治疗获得良好的效果。新生儿产伤性肱骨干骨折愈合迅速，具有强大的塑形能力，采用颈腕带悬吊制动 2

周即可。对幼儿及大龄儿童而言，由于肱骨为非负重性骨骼，所以并非必须恢复其解剖轴线；又因肩关节活动度大，允许某些不影响功能的轴向或旋转移位。

1. 手法复位术

臂丛神经阻滞麻醉下，患儿坐位或仰卧位，一助手扶住患肩向上牵引，另一助手握住患肢前臂、中立位向下牵引。重叠移位较多的横形骨折，牵引力量可稍大，但应严格控制牵引力，力度不宜过大，否则会引起断端牵引过度致分离。术者根据移位情况进行整复。中 1/3 骨折（骨折线在三角肌止点以下），术者双手拇指抵住骨折近端外侧，余四指置于骨折远端的内侧，两拇指推按做折端向内，两手四指提拉远折端向外，矫正侧方移位后，再用同样手法矫正前后移位。骨折复位后，两助手放松牵引，术者捏住骨折部位，轻微摇晃骨折端，可感觉到骨折端有整体接触感，而且骨擦音消失，提示骨折已复位。若复位后一松手出现弹响，则考虑有软组织嵌夹在骨折间，此时应采用回旋手法，解脱断端间的软组织后再行复位。下 1/3 骨折（投掷骨折）多为螺旋形骨折，复位时术者一手推骨折远端向内旋，另一手握住近端外旋，同时做旋转推挤手法使螺旋面接触、扣紧，再用提按手法矫正前后移位。该类型骨折即使螺旋面未能完全吻合，或略有少量重叠，但由于两折端接触面大，不影响骨折愈合，预后较好。

2. 外固定术

骨折复位后以两点挤压或三点挤压法安放压垫，而后于前、后、左、右分别放置 4 块肱骨干夹板，以 4 根束带捆扎固定后，屈肘 90°、前臂旋前或中立位钢丝托板固定，悬吊于胸前。肱骨干中下段骨折常因肢体重力而产生骨折端分离，固定时需用三角巾将肘部和前臂兜紧。

（二）手术治疗

1. 适应证

（1）开放性骨折，或合并明确神经、血管损伤需手术探查者。

（2）陈旧性骨折不愈合者。

（3）多发性损伤。

（4）病理性骨折。

2. 手术方法

闭合复位弹性髓内针内固定是治疗儿童管状长骨骨折的标准方法，儿童肱骨干骨折同样可采用弹性髓内针固定。在肱骨远端骺板的近侧干骺端内、外侧开孔，将预弯塑形的两枚弹性髓内针插入髓腔，手法复位骨折后使弹性髓内针穿过断端到达肱骨近端骺板下方，使弹性髓内针入针点、骨折断端接触点以及近端髓腔接触部位形成三点支撑，可达到良好的复位固定效果。术后不需固定或短时间悬吊1～2周。

（三）药物及非药物治疗

1. 中药内治法

同锁骨骨折。

2. 中药外治法

（1）早期：可选用新伤止痛软膏外敷骨折远、近端肢体，以利于患肢消肿。

（2）中期：患肢瘀肿消退，局部尚有压痛，可选用旧伤活络软膏外敷。

（3）后期：去除夹板固定后，配合活血祛瘀洗药及软筋化坚洗药熏洗患肢。方法：将药物置于锅中加水煮沸，先用热气熏蒸肘部及上臂，待水温稍冷后用药水浸洗或塌渍患处，每日2次，每次约30分钟。

3. 功能锻炼及按摩

患儿复位后即可开始做握拳动作，2周后做纵轴耸肩活动。有少量骨痂生长时，可去除托板，做肘关节屈伸练习，并可配合郑氏舒活酊外搽，适当按摩患肢前臂、肘部，有中等量骨痂生长时增加肩、肘关节功能练习，直至恢复全部功能。

4. 辨证调护

复位固定后应注意检查其手部有无神经损伤症状，其表现为垂腕及第1、2掌骨背面皮肤感觉减退或消失。手法整复过程中，若出现前臂和手指剧烈的放射痛，表明有桡神经嵌夹在断端间，此时不宜继续复位，观察一下，必要时需切开进行探查。早期每3～5天X线摄片一次，了解骨位有无变化，根据骨位变化情况决定是否进行再次复位；夹板松动时应及时调整外固定。

第五节　肱骨髁上骨折

肱骨髁上骨折是指肱骨内外髁之上 2 cm 处发生的骨折，占肘部骨折的 60%～70%，好发于儿童，10 岁以内者占 90%，高发年龄段为 4～8 岁，峰值年龄 6 岁。骨折后的功能恢复、预后较好，但由于常常合并神经、血管损伤及肘内翻畸形等后遗症，故属于较严重的损伤，应予足够重视。

一、病因病机

肱骨髁上骨折多为间接暴力所致，如追逐跌倒、高处跌下，或不慎滑倒等。由于跌倒时的暴力方向不同，骨折类型也随之而异，可分为伸直型、屈曲型和旋转型，其中以伸直型居多，占 95%，旋转型次之。

二、诊断要点

（1）有手掌撑地或肘部着地外伤史。
（2）多发生于儿童。
（3）伤后肘部肿胀，肿甚者伴有张力性水疱，可伴有"靴形"畸形，肘后三角关系可正常，肱骨髁上环形压痛，可扪及骨擦感，纵向叩击痛阳性，肘关节主动活动功能丧失。
（4）注意检查有无神经、血管损伤，如出现垂腕征、桡动脉搏动减弱或消失、手指感觉异常等，必要时进行肌电图、彩超检查。
（5）X 线摄片可确定骨折类型和移位方向及程度。

三、分型

（一）按骨折移位程度分型

按骨折移位程度分型即 Gartland 分型（图 3-1）。
Ⅰ型：无移位骨折，骨折可有内侧柱或外侧柱的嵌插。
Ⅱ型：有移位骨折，但有部分骨皮质仍接触，骨折有旋转移位和成角畸形。

Ⅲ型：完全移位骨折，骨折远端和近端骨片之间完全分离。

Ⅳ型：伸直或屈曲移位，其前后、内外方向不稳定，手法整复时诊断。

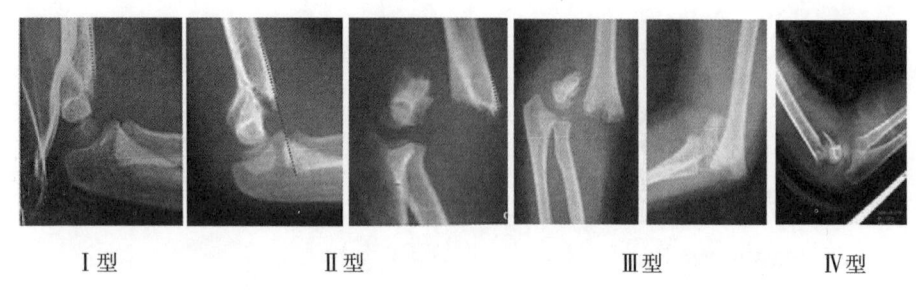

图 3-1　Gartland 分型

（二）按受伤机制和移位方向分型（四川省骨科医院采用方法）

1. 伸直型

伤肢肘部肿胀，呈"靴样"畸形，肱骨髁上环形压痛明显，可扪及骨擦感，纵叩痛阳性，肘关节主动活动功能丧失。X 线片显示骨折远端向后上方移位，折线多从前下方斜向后上方，可合并血管、神经损伤。亦可发生内、外移位和旋转移位，分成尺偏型或桡偏型，内旋型或外旋型（图 3-2）。

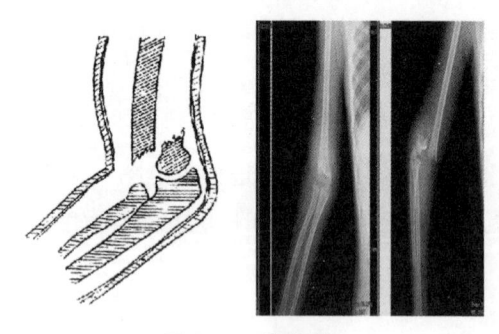

图 3-2　伸直型

2. 屈曲型

伤肢肘部肿胀，肱骨髁上环形压痛明显，可扪及骨擦感，纵叩痛阳性，肘关节主动活动功能丧失。X 线片显示骨折远端向前上方移位，折线多从后下方斜向前上方。亦可发生内、外移位和旋转移位，分成尺偏型或桡偏型，内旋型或外旋型（图 3-3）。

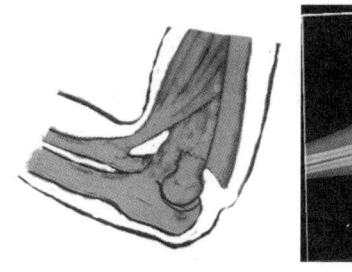

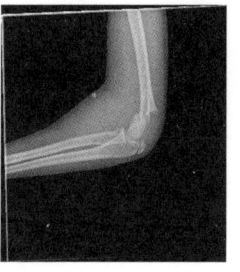

图 3-3　屈曲型

3. 旋转型

伤肢呈靴形或半圆形畸形，肘后三角发生异常。X 线片显示骨折远端向内或向外旋转移位。并常与其他类型移位同时并存（图 3-4）。

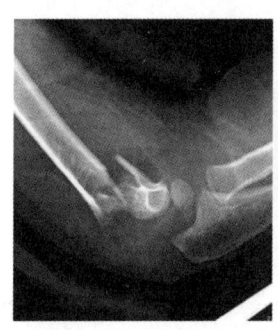

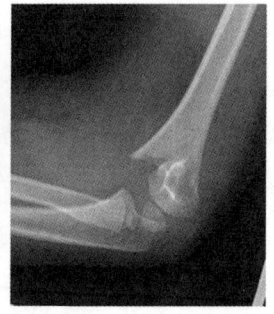

图 3-4　旋转型

肱骨髁上骨折分型见表 3-1。

表 3-1　肱骨髁上骨折分型表

分型名称	亚型名称	分型标准（以远端移位方向为依据）
伸直型	伸直尺（桡）偏型	向后并尺（桡）移位
	伸直尺（桡）外旋型	向后并尺（桡）外旋转移位
	伸直尺（桡）内旋型	向后并尺（桡）内旋转移位
屈曲型	屈曲尺（桡）偏移型	向前并尺（桡）偏移位
	屈曲尺（桡）外旋型	向后并尺（桡）外旋移位
	屈曲尺（桡）内旋型	向前并尺（桡）内旋移位
旋转型	外旋尺（桡）偏型	外旋并尺（桡）移位
	内旋尺（桡）偏型	内旋并尺（桡）移位

四、鉴别诊断

（一）肱骨经髁骨折

在儿童中多见，其受伤机制和并发症与肱骨髁上骨折完全相同，从X线片上可做出鉴别，其骨折线位于髁上骨折之下，并紧贴骨骺线上方，呈横形，骨折线位于关节内，属关节内骨折。

（二）肘关节脱位

儿童肘关节脱位极少见，幼儿肘部骨突标志不容易摸清楚，临床难以依靠肘后三角关系进行诊断，可参考发病年龄和移位方向来判断。肘关节脱位很少发生于学龄前儿童，偶发于学龄后儿童，如3岁以下的幼儿发生肘部伤痛、功能丧失，虽未见明显骨折线，仍要首先考虑肱骨髁上骨折或肱骨远端全骺分离；另外，肘关节脱位常见为外后侧脱位，而肱骨髁上骨折折端往往向内移位。

（三）肱骨远端全骨骺分离

本病是肱骨髁上骨折发生在幼儿发育阶段的一种特殊类型，其骨折线位置低，在骺线水平。远折端骨折块包括肱骨小头骨骺、滑车和内、外上髁4个骨骺一起与肱骨干分离，向后、向内移位，而外髁骨骺与桡骨近端始终保持对应关系。

（四）肱骨外髁骨折

本病由于前臂伸肌总腱的牵拉，骨折块多有旋转和翻转移位，肱桡关系发生改变，而肱尺关系正常，其压痛和肿胀也多局限于肘关节外侧；而肱骨髁上骨折中外髁骨骺无旋转移位，且尺桡骨往往伴随外髁骨折，肱桡关节对应关系正常，肘横纹上方环形压痛、肿胀较为明显。

（五）肱骨内髁骨折

本病是骨折后尺骨上端随滑车向内后方移位，桡骨也随尺骨移位，可伴随肱桡关系发生改变，多在肘内侧见皮下瘀斑，压痛也局限于尺侧副韧带周围。

（六）肱骨髁间骨折

本病儿童甚少见，通过 X 线检查易诊断，其骨折线波及关节面，由于骨折块分离，关节面破坏，预后较差，属关节内骨折，必要时可做 CT 检查，以明确关节面的受损程度。

五、治疗

（一）非手术治疗

1. 手法复位术

1）手法复位时机：肱骨髁上骨折如不伴有神经、血管损伤，应争取在伤后 6～8 小时复位，越早越好，若超过 24 小时，肿胀明显，需待肿胀高峰期过 1～2 天进行延期复位，伴有张力性水疱、肿胀剧烈者，可先行尺骨鹰嘴牵引，2～3 天再行复位。超过半个月骨折移位明显者，须在麻醉下折骨后再行尺骨鹰嘴牵引及手法复位术。

2）手法复位操作步骤（以伸直尺偏外旋型为例）

（1）麻醉：可选择腋路神经阻滞麻醉或臂丛神经阻滞麻醉。麻醉显效后即可进行手法复位。

（2）体位：患儿由家长正抱坐位，肩关节外展约 40°。

（3）操作步骤

第一步：摸捏心会，术者轻柔摸捏患肢及骨折处，在 X 线检查的基础上进一步认识患儿骨折情况及骨骼质地，做到心明手巧，心手相应。

第二步：拔伸牵引，矫正重叠嵌插移位。甲助手双手握患儿伤肢上臂上段，乙助手握患儿伤肢前臂行中立位牵引，同时甲助手向外旋骨干，乙助手内旋前臂，牵引 2～3 分钟。

第三步：旋转回绕，矫正旋转移位。术者用双手拇指扣住肱骨远端内外髁，将远折端逆旋转移位方向回绕至正常解剖位。

第四步：推拉捏合，矫正侧方移位。甲、乙助手在持续牵引状态下，术者双手拇指推远折端内侧向外，余四指拉近折端向内，远端助手顺势外翻位牵引，从而矫正尺移、尺偏。

第五步：扳顶拉挂，矫正前后移位。纠正侧方移位之后，术者随即将双手拇指移至内外髁后侧，推远折端向前，余四指抱骨干，拉近折端向后。术者用推拉法的同时，乙助手同时屈曲患儿肘关节，以纠正后移位及恢复前倾角。

（4）注意事项：手法复位强调因势利导，逆受伤机制整复骨位，操作应准确；拔伸牵引要充分，远近两端助手要配合，手法力道轻柔、快慢适宜，强调牵拉要缓慢渐进，复位要迅捷，力求一次到位；屈肘时切忌过度前提，避免造成前移位。

屈曲尺偏外旋型骨折复位方法，除矫正前后移位与伸直型的手法、着力点方向相反外，其余手法同伸直型。

2. 外固定术

复位后伤肢上臂以薄棉垫包裹，4块柳木塑形肱骨髁上夹板的内侧板远端放置梯形垫，外侧板中份放置塔形垫，后侧板远端放置顺梯形垫并以胶带固定，前、后、左、右均匀放置夹板后以3根束带捆扎，再以钢丝托板固定伤肢于屈肘90°、前臂旋前位（注：桡偏型固定于屈肘90°、前臂旋后位），见图3-5。

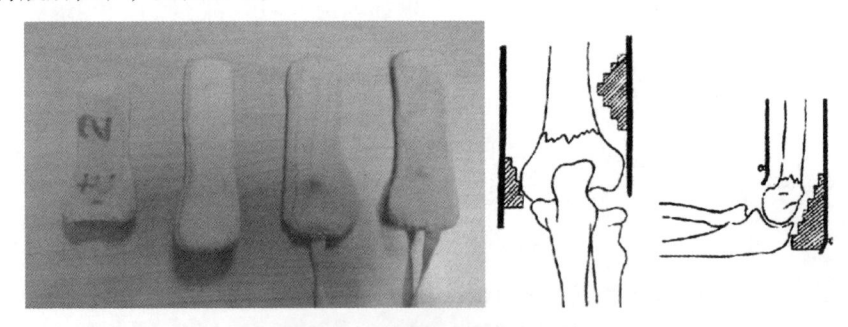

图 3-5　肱骨髁上骨折外固定

3. 尺骨鹰嘴骨牵引术

1）尺骨鹰嘴克氏针骨牵引操作方法：适用于4岁以上肱骨髁上骨折患儿。患儿仰卧，肩外展90°、屈肘90°、前臂中立位，暴露出尺骨嵴，常规消毒后，以尺骨鹰嘴尖下1.5 cm、向前内1 cm处为进针点，以对侧接近水平位置处为出针点，2%利多卡因局麻生效后，由内向外穿入直径为1.5～2.0 mm的克氏针一枚。尺偏型骨折进针点稍靠前，出针点略靠后；如有外旋移位时，外侧出针点略低于内侧；有内旋移位时，外侧出针点略高于内侧。穿针完毕，针眼以消毒敷料包扎，连接牵引弓、牵引绳，并将伤肢置于上肢多功能牵引固定器上，固定于肩外展 90°、屈肘 90° 位，维持牵引重量为 1～2 kg；前臂以泡沫带固定。牵引 2～3 天，待肿胀减轻，根据床旁拍片结果对残余移位行手法复位术、夹板固定术，并根据骨位调整牵引力线和重量，持续牵引时间 2～3 周（图 3-6）。

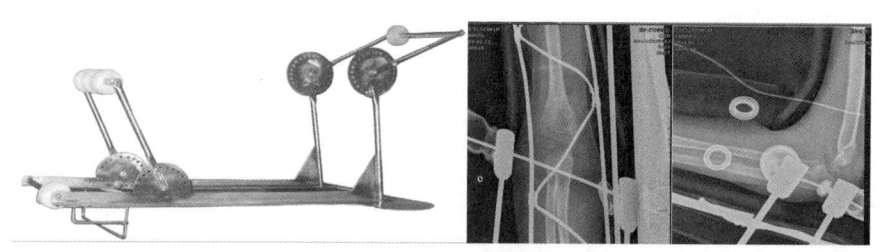

图 3-6　尺骨鹰嘴骨牵引术

2）牵引注意事项

（1）行骨牵引时，应严格消毒，术后应保持牵引针眼处清洁干燥，若针眼周围皮肤发红，应及时更换，防止针道感染。

（2）操作时注意穿针点的正确选择、操作动作轻柔，随时查问患儿手指末端的感觉及活动情况，如有小指发麻时，控制进针角度，注意勿损伤尺神经，若出现迟发性损伤，应及早取针。

（3）经常检查牵引效果、牵引力线方向是否正确。

（二）手术治疗

1. 适应证

（1）严重开放性骨折，合并神经、血管损伤者。

（2）陈旧性骨折影响肘关节功能及肘内翻畸形严重者。

2. 手术方法

1）闭合复位经皮穿针内固定术（微创手术已是目前最常用的治疗方式）：此法损伤小，但要求术者复位手法好，技术熟练，术中注意勿损伤尺神经。适宜骨折复位不稳定的较大儿童。对于明显的力线不良作为急诊临时复位，确定性治疗应在 24 小时内进行。

方法：（以伸直尺偏型为例）患儿仰卧位，在臂丛神经阻滞麻醉下，一助手握患肢上臂，另一助手握患肢前臂下段及腕部。常规消毒铺巾，令两助手先将患肢肩外展 30°、前臂中立位做对抗牵引，术者无菌操作下先整复旋转移位，再矫正尺侧移位、尺侧嵌插及后移、向前成角，注意充分矫正尺侧嵌插及倾斜，尽力造成桡偏及桡侧嵌插并维持固定于肘关节屈曲 90°、前臂旋前位，C 臂 X 线透视见骨位好。维持目前体位下，术者选用直径为 1.5～2 mm 的克氏针，用骨钻将克氏针由肱骨小头外后缘经皮刺入，直达骨膜下，向内上 45°、向前 5°～10° 的方向缓慢钻入，钉尖穿至对侧骨皮质下。可再次行 C 臂 X 线透视观察骨位，如骨位良好，可将第二枚及第三枚克氏针沿其内或外 1 cm 处按上述方向插入。针尾剪短后折弯留于皮外，无菌敷料包扎后以钢丝托板固定于屈肘 90° 位。若术中发现骨折不稳定，可另从肱骨内上髁处斜向外上方 40°～60° 穿入同样克氏针一枚以增加稳定性，注意避开尺神经。常规克氏针内固定数量为，肱骨远端外侧两枚配合肱骨远端内侧一枚，呈交叉扇形分布置针稳定性最佳（图 3-7）。

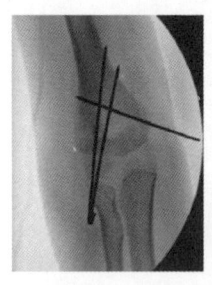

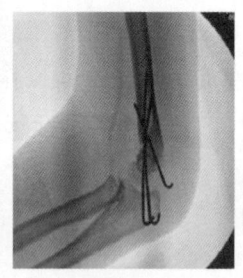

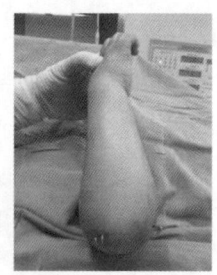

图 3-7 闭合复位钢针内固定

2）切开复位内固定术：陈旧性骨折或需同时探查神经、血管时采用此方法。选用克氏针交叉固定（图 3-8）。

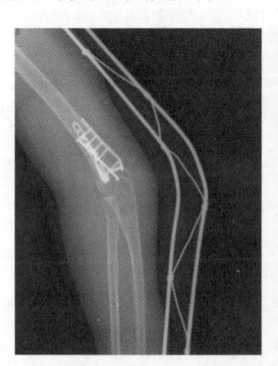

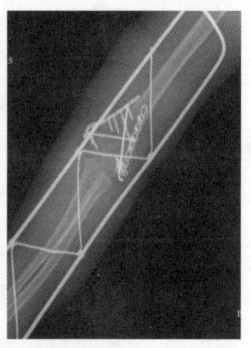

图 3-8 切开复位钢针内固定

3）尺神经损伤：经皮穿针固定后短暂性或永久性神经损伤非常少见，通常能自行恢复。

4）术后处理：上肢石膏托或钢丝托外固定制动保护3周。麻醉失效后，仔细检查桡神经、尺神经和正中神经功能。术后可预防使用抗生素1～2天。术后3～4周拆除石膏托，进行间歇性的肘关节主动屈伸活动训练和手部握拳训练，但应注意避免被动活动和强力手法活动肘关节，6～8周拔除克氏针。

（三）药物及非药物治疗

1. 中药内治法

同锁骨骨折。

2. 中药外治法

同肱骨干骨折。

3. 功能锻炼及按摩

（1）患儿复位后即可开始做握拳动作及腕关节的屈伸活动。4周后若已有少量骨痂生长时，可去除托板，做肘关节屈伸练习，并可配合郑氏舒活酊外搽，适当按摩伤肢前臂、肘部；有中等量骨痂生长时逐渐增加锻炼强度，直至恢复全部功能。全过程严禁强力扳拉患肘。医生要对家长进行指导，对患儿耐心劝导，使患儿能"早动、渐动、会动"，这是有效恢复肘关节功能的重要方法。

（2）早期宜在手指、手腕处给予轻柔的抚摸或推压消肿。中后期骨折稳定，取固定之后，一边配合熏洗，一边进行按摩，并可轻度活动肘关节，按摩以肘关节为中心，上下周围进行揉、提、抖动、摇晃手法，各期按摩，均以轻揉"不痛"为宜，"疼痛"为忌。

4. 辨证调护

（1）注意复位术前和术后的肢端血运情况、桡动脉搏动情况、手指及腕关节的感觉和活动情况等，因患儿哭闹、怕痛，不宜配合，必须密切观察。

（2）外固定时间为3～4周，肘关节过长时间的固定会影响功能恢复。

（3）肘部血运丰富，关节娇嫩，不宜多次强力复位、扳拉，以防止骨化性肌炎的发生。

（4）患儿早期积瘀化热，属阳亢之体，故饮食宜清淡，多食牛奶和豆浆类食物。

（5）由于惧痛，患儿多不愿练功，因此，指导患儿功能练习，鼓励其克服困难是护理的重要内容。

（6）针对肱骨远端尺侧嵌插的患儿，为预防肘内翻畸形，后期可使用肘部支具预防肘内翻畸形（图3-9）。

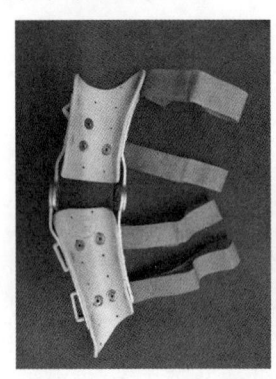

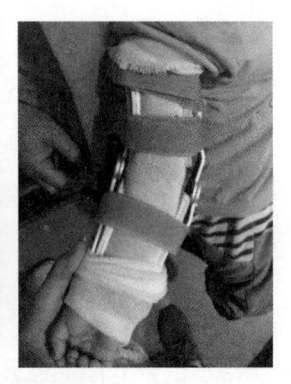

图3-9　肘部支具

（四）并发症

1. 神经损伤

文献报道，3%～22%肱骨髁上骨折发生神经损伤，通常为神经失用。尺神经、桡神经、正中神经和骨间前神经均可能受到损伤，也可合并损伤。神经功能常可完全恢复，然而需要几个月恢复时间。部分学者建议如果神经在3～6个月无法完全恢复，应考虑可能有神经卡在骨痂中，则需要手术探查。

2. 肱动脉损伤

发病率约占10%，往往骨折一经复位，血液循环也恢复正常。

3. 张力性水疱、骨筋膜室综合征

肱骨髁上骨折手法整复后避免早期夹板钢丝托外固定及石膏外固定过紧，造成严重后果（图3-10）。

张力性水疱　　　　　骨筋膜室综合征　　　　Volkmann 挛缩

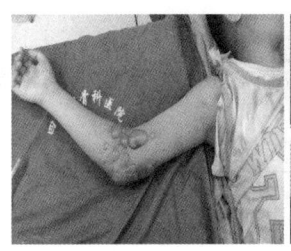

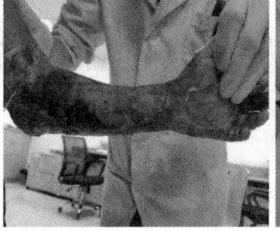

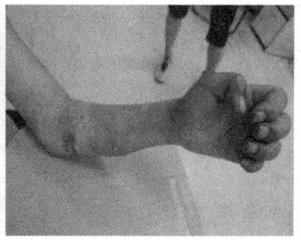

图 3-10　肱骨髁上骨折并发症

第六节　肱骨远端全骺分离

初生婴儿的肱骨远端系由软骨组成，其后随年龄的增长而逐渐出现骨化中心，与干骺端之间为骺软骨板，在结构上较为薄弱，故幼儿时偶因外伤引起骨骺分离。肱骨远端全骺分离是一种不常见的肘部损伤，它的临床特点与肱骨髁上骨折相似，但由于其发生年龄较小、部位特殊，幼儿肘部骨骺多未骨化，骨折线不能在 X 线片上直接显影，使其漏诊、误诊率较高，从而容易出现不良后果。

一、病因病机

肱骨远端全骺分离多是由间接暴力造成，常见为伸直尺偏型损伤。多为跌倒致伤，患臂伸展位撑地，同时躯干向患侧旋转，肘关节过伸，身体重心落于患臂，致使肘部承受一强烈的内旋（实际是上臂外旋）、内翻与过伸应力。

在新生儿和婴幼儿中，旋转剪力是致伤原因，多见于难产和虐待伤。在 5～7 岁年龄组，常常是间接暴力所致。偶尔有跌倒后肘关节屈曲着地，在直接暴力下撞击鹰嘴再推向肱骨髁部造成屈曲型损伤，此型损伤多发生于较大儿童，可能与骺板方向改变有关。

二、诊断要点

1）发生在新生儿至 7 岁，绝大部分在两岁半以前。

2）有明确外伤史。

3）伤后肘部环形压痛、肿胀、活动障碍，肘后三角关系正常，可扪及骨擦感。

4）X 线摄片检查或可明确诊断及类型，但易与肘关节脱位相混淆。其 X 线片特点如下（图 3-11）：

（1）肱桡关节正常：肘正位及侧位片均显示桡骨纵轴通过肱骨小头。

（2）尺桡关系不变：即上尺桡关节维持正常关系。

（3）肱骨与尺桡骨排列失常：往往是尺桡骨带一内侧干骺端骨折片或肱骨小头骨化中心移向后内上方。如肱骨小头骨化中心尚未出现，用造影显示肱骨远端与尺桡骨的关系即可诊断。

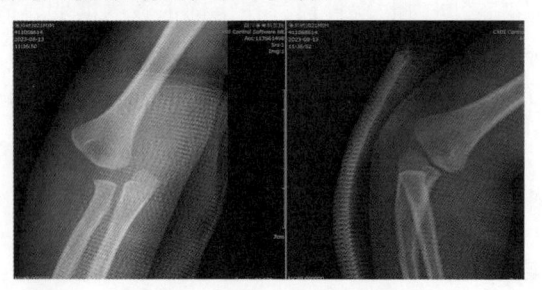

图 3-11 肱骨远端全骺分离

三、分型

（一）根据受伤机制及骨骺移位的方向分型

（1）伸直型：又分为伸展尺偏型、伸展桡偏型。

（2）屈曲型。

（二）根据 X 线表现和外髁骨骺化骨的程度分型

Ⅰ型：新生儿和小婴儿（小于 9 个月）外髁骨骺二次骨化中心未出现，骨折是 Salter-Harris Ⅰ型，无干骺端骨块。

Ⅱ型：外髁骨骺二次骨化中心已经出现，多见于 7 月至 3 岁，多属

Salter-Harris Ⅰ型，部分属 Salter-Harris Ⅱ型，合并一薄干骺端骨块。

Ⅲ型：外髁骨骺二次骨化中心发育良好，可见较大的干骺端骨块，属 Salter-Harris Ⅱ型，多发生于3～7岁，骨折大多数为伸直尺偏型。

四、鉴别诊断

（一）肘关节脱位

如肱骨外髁未骨化，X线片表现与全骺分离鉴别困难。发病年龄与移位方向可作参考。肘关节脱位很少发生于学龄前儿童，偶尔发生于学龄后儿童，而肱骨远端全骺分离则多见于3岁以下的幼儿。肘关节脱位常见为向后上方脱位，而肱骨远端全骺分离远折端往往向内、后方移位。根据整复过程中的"手感"有助于鉴别诊断。肱骨外髁骨化后，其X线片可作为诊断依据。

（二）肱骨外髁骨折

肱骨外髁骨折后由于前臂伸肌总腱的牵拉，骨折块多有旋转和翻转移位，压痛局限于关节外侧，有时可触到外髁异常活动。肱骨小头骨骺与桡骨干的关系发生改变，而肱骨远端全骺分离中外髁骨骺无旋转移位，且尺桡骨往往随同外髁骨骺一同移位。

（三）肱骨外髁骨折合并肘关节脱位

肱骨外髁骨折合并肘关节脱位极少见，偶见于学龄后的儿童。临床表现兼有外髁骨折与肘关节脱位的特征。如肱骨外髁与桡骨近端对位关系存在，多为肱骨远端全骺分离。

（四）肱骨髁上骨折

依据X线片两者不难鉴别。仅当骨折线位置太低、干骺端骨折片范围太小时两者才会混淆。此时，应结合复位后的X线片所见做出诊断。

五、治疗

（一）固定方法

以闭合复位、克氏针内固定为主，复位及固定方法基本上与肱骨髁上骨折相同。在手法牵引下，先整复侧方移位，后整复前后移位，屈肘 60°～90°位固定 3～4 周。单纯夹板外固定易发生骨折移位而继发肘内翻畸形，临床上常采用局部夹板固定辅以牵引治疗，效果较好。开放性骨折在清创后，可用较细克氏针固定。陈旧性骨折一般不宜反复试行手法复位，待骨折愈合，可行切开复位克氏针内固定术，或待发育成熟、有继发畸形后做截骨矫形手术。目前推荐术中在 C 臂 X 线透视下闭合复位克氏针内固定治疗。

（二）药物及非药物治疗

1. 中药内治法

同锁骨骨折。

2. 中药外治法

同肱骨干骨折。

3. 功能锻炼及按摩

（1）患儿复位后即可开始做握拳动作及腕关节的屈伸活动。4 周后若已有少量骨痂生长时，可去除托板，做肘关节屈伸练习，并可配合郑氏舒活酊外搽，适当按摩伤肢前臂、肘部；有中等量骨痂生长时逐渐增加锻炼强度，直至恢复全部功能。但全过程严禁强力扳拉患肘。医生要对家长进行指导，对患儿耐心劝导，使患儿能"早动、渐动、会动"，是有效恢复肘关节功能的重要方法。

（2）早期宜给予手指、手腕轻柔的抚摸或推压消肿。中后期骨折稳定，去除固定之后，一边配合熏洗，一边进行按摩，并可轻度活动肘关节。按摩以肘关节为中心，上下周围进行揉、提、抖动、摇晃手法，各期按摩，均以轻揉"不痛"为宜，"疼痛"为忌。

4. 辨证调护

（1）注意复位术前和术后的肢端血运情况、桡动脉搏动情况、手指及腕关节的感觉和活动情况等，因患儿哭闹、怕痛，不易配合，必须密切观察。

（2）外固定时间为 3～4 周，肘关节过长时间的固定会影响功能恢复。

（3）肘部血运丰富，关节娇嫩，不宜多次强力复位、扳拉，以防止骨化性肌炎的发生。

第七节 尺骨鹰嘴骨折

尺骨鹰嘴位于尺骨上端，为肱三头肌及关节囊的附着部。尺骨鹰嘴位于皮下，易遭受直接创伤。尺骨鹰嘴骨折常发生于成年人，儿童较少见。

一、病因病机

直接暴力和间接暴力均可造成尺骨鹰嘴骨折，以间接暴力多见。

（一）间接暴力

摔倒时肘关节半屈位、手掌撑地致伤，由下而上的暴力和由上而下的重力交汇于鹰嘴部，同时肱三头肌猛力收缩将尺骨鹰嘴撕脱。此种类型骨折，骨折线多为横形，骨折块被肱三头肌牵拉向上移位。肱三头肌止点延伸到尺骨干骺端，可以保护骨骺及骺板。

（二）直接暴力

跌倒时肘关节屈曲位、肘后部触地致伤，暴力直接撞击尺骨鹰嘴发生骨折，骨折块多呈粉碎性，移位不大。若致尺骨鹰嘴骨折的暴力过大时，可伴发肘关节前脱位。

二、诊断要点

（1）有明显的外伤史。

（2）尺骨鹰嘴位于皮下，骨折后体征明显。局部疼痛、肿胀、压痛，并可触及移位的骨块及折端间凹陷。当关节内积血时，尺骨鹰嘴两侧凹陷隆起，肘关节功能障碍。

（3）X 线检查可明确诊断。

三、分型

（一）Ⅰ型

Ⅰ型骨折无移位。

（二）Ⅱ型

Ⅱ型骨折有移位，又分为撕脱性骨折、横断性骨折、粉碎性骨折、骨折—脱位型。

四、治疗

（一）非手术治疗

1. 无移位骨折

可局部外敷新伤止痛软膏，用钢托固定患肢于肘微屈位2～3周。

2. 轻度移位骨折

应予手法整复。在臂丛神经阻滞麻醉下，术者一手握患肢前臂，使肘微屈，另一手拇、示两指卡住尺骨鹰嘴骨折块向下推挤，同时伸肘，使其复位。复位后，保持伸肘位钢托固定1～2周，再改为肘微屈位固定1～2周。

（二）手术治疗

对完全性移位的横形或短斜形骨折应采用切开复位张力带内固定术。如骨折为有移位的粉碎性骨折，则采用钢板及张力带联合内固定方式，钢板可维持骨折端的长度，根据术中骨折端粉碎情况，可能需要于断端植骨。通过尺骨鹰嘴加压固定，可加速尺骨鹰嘴骨突与干骺端的融合，从而引起骺板提前闭合，但因一般患儿发生此类骨折时尺骨鹰嘴骨骺的骨化中心已发育良好，不会涉及尺骨鹰嘴骺板的纵向生长，所以这并不会导致尺骨鹰嘴的短缩（图3-12）。

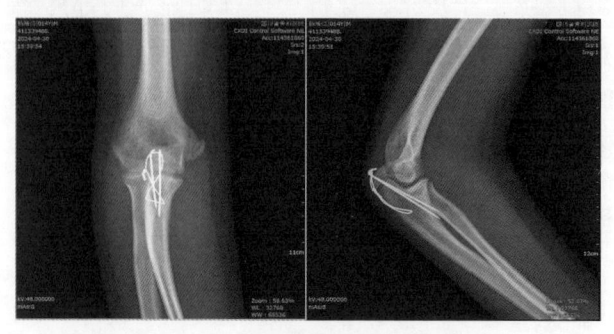

图3-12 尺骨鹰嘴骨折内固定术后

（三）药物及非药物治疗

1. 中药内治法

同锁骨骨折。

2. 中药外治法

同肱骨干骨折。

3. 功能锻炼及按摩

功能锻炼及按摩复位后患儿即可开始做握拳练习以利消肿，1周后可扶住伤肢做肩关节抬举活动。去除托板后可逐渐开始做肘关节屈伸练习，以不加重损伤及引起骨折移位为前提，并可配合郑氏舒活酊外搽，适当按摩伤肢前臂、上臂，有中等量骨痂生长时逐渐增加锻炼强度，直至恢复全部功能。

4. 辨证调护

（1）手法复位外固定治疗患儿时应注意观察肢端血运情况，并避免尺骨鹰嘴部出现压力性损伤。

（2）功能锻炼时不宜反复扳扯患肘，以防止骨化性肌炎的发生。

第八节　肱骨外髁骨折

肱骨外髁骨折是第二常见的儿童肱骨远端骨折，仅次于儿童肱骨髁上骨折，约占儿童肱骨远端骨折的17%，好发年龄为2～8岁，平均年龄6岁。骨折可累及肱骨外髁、肱骨外上髁、肱骨小头骨骺，当骨折累及滑车骨骺大部时，可伴有肘关节脱位，通常不伴有血管神经损伤。肱骨外髁为前臂伸肌总腱的止点，手部活动所致的肌肉收缩可反复牵拉远折端，导致骨折不稳定，容易出现骨折移位，治疗不当可导致骨折不愈合、畸形愈合、肱骨远端骨骺缺血坏死、生长障碍、肘内外翻畸形、迟发性尺神经炎等。

一、病因病机

目前，儿童肱骨外髁骨折有两种损伤机制：撕脱损伤和撞击损伤。撕脱损伤发生时前臂内收、肘部伸展、前臂旋后。撞击损伤为跌倒时肘关节在半屈或伸直外展位手掌着地，暴力经前臂传至肘外侧，桡骨头冲击肱骨小头致肱骨外髁骨折，并向外、后、上方移位；同时，前臂伸肌及旋后肌的急剧收缩，使骨折块发生翻转。

二、诊断要点

（1）有明确外伤史。

（2）肘关节外侧肿胀，可扩展至前臂上段桡侧。肘外侧局部压痛，可扪及移位的骨折块及骨擦感。骨折块有明显移位时，肘后三角关系异常。

（3）影像学检查：通常仅需拍摄肘关节正位、侧位 X 线片来评估儿童肱骨外髁骨折。在正位 X 线片上，可见肱骨远端外侧干骺端骨折线，大部分儿童肱骨外髁骨折的骨折线位于肱骨小头骨化核的内侧，少部分骨折线经过肱骨小头骨化核。对于无移位骨折，在 X 线片上肱骨外髁干骺端处仅有一骨折线显示；轻度移位骨折，在 X 线片上可见肱骨小头骨化核及干骺端骨片外移；旋转移位骨折，在 X 线片上除可见肱骨小头骨化核外移，还可见干骺端骨折片位于骨化中心外侧或下面。内旋斜位 X 线片为应力位片，此情况下骨折移位最大。当骨折移位不明显时，可拍应力位 X 线片了解骨折稳定性，还可通过肘关节 MRI 检查观察骨折线是否延伸到关节软骨面，从而进一步评估骨折的稳定性，指导制定治疗方案。

三、分型/分期

目前，儿童肱骨外髁骨折常用的分型或分期主要有四种：Jakob 分型、Milch 分型、SKS 分期、Weiss 分型。其中，前两种分型最为常用。

（一）Jakob 分型

Ⅰ型：骨折无明显移位，关节软骨面完整，骨折稳定。

Ⅱ型：关节软骨面完全断裂，属潜在不稳定骨折，发生移位、骨折不愈合风险较高。

Ⅲ型：完全骨折、翻转移位。

（二）Milch 分型

Ⅰ型：骨折线累及肱骨小头骨化核。

Ⅱ型：骨折线经肱骨小头骨化核内侧延伸至肱骨滑车骨骺。

（三）SKS 分期

Ⅰ期：骨折线局限于干骺端内，骨折移位≤2 mm，骨折稳定。

Ⅱ期：骨折线延伸至骨骺内，关节软骨面完整，存在外侧楔形间隙，骨折移位≤2 mm，骨折稳定。

Ⅲ期：骨折线延伸至关节软骨面，骨折端存在平行间隙，骨折移下≤2 mm，骨折不稳定。

Ⅳ期：骨折移位＞2 mm，骨折不稳定。

Ⅴ期：骨折移位＞2 mm 伴旋转移位，骨折不稳定。

（四）Weiss 分型

Ⅰ型：骨折移位＜2 mm。

Ⅱ型：骨折移位＞2 mm，但关节软骨面完整。

Ⅲ型：骨折移位＞2 mm，关节软骨面断裂。

根据关节软骨面连续性情况及骨折移位程度，有助于判断骨折稳定性及移位风险，对治疗方法的选择具有重要指导意义。

四、治疗

（一）非手术治疗

对于 Jakob Ⅰ型，SKS Ⅰ、Ⅱ期，Weiss Ⅰ、Ⅱ型儿童肱骨外髁骨折，因其肱骨远端软骨关节面完整、骨折移位＜2 mm，骨折相对较稳定，可行非手术治疗。可予托板外固定维持骨位，每 3～5 天定期复查 X 线片，3～4 周根据情况解除固定，在固定的过程中一旦发现骨折移位，应转入手术治疗。

（二）手术治疗

对于 Jakob Ⅱ、Ⅲ型，SKS Ⅲ、Ⅳ、Ⅴ期，Weiss Ⅲ型儿童肱骨外髁骨折，骨折移位＞2 mm，软骨关节面断裂，属于不稳定骨折，后期移位风险大。此类骨折属于关节内骨骺骨折，对骨折对位要求较高，因此，对于移位＞2 mm 的不稳定儿童肱骨外髁骨折通常采取切开复位内固定治疗，以确保骨骺、关节面的解剖复位。

切开复位内固定可采取肱骨远端外侧直切口显露骨折端，常有一个肱桡肌腱膜的破口直接通向骨折处。应特别注意避免损伤韧带的后侧部分，这是肱骨外髁骨骺的唯一血液供应入口。复位以骨折线在关节面的前方对位情况来判断，一般可在直视下判断或用手指触摸是否平整。固定可用两枚克氏针经骨骺或干骺端贯穿近折端内侧骨皮质，如远端干骺端足够大，也可以使用加压螺钉在远折端的干骺端固定以加强固定效果。术后在肘关节屈曲 70°～90° 位上使用钢丝托板或长臂石膏后托外固定 2 周，然后开始肘关节主动活动锻炼。

目前，对于骨折移位在 2～4 mm 的儿童肱骨外髁骨折，推荐首先尝试闭合复位经皮穿针固定，若闭合复位失败则转为切开复位内固定。相较于切开复位，闭合复位的优点包括：更少的软组织剥离，对骨折块血运损伤风险低，避免开放切口和后期瘢痕形成。近年来，作者采取闭合复位经皮克氏针固定治疗翻转移位的儿童肱骨外髁骨折，取得了约 75% 的闭合复位成功率，临床疗效满意。

（三）药物及非药物治疗

1. 中药内治法

同锁骨骨折。

2. 中药外治法

同肱骨干骨折。

3. 功能锻炼及按摩

患儿复位后或术后早期即可开始做握拳练习以利消肿，非手术治疗者禁止做腕关节的屈伸活动。1 周后可扶住伤肢做肩关节抬举活动。去除托板后可逐渐开始做肘关节屈伸练习，以不加重损伤及引起骨折移位为前提，并可配合郑氏舒活酊外搽，适当按摩伤肢前臂、上臂，有中等量骨痂形成时逐渐增加锻炼强度，直至恢复全部功能。

4. 辨证调护

（1）移位性骨折应遵循早做踝足关节功能锻炼、晚负重的原则，防止负重过早加重塌陷。

（2）高处跌伤者在初诊时应常规检查胸腰部脊柱，防止遗漏并发的脊柱压缩性骨折。

第九节　肱骨内上髁骨折

肱骨内上髁骨折是一种较常见的肘部损伤，仅次于肱骨髁上骨折和肱骨外髁骨折，单纯的肱骨内上髁骨折成人少见，多见于青少年，男孩的发生率更高，男女比例约为 4∶1。肱骨内上髁骨折经常伴发肘关节脱位。

一、病因病机

跌倒时肘伸直外展位、手掌触地致伤，此时受到的肘外翻应力，使前臂屈肌及肘尺侧副韧带受到强力牵拉，将肱骨内上髁撕脱，此为最常见病因。肱骨内上髁骨折也可因内上髁后方受到直接暴力造成，这时肱骨内上髁骨折块通常为粉碎性的。

二、诊断要点

（1）有明显外伤史。
（2）肘内侧疼痛、肿胀及皮下瘀斑较明显。
（3）肱骨内上髁处压痛明显。
（4）前臂抗阻旋前、屈腕试验阳性。
（5）X线检查。如果为无移位骨折，在X线片上只显示肱骨内上髁的骺板线增宽或不规则。当骨折块嵌入关节内，通常被肱骨远端与尺骨近端的重叠所掩盖，在肱骨远端内侧的正常位置将看不到肱骨内上髁。在伴有肘关节脱位的骨折时，关节囊发生撕裂并有关节腔积血。对轻度移位的肱骨内上髁骨折伴有肘关节血肿者，或伴有干骺端骨片，必须进一步检查（MRI等）排除累及内髁骨骺的关节内骨折。

三、分型

临床上根据骨折块和分离骨骺的移位程度分为四型。

Ⅰ型：骨折块无移位。X线片表现为骨裂，或移位在 2 mm 以内。临床上只见内上髁部位有肿胀、压痛，通常没有骨擦感及异常活动。在X线片上显示骺板线的边缘光滑并且完整。

Ⅱ型：骨折块移位明显，大于 2 mm，可触及骨折块的异常活动，因为骨折块移位较大，通常没有骨擦感。

Ⅲ型：骨折块旋转移位。由于关节腔的负压作用，将骨折块吸入肱尺关节内，嵌夹于肱骨滑车和尺骨半月切迹之间，但不伴有肘关节脱位。

Ⅳ型：骨折块向下、向前旋转移位，骨折面朝向肱骨滑车，肘尺侧关节囊撕裂，伴有肘关节脱位。此型多伴有不同程度的尺神经牵拉伤。

四、治疗

无论是保守治疗还是手术治疗，其治疗目的都是为了获得骨折的愈合、恢复肘关节的稳定性，最终促进肘关节功能的恢复。

（一）非手术治疗

对无移位或轻微移位骨折，可局部外敷新伤止痛软膏，钢丝托板或长臂石膏后托固定于肘关节屈曲 90°、前臂旋前、屈腕位 3～4 周。

对Ⅲ型或Ⅳ型骨折块嵌入关节间隙者，在急性阶段可试行手法整复，将骨折片从关节间隙中解脱出来。在麻醉下，两助手分别握住上臂和腕部做对抗牵引，在牵引中逐渐将前臂旋后、外展、腕桡偏、背伸，使前臂屈肌受到牵拉。此时，术者双手分别于肘外侧及前臂内侧做对向推扳，以加大肘尺侧间隙，由于屈肌的牵拉，将嵌夹于肱尺关节内侧的骨折块解脱出来。

如复位后，关节对应关系良好，肱骨内上髁骨折块移位小于 5 mm，行 MRI 检查后未见明显肘关节不稳及合并韧带损伤（参考肘关节脱位节），予以钢丝托板固定于上述体位 4～5 周。后期骨折愈合可能为纤维愈合，虽然肘关节功能无明显受限，但是纤维愈合可留有终身症状。因此作者主张存在明显移位的肱骨内上髁骨折应行切开复位，采用克氏针或空心螺钉固定。

（二）手术治疗

骨折块嵌入关节腔内不能解锁是绝对的手术指征，相对指征包括尺神经损伤、肘关节不稳定等。可使用两枚克氏针内固定，因为这种骨折的患儿内上髁发育比较成熟，也允许使用螺丝钉固定。术中应注意保护尺神经，如有尺神经损伤，可探查并行尺神经前置。

（三）药物及非药物治疗

1. 中药内治法

同锁骨骨折。

2. 中药外治法

同肱骨干骨折。

3. 功能锻炼及按摩

患儿复位后即可开始做握拳练习以利消肿，禁止做腕关节的屈伸活动。解除固定后可逐渐开始做肘关节的屈伸运动，以不加重损伤及引起骨折移位为前提，并可配合郑氏舒活酊外搽，适当按摩伤肢前臂、上臂，有中量骨痂生长时逐渐增加锻炼强度，直至恢复全部功能。

4. 辨证调护

（1）手法复位外固定治疗患儿时应注意观察肢端血运情况。

（2）功能锻炼时不宜反复扳扯患肘，以防止骨化性肌炎的发生。

第十节　肘关节脱位

肘关节脱位表现为累及肱桡关节、肱尺关节、桡尺近侧关节这三个独立关节的一系列损伤；儿童肘关节脱位不常见，Blount认为，其发生率占肘部骨折与脱位的6%，但由肘关节脱位机制造成的肘关节周围的损伤却并不少见。儿童肘关节脱位的发生高峰在生命的第二个十年，通常在13～14岁，这个时候骨骺开始闭合。肘关节脱位发生占比最高者（44.5%）与体育运动有关，如男性常参与的足球/橄榄球、摔跤和篮球运动，女性常参与的体操和滑冰运动。这一年龄段大约60%的肱骨内上髁骨折与肘关节脱位有关。肘关节脱位根据上尺桡关节和肱骨的位置关系分为：向后、向前、向内、向外。后脱位还可以细分为后外侧脱位和后内侧脱位。本节主要介绍肘关节后外侧脱位。

一、病因病机

肘关节脱位应考虑脱位的方向和可能伴发的合并损伤。肘关节脱位最重要的损伤机制是 O' Driscoll 等提出的后外侧旋转损伤机制，即跌倒时手撑地，肘关节呈略屈曲位，肘关节同时承受轴向、外翻和旋后的应力（手臂施加轴向载荷时，肘关节承受外翻应力，肱骨远端内旋，对抗固定在地面上的前臂。这导致前臂相对于肱骨的相对旋后），自外而内依次损伤肘关节周围关节囊、韧带环形稳定结构（肘关节承受轴向、外翻、旋后应力，以旋转方式损伤外侧副韧带复合体。随着移位加大，组织破坏由前方到后方围绕肘关节进展到内侧，导致肱骨内上髁撕脱骨折等），最终导致肘关节后外侧脱位。

在后内侧脱位中，有肘关节外侧副韧带撕裂或肱骨外上髁撕脱骨折可能；肘关节前脱位在小儿很少见，多发生在直接暴力作用于尺骨鹰嘴而脱位。

二、诊断要点

（1）有明确外伤史。

（2）脱位后肘关节明显肿胀、压痛，肘关节弹性固定，活动受限。患儿经常用健侧手扶托，患肢呈半屈曲状，不敢活动。外观有一特殊形态：前面观前臂短而上臂长，侧面观则前臂长而上臂短。

（3）影像学检查：大部分病例通过 X 线检查可确诊。肘关节脱位中经常伴发肘关节周围骨折，内上髁、桡骨头、桡骨颈、冠状突骨折最常见，外上髁、外侧髁、鹰嘴、肱骨小头和滑车骨折发生较少。考虑这些骨折与肘关节脱位有明显的相关性，因此，遇到这些骨折时应注意评估肘关节的稳定性。故存在肘关节脱位时，建议同时完善 X 线、CT 及 MRI 检查，评估肘关节周围骨折及肘关节稳定性。

三、分期

按肘关节后外侧脱位损伤过程可分为 3 期。

Ⅰ期：外侧副韧带损伤，有时只是外侧副韧带尺侧束受损，存在后外侧旋转不稳（儿童常表现为肘关节后外侧脱位不合并撕脱骨折或单纯合并外上髁撕脱骨折）。

Ⅱ期：肘关节持续向后脱位，相当于全部外侧副韧带、一部分伸肌总腱的起点、一部分前后关节囊受损，肘关节向后半脱位（儿童常表现为肘关节后外侧脱位，可同时合并尺骨冠状突和（或）肱骨外上髁撕脱骨折和（或）肱骨小头后外侧撕脱骨折，即使肘关节复位后仍存在肘关节后外侧失稳表现）。

Ⅲ期：包括Ⅲa期、Ⅲb期、Ⅲc期（儿童此阶段主要表现为肘关节后外侧脱位合并肱骨内上髁撕脱骨折，可同时合并尺骨冠状突和（或）肱骨外上髁撕脱骨折和（或）肱骨小头后外侧撕脱骨折，肘关节失稳）。

Ⅲa期：肘关节后脱位伴内侧副韧带不完全断裂（前束存在，旋前位维持，肱骨内上髁撕脱骨折可无明显移位）。

Ⅲb期：肘关节后脱位伴内侧副韧带完全断裂（肘关节失稳，肱骨内上髁撕脱骨折明显移位）。

Ⅲc期：还包括肱骨内上髁屈肌总腱起点撕脱或撕裂（肱骨远端所有软组织剥脱；肘关节严重不稳；肱骨内上髁撕脱骨折可移位至关节腔）。

四、治疗

对于所有关节脱位，治疗原则包括快速获得肘关节同轴复位，同时鉴别和治疗合并损伤。最终的目的是保护关节运动和康复，其目的是恢复肘关节活动和避免发生关节不稳。故治疗流程需先了解其损伤机制，评估肘关节稳定性，制定相应治疗方案。若需手术，术中需再次或多次评估肘关节稳定性。

不论哪一种肘关节脱位，多数可采用闭合复位整复。切开复位的主要适应证为肘关节不稳、闭合复位不成功或为开放性脱位。闭合性脱位而需行切开复位，多因合并骨折影响肘关节稳定性，最常见的是肱骨内上髁或桡骨颈骨折等。开放性脱位可发生血管、神经损伤，也需要手术。

（一）非手术治疗

非手术治疗适应证：单纯新鲜肘关节脱位（Ⅰ期）；肘关节脱位合并关节周围骨折，但骨折不影响肘关节稳定性（Ⅱ期）；某些陈旧性单纯肘关节脱位，为期较短者可试行手法复位。

手法整复方法：针对单纯肘关节后外侧脱位，取坐位，局部或臂丛神经阻滞麻醉，若损伤时间小于半小时，亦可不施行麻醉。助手双手紧握患肢上臂，术者双手紧握腕部及前臂，对抗牵引同时将肘关节屈曲60°～90°，并可稍加前臂旋前，常可听到复位响声或复位的振动感。复位后用上肢石膏将肘关节固定在屈肘90°、前臂旋前位。2～3周拆除石膏，做主动功能锻炼，必要时辅以理疗，但不宜做强烈的被动活动。若合并肘关节周围骨折者，固定时间可适当延长，一般6～8周拆除石膏。

儿童肘关节脱位超过2周者即定为陈旧性脱位。此时有关节内血肿机化及肉芽组织形成、关节粘连等。可对肘关节做轻柔的屈伸活动，使其粘连逐渐松解。方法是将肘部缓慢伸展，在牵引力作用下逐渐屈肘，术者用双手拇指推顶尺骨鹰嘴，余四指将肱骨下端向后侧按压，使之复位。石膏固定时略＜90°，固定体位同上。若复位不成功建议直接手术治疗。

（二）手术治疗

手术治疗适应证：闭合复位失败者，或不适于闭合复位者（合并血管、神经损伤；Ⅲ期，多合并肘部严重损伤）；肘关节脱位合并关节周围骨折，且骨折影响肘关节稳定性（Ⅱ期，肘关节不稳定及Ⅲ期）；开放性脱位；陈旧性肘关节脱位；某些习惯性肘关节脱位。处理方式为骨折的复位固定，通过骨折固定达到稳定肘关节的目的。

由于儿童韧带强度为骺板强度的2～5倍，故儿童肘关节后外侧脱位很少出现韧带断裂，更多地表现为撕脱骨折。对于成人复杂肘关节骨折脱位，通过骨折固定和韧带修复，可恢复关节稳定性，早期进行功能锻炼；而儿童大部分情况不需要行韧带修复，仅需对骨折进行固定，以恢复肘关节稳定性，即使是撕脱骨折且在X线片上显示骨折块很小也需要固定。手术重建肘关节稳定性的顺序应从内侧开始，其次为前、后侧，最后是外侧。

（三）药物及非药物治疗

1. 中药内治法

同锁骨骨折。

2. 中药外治法

同肱骨骨折。

3. 功能锻炼及按摩

患儿伤后早期即可开始做握拳练习以利消肿，禁止做腕关节的屈伸活动。解除固定后可逐渐开始做肘关节的主动屈伸运动，以不加重损伤及引起骨折移位为前提，并可配合郑氏舒活酊外搽，适当按摩伤肢前臂、上臂，有中等量骨痂时逐渐增加锻炼强度，直至恢复全部功能。恢复肘关节活动度主要依靠主动活动，而不是通过被动牵拉。

4. 辨证调护

（1）手法复位外固定治疗患儿时注意观察肢端血运情况。

（2）功能锻炼时不宜反复扳扯患肘，以防止骨化性肌炎的发生。

第十一节　桡骨近端骨折

桡骨近端骨折，包括桡骨头和桡骨颈骨折。多发生于4～14岁，且常并发其他肘部损伤，由于此类骨折的血液循环易受破坏，生长板受累以及关节内骨折等因素，如治疗不当，其预后远不如其他小儿骨折，会造成前臂旋转及肘关节屈伸功能障碍。

一、病因病机

多为间接暴力致伤。跌倒时肘伸直、前臂旋前、腕桡偏、背伸位手掌着地致伤，暴力沿桡骨干向上传导，桡骨头与肱骨小头发生冲撞，加之前臂旋前所产生的剪力，致桡骨头或桡骨颈发生骨折，骨折的同时一般均伴有肘关节尺侧副韧带的损伤。

二、诊断要点

（1）有明显外伤史。

（2）肘外侧明显肿胀、压痛，前臂旋转及肘屈伸活动明显受限。

（3）桡骨小头部压痛明显。伴有尺侧韧带损伤者，肘内侧有压痛、肿胀。

（4）影像学检查：大部分病例通过X线检查可确诊。可疑骨折CT检查有助于诊断，低龄儿童可行 MRI 检查。

三、分型

（一）Judet 分型

桡骨颈骨折一般采用其根据 X 线片测量桡骨头骨骺或桡骨颈成角移位的严重程度进行分型。具体分型如下：

Ⅰ型：骨折无移位，无倾斜，或成角 0°，仅水平移位。

Ⅱ型：移位小于桡骨横径的 1/2，倾斜小于 30°。

Ⅲ型：移位大于桡骨横径的 1/2，倾斜在 30°～60°。

Ⅳ型：完全移位，倾斜 60°～90°，属于最严重的类型。

一般来说，Ⅰ型和Ⅱ型可以选择保守治疗，而Ⅲ型和Ⅳ型则可能需要手术治疗。

（二）Mason 分型

Mason 分型是桡骨头骨折的一种常用分类方法，共分为四型。具体分型如下：

Ⅰ型：骨折无移位或移位小于 2 mm，有时也被称为轻度移位骨折。此类型骨折通常不需要手术治疗。

Ⅱ型：骨折有分离移位，且移位大于 2 mm。骨折块可能有大小，有时小骨折块会嵌于关节间隙或游离于肱桡关节外侧缘。此类型骨折可能需要切开复位内固定等手术治疗。

Ⅲ型：桡骨头粉碎性骨折，桡骨头呈粉碎状，可能移位也可能无移位。此类型骨折严重，通常无法重建桡骨头的完整性，可能需要行桡骨头切除术。

Ⅳ型：桡骨小头骨折并肘关节脱位，可能还伴有尺骨鹰嘴骨折、尺骨冠状突骨折、内外侧副韧带损伤等其他损伤。此类型骨折最为严重，治疗也更为复杂。

Mason 分型有助于更准确地评估桡骨头骨折的严重程度，并制定相应的治疗方案。

四、并发症

桡骨近端骨折的并发症包括关节僵硬、缺血坏死、生长停滞、过度生长、畸形愈合、不愈合、与尺骨交叉愈合、骨间背侧神经损伤和骨筋膜室综合征等。

五、治疗

大多数儿童桡骨近端骨折可尝试行手法整复治疗,主要由于儿童骨骼尚未成熟,桡骨近端具有一定塑形能力,可接受一定程度的移位及成角。其治疗目标是恢复骨与关节对位关系及前臂旋转功能。

(一)非手术治疗

1. 适应证的选择

经手法复位后,骨折移位程度为Ⅰ度可行非手术治疗。如保守治疗失败应行手术治疗。

2. 手法整复方法

两助手分别握持上臂和前臂,在肘微屈、前臂内收位下牵引并缓缓旋转,术者根据桡骨头移位的方向,用拇指推按使其复位,同时屈伸肘关节数次以解除关节囊的嵌顿。

3. 固定方法

复位后,肘部及前臂以薄棉垫包裹,用葫芦垫于肘外后侧固定桡骨头,胶布粘贴,用4块前臂夹板及钢托固定患肢屈肘90°、前臂中立位或旋后位3周。去除固定后,逐渐开始练习肘关节活动。

(二)手术治疗

1. 适应证

保守治疗失败的骨折可行手术治疗,手术治疗也应尽量采用经皮撬拨复位、弹性髓内钉内固定术或 Metaizeau 微创技术,这样能减少手术的再次损伤,为前臂功能康复创造条件。

如Ⅳ度骨折采用经皮撬拨复位失败,可采用切开复位弹性髓内钉内固定术治疗。如骨折块碎裂,可采用切开复位、克氏针或 mini 钢板、螺钉内固定术，有内、外侧副韧带损伤应同时修补。目前我们越来越积极地采用手术治疗桡骨头及桡骨颈骨折，这样可获得更好的骨位及稳定性，早期的功能锻炼促进关节功能的恢复。

2. 固定

术后伤肢固定于屈肘 90°、前臂中立位或旋后位 1～3 周。

（三）药物及非药物治疗

1. 中药内治法

同锁骨骨折。

2. 中药外治法

同肱骨干骨折。

3. 功能锻炼及按摩

患儿复位后即可开始做握拳练习以利消肿，禁止做前臂旋转活动。解除固定后可逐渐开始做肘关节的屈伸运动，以不加重损伤及引起骨折移位为前提，并可配合郑氏舒活酊外搽，适当按摩伤肢前臂、上臂，有中等量骨痂生长时逐渐增加锻炼强度，直至恢复全部功能。

4. 辨证调护

（1）手法复位外固定治疗患儿时应注意观察肢端血运情况。

（2）功能锻炼时不宜反复扳扯患肘，以防止骨化性肌炎的发生。

第十二节　孟氏骨折

1814 年意大利米兰的一位外科病理学家 Giovanni Battista Monteggia 最早描述了该损伤：尺骨近 1/3 骨折合并桡骨小头脱位，后来将该损伤命名为 Monteggia 骨折（孟氏骨折）。孟氏骨折即尺骨上段骨折合并桡骨头脱位。临床上多见于儿童，约占全身骨折的 1.7%。尽管对于孟氏骨折的认识和理解逐渐加深，仍有孟氏骨折被有资质的放射科、急诊室、骨科医生漏诊。

一、病因病机

直接暴力作用在前臂后方导致尺骨骨折，随着尺骨持续变形或直接的压力，相对于肱骨小头，桡骨头被推向前方导致脱位。

旋转暴力：摔倒时伸开的手开始处于旋前位，之后，身体在已着地的手和前臂之上的扭转使前臂进一步旋前。这种旋前使桡骨和尺骨在尺骨中段交叉，导致尺骨骨折及桡骨近 1/3 骨折或桡骨头前脱位。

过伸暴力：患者摔倒时，前臂伸展并有向前的冲击力，使肘关节过伸。桡骨在肱二头肌的作用下先向前脱位，迫使桡骨离开肱骨小头。一旦桡骨近端脱位，身体重量作用到尺骨。通常桡骨是前臂主要负重骨，所以尺骨不堪承受体重的纵向暴力而骨折。

二、诊断要点

（1）有典型的外伤史。

（2）有尺骨骨折部疼痛、肿胀，前臂旋转功能障碍。

（3）有尺骨骨折端和肱桡关节部压痛，并可触及骨折端异常活动及脱出的桡骨头。

（4）当伴有桡神经深支损伤时，可出现垂腕、拇指背伸、外展等功能障碍。

（5）影像学检查：摄前臂包括肘关节的 X 线正、侧位片可助明确诊断。在确认幼儿的桡骨头有否脱位时，可对照健侧的 X 线片比较，以免误诊。

三、分型

Bado 最初的分型经受了时间的考验，除了添加其他类似损伤外只经历了极小的修改。分型基于桡骨头脱位和尺骨骨折成角的方向。

Ⅰ型：是桡骨头前脱位合并尺骨干任意水平的骨折。这是儿童最常见的孟氏骨折占所有儿童孟氏骨折的 70%～75%。

Ⅱ型：是桡骨头后脱位或后外侧脱位合并尺骨干或干骺端骨折。这一类型成人最常见，儿童少见，占儿童孟氏骨折的 6%，通常见于大年龄且外伤暴力较重的儿童。

Ⅲ型：桡骨头外侧脱位合并尺骨近端内翻（骨折顶点向外）骨折。这是儿童第二常见的孟氏骨折类型。如果尺骨鹰嘴骨折合并桡骨小头外侧或前外侧脱位，但是没有上尺桡关节脱位，这并不是标准的孟氏骨折。

Ⅳ型：是指桡骨头前方脱位合并尺桡骨双骨折。最初的描述是桡骨在尺骨骨折同一水平或尺骨骨折水平以下的骨折。这也是儿童相对少见的损伤。

所有上述类型发生桡骨头脱位时，可致环状韧带撕裂或断裂。当桡骨头向外脱出严重时，可并发桡神经深支牵扯性损伤。

四、治疗

成功的治疗取决于三步：纠正尺骨畸形、取得肱桡关节稳定的复位和维持尺骨长度及骨折复位稳定性。对尺骨变形或不全骨折，闭合复位石膏固定即可。对完全骨折，复位后骨折不稳定会导致尺骨缩短、桡骨头再脱位，这时候需要使用内固定。

（一）非手术治疗

1. 手法复位术

手法复位要点是首先整复桡骨头脱位，利用桡骨的支撑作用，再行尺骨折端骨位的整复。

（1）伸直型骨折：在臂丛神经阻滞麻醉下，患儿仰卧位，患肩外展、肘伸直。两助手分别握住患肢上臂及腕部，在前臂中立位做对抗牵引。术者立于患侧，握住患肢前臂上段，两拇指按住桡骨头向内、后推挤归位，同时远端助手屈曲肘关节；接着，握肘部的助手维持住已复位的桡骨头，术者用分骨法恢复骨间隙宽度及矫正尺骨骨折端桡偏移位，用提按法矫正其远、近折端向掌背侧的移位。

（2）屈曲型骨折：两助手在肘关节屈曲位下进行对抗牵引。术者用拇指于桡骨头的外后方将其推向内前方，同时远端助手在牵引下伸直肘关节，使脱位的桡骨头复位。牵引近端的助手维持已复位的桡骨头，术者用夹挤分骨手法恢复其骨间隙宽度，用按压手法矫正折端残余移位和成角。

（3）内收型骨折：两助手在肘关节半屈曲、前臂旋后位行对抗牵引，术者双手拇指推桡骨头向尺侧，远端助手同时缓缓外展前臂，桡骨头脱位及尺骨上段成角均可得以矫正。

（4）特殊型骨折：按照伸直型骨折的整复方法先整复桡骨头脱位，然后在维持桡骨头复位下再按尺桡骨双骨折整复方法进行整复骨位。

2. 外固定术

整复后前臂及肘部用薄棉垫包裹，根据桡骨头脱位的方向在桡骨头部放置压垫（伸直型或特殊型骨折，压垫置于前外侧；屈曲型置于后外侧；内收型置于外侧）。以尺骨骨折端为中心，在尺桡骨间掌、背侧各放置一塔形垫；在前臂尺侧上、下端各放一小平垫，用4块前臂夹板及钢丝托板固定。伸直型、内收型及特殊型骨折固定于肘关节屈曲90°，前臂旋后位5周左右。

（二）手术治疗

1.适应证

（1）尺骨上1/3骨折合并桡骨头脱位，经手法整复失败者。

（2）尺骨粉碎性骨折、多段骨折或合并桡神经损伤伴桡骨头、颈骨折者。

（3）陈旧性骨折、脱位的患儿，有明显畸形和功能障碍者。

（4）对于儿童孟氏骨折，由于骨折与脱位后容易闭合复位，且复位后较稳定，骨折轻度的畸形愈合可在儿童生长过程中塑形矫正，不是立即手术的指征。但要求准确复位、完善固定才能获得良好效果。对于陈旧性脱位的儿童，须待14～16岁才能切除桡骨头。

2.手术方法

对于尺骨完全的横断或斜形骨折，单纯闭合复位可能会使石膏中的骨折复位丢失。如果使用闭合复位髓内固定则有利于维持尺骨长度和肱桡关节对位。尺骨复位的质量决定了桡骨复位的稳定性。如果尺骨可以复位但是因为斜形骨折不能维持复位就需要内固定。在大多数儿童孟氏骨折髓内固定是标准的选择。尽管髓内固定适合尺骨横断或斜形骨折，但长斜形或粉碎性骨折仍会移位。钢板螺钉更适合这些较少见的骨折。有时候即使尺骨内固定后肱桡闭合复位仍不成功，这时桡骨头的位置有改善但没有完全复位。复位时医生没有感觉到解剖复位时的弹响，而是感觉到复位过程有柔软或有弹性的抵抗感，提示可能有环状韧带或骨膜卡压。这时需要切开肱桡关节复位环状韧带。

新鲜孟氏骨折一般采用闭合复位弹性髓内钉固定术固定尺骨骨折，桡骨头脱位不做特殊处理，术后配合托板或支具外固定4～6周。

陈旧性孟氏骨折一般采用尺骨截骨矫形钢板内固定术、植骨术（必要时）。

（三）药物及非药物治疗

1. 中药内治法

同锁骨骨折。

2. 中药外治法

同肱骨干骨折。

3. 功能锻炼及按摩

患儿复位后即可开始做握拳练习以利消肿，1周后可扶住患肢做耸肩、肩关节抬举等练习，解除固定后可逐渐开始做肘关节的屈伸及前臂旋转活动，以不加重损伤及引起骨折移位为前提，并可配合郑氏舒活酊外搽，适当按摩伤肢前臂、上臂，有中等量骨痂生长时逐渐增加锻炼强度，直至恢复全部功能。

4. 辨证调护

（1）手法复位外固定治疗患儿时，应注意观察肢端血运情况。

（2）功能锻炼时不宜反复扳扯患肘，以防止骨化性肌炎的发生。

第十三节　尺桡骨干双骨折

尺桡骨干双骨折为临床多发骨折，约占骨折总数的11.2%，以12～20岁多见。儿童尺桡骨干双骨折相对少见，占全部儿童骨折的3%～6%，在患儿中延迟愈合和不愈合罕见，闭合复位外固定通常可以取得成功，故非手术治疗为该骨折的标准治疗方式。但前臂的明显成角畸形可导致永久性的丧失或部分丧失旋前或旋后功能，同时遗留前臂弯曲畸形，故早期正确的治疗并不能忽视。在过去的10年里，使用内固定治疗前臂骨干骨折有了明显的增长，其中主要以弹性髓内钉为主。上肢较少发生筋膜间隔综合征，一旦出现后果严重，儿童前臂骨干骨折后Volkmann挛缩的发生率和肱骨髁上骨折后Volkmann挛缩的发生率基本相同。那些有剧烈疼痛，不能通过制动和轻微麻醉药减轻的患儿应该被评估是否存在过度肿胀和前臂骨筋膜室紧张。如果松开夹板、石膏和石膏模具未能减轻疼痛，那么筋膜切开术可能是必要的。在桡尺骨骨干严重的骨折中应警惕骨筋膜室综合征的发生，早期发现早期处理。

一、病因病机

前臂在直接、传达、扭转等不同性质的暴力作用下，会造成不同特点的骨折。尺桡骨骨干骨折的主要损伤机制是摔倒时张开的手将间接暴力传导至前臂的骨骼。生物力学研究显示桡骨的中下 1/3 部位和尺骨骨干的实质部分是骨折的好发部位。通常摔倒时明显的旋转动作造成桡骨和尺骨不同平面的骨折。

（一）直接暴力

前臂遭受打击、挤压等直接暴力，多发生横形和粉碎性骨折。两骨折线多在同一平面，局部软组织损伤较重。针对手臂的直接暴力（例如被棒球棒击打）能引起单根骨的骨折（通常是尺骨）并不伴有邻近的远端或近端关节损伤。单独的尺骨干骨折常被称为"警棍骨折"。

（二）传达暴力

多系跌倒时前臂伸直、手掌触地致伤，暴力由手掌沿桡骨纵轴向上传导，并通过骨间膜作用于尺骨，发生尺桡骨双骨折。骨折线多不在同一平面，多表现为"桡高尺低"。桡骨断面多为横形或锯齿形，尺骨多为短斜形。软组织损伤虽较直接暴力者轻，但骨间膜损伤较重。

（三）扭转暴力

多为前臂被旋转机器绞伤，或跌倒时手掌着地、身体倾斜以及前臂忽然扭转，在遭受传导力的同时，又受到扭转暴力的作用造成两骨的螺旋形骨折。骨折线方向一致，多由内上斜向外下，尺骨高桡骨低。

二、诊断要点

（1）有明显外伤史。

（2）伤后前臂疼痛、肿胀，有短缩或成角畸形。儿童青枝骨折仅有成角畸形。尺桡骨骨干骨折的体征和症状通常较重。畸形和疼痛是基本的症状。患儿典型的表现是相关部位的剧烈疼痛。旋前旋后活动减少通常比较明显。

（3）检查时有压痛、异常活动感及骨擦音，支撑和旋转功能丧失。

（4）X 线检查须摄包括腕关节和肘关节的正、侧位 X 线片，以明确骨折类型、移位方向及有无桡尺近、远侧关节脱位。根据前臂中立位时肘关节侧位片来判断桡骨近折端的旋转角度，对整复骨折有指导意义。

三、分型

Ⅰ型：横形骨折（骨折线与骨干长轴夹角小于30°）。

Ⅱ型：斜形骨折（骨折线与骨干长轴夹角大于30°）。

Ⅲ型：旋转形骨折。

Ⅳ型：螺旋形或斜形骨折带有一个蝶形骨块。

ⅣA：蝶形骨块波及骨干横轴小于50%。

ⅣB：蝶形骨块波及骨干横轴大于50%。

Ⅴ型：粉碎性骨折。

ⅤA：粉碎部位波及骨干横轴小于50%。

ⅤB：粉碎部位波及骨干横轴大于50%。

Ⅵ型：节段性骨折。

ⅥA：骨折线呈横形。

ⅥB：骨折线呈纵形。

Ⅶ型：骨折处骨缺损。

ⅦA：骨缺损波及骨干横轴小于50%。

ⅦB：骨缺损波及骨干横轴大于50%。

四、治疗

治疗的目标是合适的解剖位置恢复和满意的前臂功能康复，能够接受的再塑形的合理角度。已确定的复位的标准是完全（100%）的平移，以及15°的成角和45°的旋转移位。尺桡骨骨干骨折需要治疗的最根本原因与骨折移位及成角能否得到满意的塑形的概率有关。单根骨的10°畸形最终结果几乎没有可测量的活动度丢失（3°或更少）。两根骨的10°成角，掌侧、背侧或向骨间膜方向，可能引起大幅度的活动丧失（大约旋前10°和旋后20°）。当一根或两根骨骼成角20°会导致明显的活动丧失（旋前和旋后约40°）。一些成角10°的患儿可能表现出"不能接受的外观畸形"。这些研究表明相对较小的成角畸形临床也是有意义的。Morrey等认为：前臂旋前50°和旋后50°是可接受的前臂活动度。

（一）非手术治疗

前臂的主要功能是旋转，因此，治疗前臂骨折要求尽量恢复其旋转功能。在整复时，须将骨折的重叠、旋转、成角和侧方移位矫正，并在维持固定下至骨折愈合，方能恢复其功能。

1. 手法整复术

1）手法整复应遵循的原则

（1）首先应拉开重叠，恢复桡尺骨骨间隙，然后矫正骨干旋转移位。

（2）骨折类型相同，两骨折线在同一平面，且移位方向一致时，应将其视为一整体，同时进行整复。

（3）骨折类型不同时，则应先整复稳定的横形、锯齿形骨折，然后整复不稳定的斜形、粉碎性骨折。

（4）上段骨折，应先整复尺骨，后整复桡骨；下段骨折，先整复桡骨，后整复尺骨。

2）复位方法的选择

（1）青枝骨折：运用推顶复位法，臂丛神经阻滞麻醉下前臂中立位牵引，术者持续捏持骨折部，短促用力推顶复位。注意不要用力过大造成骨折端移位，复位应适当矫枉过正，以免继发成角。

（2）同一水平尺桡骨干双骨折和不同水平的尺桡骨干横形骨折：运用回旋推挤提按复位法，麻醉完善，使前臂彻底放松，屈肘前臂中立位牵引，分骨手法扩大尺桡骨骨间隙，回旋手法矫正旋转移位，推挤矫正侧方移位，再以提按手法矫正前后移位。骨折水平靠近近端且尺骨骨折较稳定者应先复位尺骨，骨折水平靠近远端且桡骨骨折较稳定者应先复位桡骨。

（3）同一水平、移位方向一致的尺桡骨干双横形骨折：运用折顶复位法，麻醉满意后屈肘前臂中立位顺势扩大畸形，矫正旋转及侧方移位后，使折断对顶成角，然后维持牵引用力反折以矫正重叠移位。

（4）不同水平的尺桡骨双骨折，一为横形骨折，一为斜形骨折者：运用提按捏挤法，充分麻醉松弛肌肉，屈肘前臂中立位牵引，分骨扩大尺桡骨骨间隙，一般先以提按手法复位桡骨，再以捏挤手法复位尺骨。因桡骨多为横形骨折，复位后较稳定。若尺骨为横形骨折而桡骨为斜形骨折者，则先提按复位尺骨，后捏挤复位桡骨。

我们能接受尺桡骨远侧 1/3 骨折成角大约 20°，中段 15°，近端 10°（如果儿童至少还有 2 年的生长）。允许短缩少于 1 cm 的 100% 的平移畸形。

2. 外固定术

（1）复位后在助手持续牵引下，前臂以薄棉垫包裹，并按骨折原有成角或侧方移位方向用三点或两点挤压法放置压垫。中及上 1/3 骨折，在前臂骨折成角处掌侧面放置一平垫，前臂背侧远近端各放置一平垫，因骨折端易向掌侧及桡侧成角，可在骨折部桡侧再放置一平垫；上 1/3 骨折，桡骨近端易向桡侧偏移，可在桡骨近端桡侧再放置一平垫。不建议使用分骨垫，因经观察其难以防止尺桡骨的靠拢，反而容易引起皮肤的压迫坏死。

（2）均匀放置 4 块前臂夹板后以 3～4 根束带固定。原则上掌侧夹板长度由肘横纹至腕横纹，背侧夹板由尺骨鹰嘴至腕关节，桡侧夹板由桡骨头至桡骨茎突，尺侧夹板自肱骨内上髁至第五掌骨基底部。外面加以中立板固定保持中立位，防止旋转；必要时以钢丝托板固定于屈肘 90°、前臂旋后或中立位。

（3）尺骨下 1/3 骨折，尺侧夹板应超过腕关节，将腕固定于桡偏位，前臂固定于旋前位。下 1/3 骨折愈合较慢，可适当延长固定时间。尺骨上 1/3 及中 1/3 骨折，前臂固定于中立位。桡骨上 1/3 骨折前臂固定于中立或旋后位，中 1/3 及下 1/3 骨折前臂固定于中立位，屈肘 90°，三角巾悬吊于胸前。

（4）夹板、中立板固定时间一般 6～8 周，根据患儿年龄及骨痂生长情况决定。但因儿童天性好动，去除外固定后常发生再骨折，医生及家长都需要特别注意。

（二）手术治疗

尺桡骨干骨折的手术治疗通常应用于开放性骨折，浮肘损伤，和在非手术治疗期间发生不能接受的移位的骨折。闭合治疗后的残留成角畸形在年幼儿童较年长的青少年更能耐受，因为年幼儿童有再塑形潜力。结果就是，青少年较年幼儿童更能从前臂骨折的手术治疗中获益。术前计划是必须的，不管选择哪种手术技术。评估骨折，包括旋转、有或没有粉碎，是很重要的。

目前儿童尺桡骨干双骨折最为广泛采用的内固定方式为闭合复位弹性髓内钉内固定术。

弹性髓内钉内固定术标准操作步骤如下：术前做好骨折骨干髓腔粗细的测量，针的直径应选用相当于髓腔的 2/3 粗细。我们所使用弹性钉直径为 1.5～2.5 mm。手术方法为在尺骨的近端背内侧做一个小切口，用骨锥在骺板远端打开髓腔，预弯钛合金针后穿入髓腔。在桡骨远端桡背侧，骺板的近端做一小切口，将第二枚针穿入。第二枚针应预弯以使其弧度凸侧位于桡侧从而维持骨间膜的张力。复位并穿针到达预计位置后，C 臂透视以确定骨折对位是否良好。折弯后于皮外剪断针尾，埋于皮下。如尺桡骨双骨折已做内固定术则通常不需要再做外固定，部分病例做单骨固定后另一骨骨位相对稳定，可辅以前臂托板制动。内固定钉于骨折愈合后拔除。

对粉碎性骨折、陈旧性骨折髓腔已封闭者以及大龄儿童接近生长停止期的不稳定骨折、对骨位要求高等情况的患儿，切开复位钢板内固定可获得良好的复位及稳定效果，不适宜应用弹性髓内钉的患儿也可采用。

对于合并软组织缺损、骨缺损和严重粉碎的开放性尺桡骨骨折，可应用外固定支架治疗，待软组织条件好转后改行内固定手术。

（三）药物及非药物治疗

1. 中药内治法

同锁骨骨折。

2. 中药外治法

同肱骨干骨折。

3. 功能锻炼及按摩

患儿复位后即可开始做握拳练习，肿胀基本消退后可逐渐增加肩、肘关节的屈伸活动；去除固定后练习前臂的旋转功能，并可配合郑氏舒活酊外搽，适当按摩伤肢前臂、上臂，有中等量骨痂生长时逐渐增加锻炼强度，直至恢复全部功能。

4. 辨证调护

手法复位外固定治疗患儿时应注意观察肢端血运情况，主要是预防缺血性肌挛缩的发生。通过观察手指感觉及活动情况，随时调整束带的松紧。骨位情况早期可每3～4天复查一次X线片，发现移位应及时矫正，后期逐渐延长复查间隔时间。

第十四节　桡骨远端骨骺骨折

桡骨远端骨骺骨化中心在1岁左右出现。桡骨远端骨骺分离在腕部损伤比较常见，多见于6～10岁的儿童。骨折发生在骺板和干骺端之间，或连同一块干骺端的骨片。干骺端骨片大小不一，移位程度也不尽相同，并且常常伴发尺骨远端的损伤，幼儿可有尺骨远端青枝骨折，大龄儿童可产生尺骨茎突撕脱骨折，较大暴力可发生双骨远端的骨骺分离。

一、病因病机

桡骨远端骨骺骨折发生在婴儿或幼儿时，属于Salter-Harris Ⅰ型骨折，损伤机制为手掌着地摔伤时，由上和由下的传导暴力在桡骨远端骺板脆弱部分集中导致骨折。X线检查在婴儿期表现正常，但侧位片显示脂肪垫征可为阳性（骨膜下血肿将旋前方肌掀起而使脂肪垫消失）。

Salter-Harris Ⅱ型骨折最多见，约占总数的50%，多发生在6～10岁，为手掌着地摔伤，过伸和旋后的剪力使桡骨远端骨骺向背侧移位，干骺端三角骨块多在骨骺的背侧或背桡侧，可为单独骨骺分离，也可合并尺骨干骺端青枝骨折、尺骨远端骨骺分离或尺骨茎突撕脱骨折。在快速生长期，儿童骨骼长度的生长超过骨质的积累，导致其易于发生骨折。桡骨90%生长来源于远端骺板，70%腕关节负荷作用于桡骨，因此在快速生长期桡骨较尺骨更容易骨折。儿童参与活动增多的趋势导致桡骨远端伴或不伴尺骨骨折的发生率提高。反复的腕关节轴向应力可能会导致骺板应力损伤，通常累及桡骨。此类骺板应力损伤通常发生于竞技体操运动员，多因过度训练导致。实际上，3%～13%桡骨远端骨折伴有同侧肢体的骨折。当伴有手和肘部骨折需引起重视，因为它们的出现常常提示有相当严重的创伤。当桡骨、尺骨和肘部同时有合并伤出现浮肘时，骨筋膜室综合征的危险性就相当高。

二、诊断要点

（1）好发于 6～10 岁儿童。

（2）有明确外伤史。

（3）患腕部肿胀、疼痛；局部压痛、银叉样畸形、骨擦感、腕关节功能障碍。

（4）X 线检查可明确诊断及类型。

三、分型

（一）根据受伤机制分型

1. 伸直型

类似于成人的科利斯骨折，多见，骨折块向背侧或桡背侧移位。

2. 屈曲型

类似于成人的反科利斯骨折，少见，骨折块向掌侧移位。

（二）根据骨折在 X 线片上的表现分型

1. Salter-Harris Ⅰ 型骨折

常发生在婴儿或幼儿。

2. Salter-Harris Ⅱ 型骨折

占总数的 50%，多发生在 6～10 岁。

四、治疗

儿童桡骨远端骨折治疗的目标是骨性愈合，可接受利于保持前臂长期的最佳功能的骨位，避免迟发性并发症。手术策略受生长期儿童桡骨远端塑形潜力的影响巨大。低龄儿童对桡骨远端畸形愈合的塑形能力非常强。据报道桡骨干骺端骨折可以接受的矢状面成角畸形，在 5 岁以下儿童为 10°～35°，在 10 岁以下为 10°～25°；10 岁以上，根据骨骼成熟程度，要求在 5°～20°。对于可接受的冠状面畸形看法比较一致。这类骨折易向桡侧移位、向尺侧成角。冠状位畸形也有塑形能力，但比矢状位上的要差得多。大多数学者认为 10° 以下是可以接受的。大于 10° 的对线不良可能不会被塑形，并且由于尺桡骨之间的间隙变小，可能会导致前臂旋转受限。

（一）非手术治疗

1. 伸直型骨折手法复位术及外固定术

（1）复位方法：在局麻或臂丛神经阻滞麻醉下，患儿坐位或仰卧位，屈肘90°，前臂旋前，一助手握住其肘部，另一助手握住其伤肢掌指部，先对抗牵引，待嵌插被解脱或重叠矫正后，术者双手分别置于骨折端内外侧的断端错位处，对向推挤，同时助手牵引伤手向尺侧倾斜，矫正桡侧移位及桡侧倾斜；然后术者再以拇指按远端背侧，其余各指提近端掌侧，同时助手将手腕拉向掌侧屈曲，矫正背侧移位及向掌侧成角；而后术者双手扣挤腕部或推尺骨小头，调整桡尺下关节对位，触摸骨折部，理筋。

（2）固定方法：在维持牵引下，用4块桡骨远端夹板和中立板超腕固定。先在骨折远端桡背侧和近端掌侧，分别置以横垫及平垫，桡侧及背侧夹板超腕，尺侧及掌侧夹板平腕，以限制腕关节的桡偏和背伸活动，然后用带柱中立板将前臂固定于中立位，屈肘90°悬吊于胸前，夹板固定4～5周为宜。

2. 屈曲型骨折手法复位术及外固定术

（1）复位方法：复位准备姿势同前，由两助手分别握患儿肘部及掌指部，行对抗牵引2～3分钟，待重叠或嵌插牵开后，术者用两手拇指分别由掌侧和桡侧将骨折远端向背侧和尺侧推挤，按压、环抱前臂的手指将骨折近端提向掌侧，同时牵引腕部的助手徐徐将腕关节背伸、尺偏使之复位。

（2）固定方法：在骨折远端掌侧和近端背侧各放一平垫，桡侧夹板和掌侧夹板超腕，背侧夹板和尺侧夹板平腕关节固定，而后加中立板固定前臂于中立位，将患肘屈曲90°，悬吊于胸前。

通常来说，此类骨折经过闭合复位外固定后是比较稳定的。如果复位后7天骨折再移位，再次复位需考虑骨骺紊乱的危险。幸运的是，如果患儿还有2年的生长时间，骨折畸形成角小于20°，过伸畸形随生长能够得到重塑。在生长潜力足够情况下，即便是非常明显的畸形，只要畸形方向和运动方向在一个平面，骨折畸形也能获得重塑。

（二）手术治疗

桡骨远端骨骺骨折一般可采用非手术治疗，即使手法复位不能完全整复骨位，仍残余移位及成角等，也可待后期生长塑形后自然修复，不必强求解剖复位。手术建议仅用闭合复位穿针内固定术，不宜采用切开复位内固定术。通常尺桡骨远端骨折手术的指征包括开放性骨折、难复性骨折、不稳定骨折、浮肘损伤、伴有软组织或血管神经损伤无法使用管型石膏固定的患儿。累及关节面的 Salter-Harris Ⅲ型、Ⅳ型骨骺骨折和三平面骨折也是手术复位和固定的指征。通常选用光滑和直径细的钢针来固定以减少生长阻滞的危险。考虑到可能会损伤骺板，钢板螺钉几乎不会使用，除非患儿骨骼接近成熟。在少见的移位 Salter-Harris Ⅲ型、Ⅳ型关节内骨折中，内固定可以穿入骨骺而不要损伤骺板。如果需要通过骺板，通常选用光滑和直径细的钢针来固定以减少医源性损伤骺板的危险。关节外的外固定也需要应用以稳定骨折和实现骨折对线。闭合复位穿针固定治疗移位的桡骨远端骨折大部分克氏针都是从远端穿向近端，尽管经皮穿针不需要皮肤切开，手术可通过桡骨茎突上小切口充分暴露，利于安全置针，避免损伤桡神经感觉支和伸肌腱。术中透视利于指导术中骨折恰当的复位及合理的进针。钢针固定从远端桡骨茎突骨骺部斜向经过骨骺至桡骨干骺端近端尺侧部。而且，虽然文献没有很好的阐述，只有光滑的钢针才能经过桡骨远端骨骺，这样理论上能够减少骨骺生长紊乱。不能闭合复位的干骺端和骨骺骨折少见，大多是由于软组织嵌顿引起。背侧移位骨折嵌顿的组织通常是掌侧骨膜或旋前方肌，屈指肌腱和血管神经嵌顿少见。掌侧移位骨折嵌顿组织可以是骨膜或伸指肌腱。如果没有软组织嵌顿的话，闭合复位很少会失败。但是有时对刺刀样重叠的多次复位会导致局部水肿，而使闭合复位难以成功。如果患者年龄较大，估计不能对刺刀样重叠塑形，则最好采用切开复位。在不会损伤骺板的情况下最好使用穿针固定。在骨骼更加成熟的青少年可以使用钢板固定。在成人的桡骨远端骨折内固定中现在常用锁定钢板固定。儿童和骨骼尚未成熟的青少年解剖型锁定钢板的有效性还不明了，是否有很好的效果，尤其在生长潜力方面。进一步来说，低龄患儿用克氏针就能稳定的骨折，使用这些刚性更强的结构的优点并不明确，特别是有报道晚期肌腱断裂和其他与固定角度掌侧钢板术后相关的软组织并发症。骨骼成熟的青少年的指征与成人相同。术前应用CT检查评估关节面的对应关系和骨折粉碎情况，并使用合适的骨折固定装置。

（三）药物及非药物治疗

1. 中药内治法

同锁骨骨折。

2. 中药外治法

同肱骨干骨折。

3. 功能锻炼及按摩

患儿复位后即可开始做握拳练习，肿胀基本消退后可逐渐增加肩、肘关节的屈伸活动；去除固定后练习腕关节的屈伸及前臂的旋转功能，并可配合郑氏舒活酊外搽，适当按摩伤肢前臂、上臂，有中等量骨痂生长时逐渐增加锻炼强度，直至恢复全部功能。

4. 辨证调护

手法复位外固定治疗患儿时，应注意观察肢端血运情况，主要是观察有无神经、血管受压症状，以及预防缺血性肌挛缩的发生。骨位情况早期可每3～4天复查一次X线片，发现移位可予以调整固定体位，必要时予以手法矫正，后期逐渐延长复查的间隔时间。

第十五节　手部骨折

年幼的儿童无法意识到危险，往往将自己的手置于易受伤害环境中。手部损伤占儿童骨折的25%，有报道每年发生率接近26.4例/10 000儿童骨折。年幼儿童损伤常见挤压伤，例如关门时的手指挤压伤。而青少年的损伤常由参加对抗和竞技运动时旋转、屈曲或轴向压力引起。最常见的儿童手部骨折是末节指骨挤压伤和指骨近端Salter-Harris Ⅱ型骨骺骨折。近节指骨Salter-Harris Ⅱ型骨骺骨折几乎占儿童手部骨折的33%。

手部管状指骨近端和远端都有潜在的骨骺。而次级骨化中心在示指、中指、环指、小指掌骨的远端和拇指掌骨的近端发育。与之相反，所有指骨次级骨化中心位于指骨的近端发育。男孩近节指骨次级骨化中心在

15～24个月时出现，骨龄16岁时闭合。女孩次级骨化中心出现和闭合发生的年龄均更早，分别于10～15个月和14岁。手指中节和远节指骨近端骨化中心出现较比近节指骨延后6～8个月，但指骨次级骨化中心闭合顺序自远端到近端。掌骨次级骨化中心，男孩出现于18～27个月，女孩出现于12～17个月。拇指掌骨近端次级骨化中心出现较其他手指延后6～12个月。掌骨次级骨化中心融合男孩女孩都发生于14～16岁。

一、掌骨颈骨折

掌骨颈位于掌骨头与掌骨干的移行部位。掌骨头与近节指骨底之间有侧副韧带连接。掌骨头呈凸轮状，当掌指关节伸直时，侧副韧带呈松弛状，允许关节有侧方活动；而当关节屈曲时，侧副韧带变紧张，关节稳定不能侧方活动。掌骨颈部是儿童掌骨骨折最好发的部位。掌骨的几何形状和构成使颈部易受损伤。掌骨远端在靠近掌指关节的部位有成角，髁部陷窝皮质骨相对较薄，该区域易受损伤。儿童掌骨颈骨折类似于成年人中的"拳击手骨折"。掌骨颈骨折多见于小指和环指。

（一）病因病机

直接暴力或间接暴力均可导致掌骨颈骨折，但以握拳时，掌骨头受到暴力致伤较为多见。

由于第五掌骨暴露范围大、易受到撞击，故掌骨颈骨折易好发于第五掌骨，其次为第二、三掌骨。常发生在格斗或拳击运动中，亦称"拳击手骨折"。

拳击运动时，暴力冲击掌骨头，传导至颈部发生骨的牵拉向背侧张口成角，掌骨头向掌侧旋转移位，而掌指关节因受伸指肌腱的牵拉而过伸。

（二）诊断要点

（1）有明显的外伤史。

（2）骨折后局部肿胀、疼痛和明显的背侧成角畸形。

（3）骨折处有压痛，移位明显者可扪及骨擦感。

（4）影像学检查可助明确诊断。

（三）治疗

1. 非手术治疗

（1）手法复位术：非手术治疗和闭合复位是治疗的主要方法。在一般情况下，与对侧相应掌腕关节运动相比多出 10°～30° 的成角可以接受。明显的成角畸形可在局部麻醉或镇静下闭合复位后用夹板或石膏固定。通常推荐屈曲掌指关节至 90°，以放松内在肌肉的致畸力量、使侧副韧带紧张。随后沿近节指骨施加向上压力将掌骨头推向背侧，同时在掌骨骨折近端背侧施加反向压力。

（2）外固定术：复位后良好塑形的夹板或石膏是必要的。建议通过掌骨头掌侧和近端骨干的背侧实施三点塑形。以往建议将患指固定在掌指、指间关节各屈曲 90° 位 3 周左右。钢针内固定只用于不稳定骨折和有再移位倾向的骨折。

2. 手术治疗

（1）适应证：儿童掌骨颈骨折很少需要开放复位，开放复位只针对那些难复性骨折、骨骼成熟儿童的不稳定骨折、多发的掌骨骨折以及需要骨骼的稳定支撑的联合损伤。

（2）手术方法：可采用切开复位克氏针内固定术；或以邻近掌骨做支架，在骨折远、近端各穿一枚钢针固定。

陈旧性掌骨头骨折畸形愈合，致掌指关节功能严重障碍者，可考虑手术切除掌骨头。

二、掌骨干骨折

掌骨干较细小，微弯曲，掌面略凹，背面平。掌骨干骨折是比较常见的。中指的单一骨干骨折由掌骨间韧带限制骨折位移和缩短。相比而言，侧边手指（示指和小指）骨折移位更容易。掌骨之间有肌肉附着，由于手的屈肌力量较大，骨折后常向背侧成角。

（一）病因病机

直接暴力所致的掌骨骨折，以横形和粉碎性骨折多见；传达暴力及扭转暴力所致，多为斜形或螺旋形骨折。

（二）诊断要点

（1）有明显的外伤史。

（2）骨折后局部明显肿胀、疼痛，功能障碍。有重叠移位和成角时，可见局部明显畸形。

（3）骨折端有明显压痛，移位明显者可扪及骨擦感。纵向叩击掌骨时骨折部有明显疼痛。

（4）影像学检查：摄手部的正、斜位片可明确诊断。

（三）分类

第一掌骨干骨折时，可因外力的方向及拇长屈肌、拇短屈肌及拇收肌的牵拉发生侧方移位及旋转移位，骨折部向背侧成角。

第二至第五掌骨干骨折时，由于骨间肌、蚓状肌的牵拉，一般多向背侧成角移位。

（四）治疗

1. 非手术治疗

（1）第一掌骨干骨折：采用在臂丛神经阻滞麻醉下，一助手握住患肢腕部，术者一手抵住第一掌骨头，根据远折端旋转的方向做逆向旋转，以矫正旋转移位；接着做顺势牵引并缓缓外展。在牵引下，用捏或推挤手法矫正侧方移位；再用按压手法矫正背侧移位。

骨折对位后，在掌骨头掌侧和折端背侧各放置一小平垫，然后用弧形外展板固定第一掌骨于外展、背伸，拇指屈曲，对掌位4～5周。弧形中点对准骨折端成角部。

对于不稳定的第一掌骨干骨折，可采用拇指远节指骨骨牵引或手术切开复位克氏针内固定。

（2）第二至第五掌骨干骨折：采用在局麻下，助手握持患肢腕部，术者一手握持手部，一手按压成角部矫正畸形。然后，用夹挤分骨法矫正侧方移位，用提按手法矫正掌、背侧移位。

骨折对位后，在维持牵引下，在骨折成角部放一小平垫，在折端背面两侧骨间隙部放置分骨垫，然后用掌骨夹板固定，将患肢手部用三角巾悬吊于胸前3～4周。

（3）无移位的掌骨干骨折：可用掌骨夹板固定或中药外敷、托板固定即可。

值得注意的是，掌骨干骨折后，手指易因过度的固定而引起手指僵硬，因此早期功能锻炼十分重要。

2.手术治疗

（1）适应证：经上述方法治疗失败者可采用手术治疗。

（2）手术方法：不稳定的掌骨干骨折需行经皮钢针固定。钢针可以通过髓内或髓外技术固定。掌骨干骨折比掌骨颈骨折愈合慢，并更容易发生畸形愈合。掌骨干骨折在儿童中很少切开复位内固定，除有多处骨折或广泛软组织损伤或儿童骨骼发育成熟后才可行切开复位内固定。但是，大幅度旋转不良和重叠的长螺旋斜骨折，需要复位对齐，用迷你骨钉固定。

三、第一掌骨底骨折

手部5块掌骨均为小管状骨，分为掌骨底、掌骨体及掌骨头。掌骨底的近端有关节面与远排腕骨相关节，两侧则与相邻的掌骨底相接（第一掌骨除外）。第一掌骨底呈鞍状，与大多角骨形成腕掌关节。关节囊肥厚而松弛，附着于关节面的周缘。关节的周围有韧带相连。此外，第一掌骨底有小结节，为拇长展肌的附着部；内侧粗糙，为拇短伸肌的附着部。

（一）病因病机

临床上多为间接暴力所致。跌倒时，拇指触地，暴力由掌骨干向底部传递，使其与大多角骨相撞，导致骨折；或外力直接作用于第一掌骨头部所致。

（二）诊断要点

（1）有明显的外伤史。

（2）骨折局部肿胀、疼痛，可见有向桡、背侧的突起畸形；拇指外展、内收和对掌功能活动受限。

（3）骨折局部压痛明显，局部可扪及移位的骨端，手部握力减弱。

（4）影像学检查可助明确诊断。

(三)分类

1. 单纯第一掌骨底骨折

骨折多为横形或斜形,发生在第一掌骨底 1 cm 处。骨折远端由于拇长屈肌、拇短屈肌及拇收肌的牵拉向掌、尺侧移位；骨折近端受拇长展肌的牵拉向背、桡侧移位,并形成骨折端向背桡侧的成角畸形。此型骨折折线一般不波及关节面,属关节外骨折。

2. 第一掌骨底骨折脱位

第一掌骨底骨折脱位又称本奈特骨折脱位,由本奈特(Bennett)于1882年首次报道。在运动创伤中可见于拳击、排球等项目。骨折线由掌骨底内上斜向外下方并通过关节面,在内侧形成一个三角形骨折碎片,其因有掌侧韧带相连而留在原位；远折端由于拇长展肌的牵拉,连同拇指向桡、背侧,并由于拇收肌在远端的牵拉杠杆作用,使第一掌骨底进一步脱向桡、背侧。

(四)治疗

1. 非手术治疗

第一掌骨底骨折容易整复,但固定困难,如果处理不当,可造成远折端内收,骨折端向桡、背侧成角畸形,最后致虎口变窄,拇指外展、背伸功能受限,力量减弱。

(1)手法复位术：采用臂丛神经阻滞麻醉下,助手握持患肢腕部,术者一手捏住第一掌骨头顺势牵引,并逐渐外展(并注意不要使指骨外展),另一手拇指由桡、背侧向掌、尺侧按压突出的掌骨底,以矫正成角及脱位。

(2)外固定术：整复骨位后在维持牵引下,在骨折部桡、背侧及掌骨头掌侧各放置一小平垫,用胶布固定,之后用一块 30° 弧形外展板放于前臂下段至第一掌骨头桡背侧,弧形部对准掌骨底,将第一掌骨固定于外展、背伸,拇指屈曲对掌位。术后注意观察固定松紧度,避免局部压迫性溃疡的发生。不宜过早做拇指内收活动。4～5周拆除固定进行功能锻炼。

2. 手术治疗

(1)适应证：经上述方法治疗失败者可采用手术治疗。

(2)手术方法：在 X 线透视下进行撬拨复位闭合克氏针内固定。陈旧性骨折畸形愈合严重影响功能时，可做切开复位内固定或施行矫形手术。

四、指骨骨折

指骨骨折可由于直接暴力或间接暴力造成，按其部位分为近节、中节和远节指骨骨折；按骨折形状分为横形、斜形和粉碎性骨折。

（一）病因病机

1. 近节指骨骨折

近节指骨骨折指骨骨折中，以近节指骨骨折最多见，常因间接暴力所致。指骨干骨折时，近、远折端因受骨间肌、蚓状肌、伸指肌腱的牵拉而向掌侧突出成角；折线位于指骨颈部时，因受伸肌腱中央部的牵拉，远折端向背侧旋转可达90°，导致骨折整复困难。

2. 中节指骨骨折

中节指骨骨折中节指骨骨折后，因受指浅屈肌的影响而发生移位。骨折发生在指浅屈肌止点近侧时，远折端因该肌的牵拉向掌侧倾斜，断端向掌侧突出成角。

3. 远节指骨骨折

远节指骨骨折多为直接暴力打击或挤压所致，多发生在粗隆及骨干部，因无肌腱牵拉，移位不明显；由间接暴力所致的撕脱骨折则发生在远节指骨底背侧伸指肌腱附着处，因暴力使远侧指间关节猛力屈曲和伸指肌腱的突然牵拉所致。骨折后，因指深屈肌的牵拉，手指远节段呈屈曲"钩状"畸形。儿童远节指骨骨折可以分为非骨骺骨折和骨骺骨折。骨骺骨折有四种基本骨折类型，所有类型的骨折均导致指间关节的屈曲畸形。Salter-Harris Ⅰ 型或 Ⅱ 型骨折伴骨折远端屈曲畸形主要发生于小于 12 岁的儿童。在无对抗肌的情况下，指深屈肌牵拉远端骨块产生屈曲畸形。常为开放伤并伴甲床损伤。甲床生发基质有嵌入骨折部位的危险，称为 Seymour 骨折。闭合复位可能被嵌于甲板深面背侧骺板的甲床所阻挡。Salter-Harris Ⅰ 或 Ⅱ 型骨折很少导致骨骺骨折块的突出。因为远端碎骨块相对仍在手指的轴线上，而移位的骨骺被伸肌腱牵拉向背侧脱位，因此这种"骨骺脱位"临床上诊断具有挑战性，与未骨化骨骺难区分。背侧 Salter-Harris Ⅲ 型骨折多发生于 10 多岁的儿童，导致指间关节伸直受限。

少数情况下，骨骺骨折也发生于伸肌腱止点处。

（二）诊断要点

（1）有明显的外伤史。

（2）骨折后局部肿胀、疼痛，手指屈伸功能受限。有明显移位时，近、中节指骨骨折可有成角畸形；远节指骨底部撕脱骨折有钩状指畸形，手指不能主动伸直。

（3）骨折处有压痛，移位明显者可扪及骨擦感，并有异常活动。

（4）影像学检查可助明确诊断。

（三）治疗

1. 非手术治疗

本部位骨折应尽量达到解剖复位，不能有成角、旋转、重叠移位，以免妨碍肌腱的正常滑动，造成手指不同程度的功能障碍。大部分的近节和中节指骨骨骺骨折可以行单纯的制动。移位的骨折通常需要闭合复位。微小移位的骨折可以在安全位夹板固定3周。明显移位的骨折需要在局麻或镇静下进行闭合复位。将腕关节屈曲，可使侧副韧带紧张。在第五指近节指骨骨折中，推荐用一支铅笔或手指在指蹼间作为支撑，协助复位。无移位和稳定骨折可以用简单的固定。安全位置夹板固定3~4周直至临床愈合。移位或成角骨折需要闭合复位。可接受的运动平面的成角度数是有争议的。小于10岁的儿童，20°~30°成角是可以接受的，年龄超过10岁的儿童，10°~20°的角度是可以接受的。在冠状面角度是可接受的角度更小，旋转异常是不可接受的。2岁以下的儿童指骨颈骨折重塑的潜能已经引起了研究者很大的注意。尽管离骨骺很远，但仍能获得显著的解剖学的重塑。如果非常小的孩子发现较晚，可以等他们自身重塑，而不做任何处理。无移位关节内骨折可以固定治疗。每周拍X线片以确保维持复位。多数远节指骨骨折可以通过夹板或石膏固定治疗。轻度和中度移位的非骨骺骨折治疗都不困难。即使是轻度移位的背侧骨骺骨折，用夹板固定，也可取得好的结果。尽管伴有背侧干骺端骨折块的中度移位的骨骺损伤、槌状指，在过伸的夹板固定下也有良好的效果。

1）近节指骨骨折的整复固定

（1）骨干骨折：在局麻下，让远近端两助手行对抗牵引，术者用拇指置于指骨近折端的尺侧，示指置于远折端的桡侧行对向推挤骨折端矫正侧方移位；术者用拇指置于指骨近折端的背侧，示指置于远折端的掌侧提按骨折端矫正前后移位；然后用一拇指顶住掌侧成角部向背侧推压，以矫正成角畸形。

（2）近节指骨颈部骨折：顺势牵引下将近折端向背侧推挤，同时屈曲指间关节按压远折端向掌侧以复位。

（3）骨折复位后，根据成角情况放置小平垫，在掌、背侧各放置一小夹板，如有侧方移位需在内、外侧骨折端各放一小夹板，但长度不宜超过指骨间关节，并用胶布固定。将患指屈曲握一缠有纱布的圆棍，用绷带包扎，指尖指向舟骨结节位固定2～3周。

2）中节指骨骨折的整复固定：骨折端向掌侧突出成角的整复及固定方法同近节指骨骨折。如骨折向背侧成角，整复时术者两手分别捏持骨折远、近端做顺势牵引，并逐渐伸直，同时按压背侧成角部即可矫正。复位后用两块小夹板和铁丝指托将患指固定于近节指骨间关节伸直、腕及掌指关节功能位2周。2周后局部改用两块小夹板固定，近节指骨间关节可屈至功能位1～2周。

3）远节指骨骨折的整复固定：局麻下，术者双手捏住患指，将近节指间关节屈曲，远节指间关节过伸，并推挤撕脱的骨片归位。骨折复位后，用铁丝指托将患指固定在近节指骨间关节屈曲位，远节指骨间关节过伸位4～6周。

2. 手术治疗

手法整复失败、骨折片分离较远时可采用手术治疗。有报道不可复位的骨骺骨折。各种组织包括骨膜及肌腱都可能阻碍复位。这些罕见损伤需切开去除阻碍的组织和复位骨折。一些Salter-Harris Ⅱ型骨折可复位，但不稳定，这些骨折往往是高能量损伤伴更多支撑性软组织的撕裂，复位后需要插入光滑克氏针固定维持骨折对线。另一个手术治疗的指征是近节指骨基部Salter-Harris Ⅲ骨折，有移位，有一块较大的骨骺骨块（超过25%）。闭合或切开复位都需要恢复关节的完整性。细的克氏针平行关节面固定，避开骺板。张力带技术可用于Salter-Harris Ⅲ和Ⅳ型骨折。经典的青少年"看守人骨折"或"滑雪人拇指"是一种近节指骨的 Salter-Harris Ⅲ型骨折，需要闭合复位和经皮克氏针固定或切开复位克氏针固定，如果骨折块足够大，也可以用螺钉固定。对于关节内骨折复位和尺侧副韧带的复位，切开探查是非常必要的。复位后不稳定的或通过闭合方法不能复位的骨折需要手术干预。复位后不稳定的指骨干骨折用克氏针固定。切开复位指征为不能复位的骨折，通常用背侧切口显露骨折端，伸肌腱在近节指骨骨折时被撕裂，在中节指骨骨折时被抬高。植入物的选择取决于患儿的年龄和骨折类型。光滑的克氏针或螺钉固定较钢板要好，避免伸肌装置粘连。闭合治疗指骨颈部骨折是困难的，因为这些骨折往往是不稳定的。闭合复位需要牵引手指、从掌侧对骨折远端进行加压以及指间关节过屈位。必须采用经皮穿针维持复位。透视下克氏针穿过侧隐窝、跨过骨折部。钢针要穿过骨折近端的对侧皮质。对于远端骨折块较小的情况，另一种固定方法是钢针纵向经过指骨关节面、跨过骨折部固定近侧骨折块。移位的关节内骨折都需要闭合或切开复位。闭合或经皮复位需要牵引、使用经皮巾钳或复位钳牵引获得临时骨折复位。经皮固定用以实现确切的骨折内固定。闭合复位失败的骨折需要切开复位、内固定。儿童远节指骨骨折通常伴有甲床的撕裂。任何甲床下的撕裂都需要冲洗、清创、修复，防止指甲畸形和骨髓炎的发生。儿童远节指骨骨折的风险评估包括感染、指甲畸形、生长紊乱、排列紊乱、功能不全。不能支持甲床的不稳定骨折需要固定。

五、手部骨折的药物及非药物治疗

（一）中药内治法

同锁骨骨折。

（二）中药外治法

同肱骨干骨折。

（三）功能锻炼及按摩

除指骨骨折外，患者复位后即可开始做手指指间关节的轻微屈伸练习，骨折端稳定、拆除固定后，可开始练习手指抓紧握拳、手腕背伸掌屈、手掌滚圆球等练习，配合手部、前臂的按摩、熏洗、理疗等治疗，促使功能恢复。

（四）辨证调护

手法复位外固定治疗患儿应注意观察手指的血运情况，早期每3～4天复查X线片了解骨位情况，发现移位及时予以调整，后期逐渐延长复查的间隔时间。

第四章
下肢骨折、脱位

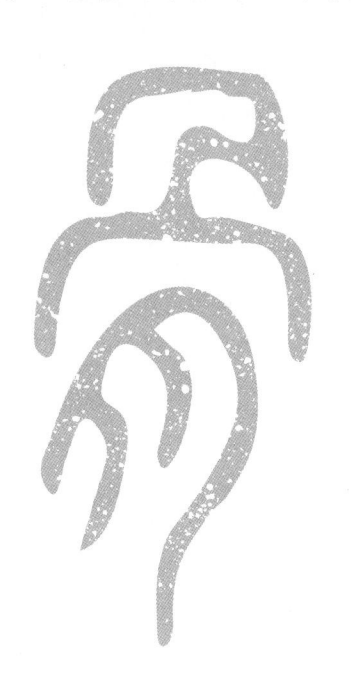

第一节 股骨颈骨折

一、病因病机

儿童股骨颈骨折发生率很低，据统计不超过儿童骨折总数的1%，以11～13岁多见。轴线负载、扭转暴力、过度外展或髋部直接被撞击都可引起儿童髋部骨折，几乎所有骨折都由严重的高能量创伤引起，如高空坠落、车祸等。若骨折是由轻微外力所致，则应考虑病理性骨折。

二、诊断要点

（1）有明确的外伤史，如交通事故或高处坠落等高能暴力致伤史。

（2）髋部疼痛、下肢短缩和外旋畸形。无移位的股骨颈骨折或应力性骨折患儿仍可行走，但通常有跛行，大幅度活动髋关节时出现髋、膝疼痛。

（3）影像学检查：拍清晰的骨盆X线正位片，比较双侧髋关节。无移位性股骨颈骨折或压缩骨折，其X线表现为Ward三角区的骨小梁断裂或紊乱。MRI检查有助于无移位骨折的诊断。

三、分型

按骨折部位分型：

Ⅰ型：股骨头骨骺骨折。累及骨骺并发股骨头髋臼脱位（ⅠB型）或不脱位（ⅠA型），该型骨折较为少见，约占儿童股骨颈骨折的8%，股骨头坏死概率极大。

Ⅱ型：经颈型。最为多见的骨折类型，占股骨颈骨折的45%～50%，股骨头坏死率为28%左右。

Ⅲ型：基底型。约占股骨颈骨折总数的34%，股骨头坏死率较经颈型低。

Ⅳ型：转子间骨折。占该类骨折的12%，因是关节囊外骨折，并发症发生率最低，股骨头坏死率仅为5%。

四、鉴别诊断

（1）外伤后髋部疼痛但没有骨折表现的患儿应考虑其他诊断，如滑膜炎、关节积血或感染。血常规、血沉、C反应蛋白及体温检查有助于明确诊断。超声检查可以发现关节内积液，必要时可行关节穿刺检查。

（2）Ⅰ型骨折应与股骨头骨骺滑脱（SCFE）相鉴别，后者的损伤暴力较小，多伴有肥胖或内分泌疾病；新生儿Ⅰ型骨折应特别注意，这类损伤非常少见，因为新生儿股骨头在X线片上不显影，因此应高度警惕这类损伤。患儿表现为肢体屈曲、外展、外旋畸形，患髋假瘫短缩是诊断的要点。但应注意与化脓性髋关节炎和髋关节脱位鉴别。X线片对诊断有帮助，在不能明确诊断时可考虑超声检查。必要时应行MRI检查。

（3）应力性骨折由反复积累损伤引起，表现为髋、膝部疼痛和跛行。长跑、走路或近期大量体力活动后出现髋、膝部疼痛者，需考虑应力性骨折。对高质量X线片进行仔细观察，可发现骨质硬化、骨皮质增厚或新骨形成，无移位骨折表现为模糊X线影像。

（4）轻微创伤所致的骨折提示有骨病存在，如肿瘤、囊肿和感染，即病理性骨折。

五、治疗

（一）非手术治疗

适应证：2岁以内稳定的移位小的Ⅰ型骨折；5岁以内无移位的Ⅱ、Ⅲ型骨折；无移位的压缩性骨折。

治疗方法：小于1岁的儿童建议行外展位支具固定；小于5岁的儿童建议行髋人字石膏固定，将患肢固定在外展内旋位。

（二）手术治疗

解剖复位及坚强的内固定是减少移位型儿童股骨颈骨折晚期并发症的主要因素。

1. Ⅰ型骨折的手术治疗

移位的Ⅰ型骨折建议行闭合复位内固定术，内固定的选择取决于患儿的年龄、体重、身材等，一般来说2岁以内的患儿建议选择2～3枚2 mm光滑克氏针穿过骺板固定；大龄的儿童可应用直径4.0～7.3 mm空心螺钉过骺板固定。若闭合复位不成功则应行切开复位，Watson-Jones入路适合于ⅠA型骨折，ⅠB型骨折可根据股骨头骨骺位置确定具体的手术入路。

2. Ⅱ型和Ⅲ型骨折的手术治疗

移位的Ⅱ型和Ⅲ型骨折可首先尝试闭合复位内固定，若不能达到解剖复位，可采用Watson-Jones手术入路行开放复位，内固定的选择也应依据患儿年龄、体重及身材，选择合适的内固定物（克氏针、空心螺钉、锁定钢板）；行内固定时，螺钉应尽量不穿透骺板，减少其对患儿股骨近端生长发育的影响。

3. Ⅳ型骨折的手术治疗

对于移位较大的Ⅳ型骨折我们推荐经外侧入路切开复位髋部钢板螺钉内固定的治疗方式。

（三）药物及非药物治疗

1. 中药治疗

同锁骨骨折。

2. 功能锻炼及按摩

患儿从复位之日起即可开始进行伸屈踝关节等练习；中后期可逐渐开始做屈膝、股四头肌静力性收缩等功能练习，配合局部外搽郑氏舒活酊，以抚摩、揉捏、搓和摇晃手法进行按摩，以减少肌肉萎缩程度。

3. 辨证调护

卧床患儿应注意预防压力性损伤、坠积性肺炎等早期并发症的发生。

（四）晚期并发症及处理

1. 股骨头缺血性坏死

股骨头缺血性坏死是儿童髋部骨折中最严重、最常见的并发症，也是儿童髋部骨折预后不良的主要原因。Ⅰ型最严重，移位的骨折，发生坏死的概率约为85%；Ⅱ型坏死率约为33%；Ⅲ型坏死率约为27%。目前无确切有效的治疗方法。创伤后一年复查一次至术后5年，以便及时发现和治疗股骨头缺血性坏死。

2.髋内翻畸形

开放复位内固定能有效降低髋内翻发生率，大于 8 岁患儿，股骨颈干角小于 110°且髋内翻超过 2 年，可考虑股骨转子下外展截骨术。

3.骨骺早闭

内固定穿过骺板是骨骺早闭的主要原因，只有双侧下肢明显不等长（大于 2.5 cm）时才考虑手术治疗。

4.骨不连

多见于经颈骨折（Ⅱ、Ⅲ型骨折），若诊断为骨不连应尽早行骨移植术。

5.其他并发症

感染及关节软骨溶解为少见并发症。

第二节　股骨粗隆部骨折

单纯的股骨大粗隆、小粗隆骨折比较少见，一般多发生于体育运动中的青少年，大粗隆的骨化中心在 4 岁左右出现，小粗隆的骨化中心是在 13～14 岁出现。大部分的损伤是发生在骨化中心出现后。由于股骨粗隆部骨折属于关节外骨折，且骨折处血液循环丰富，只要诊断及时，正确处理，其预后较好。

一、病因病机

股骨大粗隆、小粗隆为许多髋部及下肢肌肉附着点，其骨折多由于受到其附着点的肌肉急剧的过度牵拉，如举重负荷时下蹲，臀中肌猛力牵拉致大粗隆骨折；踢球、跑步时突然停步，跨栏运动时跨越侧腿的髂腰肌的猛力牵拉致小粗隆骨折。因为大粗隆位于外后侧，偶尔也可因直接碰撞的暴力而致骨折。

二、诊断要点

（1）有明确的外伤史，伤后股骨大粗隆或小粗隆处肿胀压痛。

（2）大粗隆骨折时髋关节外展局部疼痛；小粗隆骨折时髋关节外展

后伸时局部疼痛加重，移位明显者可扪到分离的骨折块。

（3）影像学检查：X线摄片可明确诊断。

三、治疗

（一）非手术治疗

股骨大粗隆骨折块移位小于1 cm者，可将患肢置于轻度外展位，局部外敷新伤止痛软膏，卧床休息，1个月左右可逐渐负重行走。

小粗隆骨折者可在患肢下垫枕，使髋、膝关节各屈曲至90°，并内收、内旋大腿，局部外敷新伤止痛软膏，1个月左右逐渐负重行走。

（二）手术治疗

股骨大粗隆骨折块大于1 cm者，可行切开复位螺丝钉内固定术。

（三）药物及非药物治疗

1. 中药治疗

同锁骨骨折。

2. 功能锻炼及按摩

患儿从复位之日起即可开始进行伸屈踝关节等练习；中后期可逐渐开始做屈膝、股四头肌静力性收缩等功能练习，配合局部外搽郑氏舒活酊，以抚摩、揉捏、搓和摇晃手法进行按摩，以减少肌肉萎缩程度。

3. 辨证调护

（1）卧床患儿应注意预防压力性损伤、坠积性肺炎等早期并发症的发生。

（2）卧床休息期间应确保患侧髋关节在相应的肌肉松弛位。

（3）下床活动后应循序渐进活动髋关节，骨折未愈合前不做髋关节过度屈曲外展动作。

第三节　外伤性髋关节脱位

一、病因病机

外伤性髋关节脱位在小儿较少见，但比髋关节骨折的发病率高，常发生于5岁以下儿童,可由轻微的创伤引起。这个年龄段儿童的髋臼由柔韧的软骨组成,同时韧带松弛,故易导致髋关节脱位。大于10岁的儿童发生髋关节脱位需要较严重的损伤,如机动车意外或对抗性体育运动等。

二、诊断要点

(1)有明确外伤史。

(2)患儿感觉疼痛不能行走,有时表现为膝部疼痛而不是髋部疼痛,局部肿胀和畸形。后脱位表现为髋关节屈曲、内收、内旋畸形,大转子上移,可在臀部扪及脱位的股骨头。前脱位则表现为髋关节过伸、外展和外旋畸形。后脱位的股骨头可损伤坐骨神经,此时应特别注意检查坐骨神经的功能,前脱位可损伤股神经血管束,应注意检查股神经的功能及下肢的血运。

(3)影像学检查:骨盆X线片可明确诊断及损伤类型。外伤性髋关节脱位可合并髋臼边缘骨折和股骨近端骨折,少数患者有同侧股骨干骨折。CT检查有助于了解髋臼的情况,发现关节内碎骨片。MRI对诊断关节内软组织嵌顿很有价值,对发现髋关节半脱位也特别有帮助。

三、分类

髋关节脱位一般根据股骨头脱位的方向进行描述,分为四类,即后脱位、前脱位、中心型脱位、下脱位,以后脱位多见。

四、鉴别诊断

(一)发育性髋关节脱位

发育性髋关节脱位无外伤史,典型症状表现为臀纹不对称、双下肢不等长、髋部活动受限及跛行;X线片上可表现为髋臼发育不良、髋臼角增大等。

(二)感染性髋关节脱位

患儿近期多有发热,髋部红、肿、热痛伴有髋部活动受限,血常规中白细胞计数、中性粒细胞计数及比例、C反应蛋白、红细胞沉降率多升高。

（三）外伤后滑膜炎

脱位后自动复位的患儿，应与外伤后滑膜炎鉴别，可行 MRI 或关节造影检查，以明确是否存在软组织嵌顿。如果关节间隙存在软组织嵌顿或骨软骨块，则需开放性手术使髋关节完全复位。

五、治疗

（一）非手术治疗

髋关节脱位应立即复位。争取在受伤 6 小时内复位以便减少股骨头缺血性坏死的发生。复位时忌施暴力，应有满意的麻醉使肌肉松弛。

1. 后脱位的闭合复位

一般有三种复位方法，即 Stimson 法、Allis 法和 Bigelow 法。三种复位法都是使髋关节处于屈曲位，放松髂股韧带，进而使股骨头逐渐靠近至关节囊破口处达到复位。

2. 髋关节前脱位复位法

股骨头移位于前内方，最好采用非骨性支点的方法复位，使股骨头牵引外移和摆动后达到关节囊撕裂处，进入髋臼。一般采用 Allis 法，亦可用反 Bigelow 法。

（二）手术治疗

对于闭合复位不成功、骨折碎片卡在关节腔内或陈旧性脱位患儿应采取开放复位。髋关节后脱位行开放复位时，常选择髋关节后外侧入路。坐骨神经紧贴于外旋肌，必要时应探查该神经。为显露深面的关节囊，可切断、牵开短外旋肌。髋关节前脱位应选择前方入路，可做小切口，经缝匠肌和阔筋膜肌的间隙进入，深部切口沿股骨头所造成的缺损向下达髋臼水平。开放复位时，应该仔细探查股骨头和髋臼，以发现是否存在关节软骨破坏、磨损或骨折。术中应清除关节内所有骨碎片，探查修复关节囊和髋臼盂唇，如髋臼盂唇骨折无法修复可予切除。关节盂唇或关节囊可陷入关节内，形成软组织嵌顿，应将其彻底清除。如果复位受阻，必要时可扩大创口，在直视下复位，复位后需进行 X 线摄片检查，以证实髋关节完全对合，如果发现关节间隙轻度增宽，应重复行 X 线摄片检查，排除关节内软组织嵌顿。轻度的关节间隙增宽可由关节内积液引起，将在数天后恢复正常。应尽量修复关节囊。常规缝合切口。

（三）术后处理

复位后即刻行 X 线检查，以证实复位成功并排除合并的骨折。若已复位，股骨头有轻度外移时应采用 CT 或 MRI 检查，排除关节内游离的骨折块，特别是 MRI 可显示关节内软骨游离块。复位成功后应行单髋人字石膏固定 4～6 周，拆除外固定后，扶拐下地负重。疼痛消失，髋关节活动基本恢复，可允许患儿负重行走。适当延长不负重时间是必要的，一般应在 2～3 个月。

（四）并发症及处理

大多数儿童髋关节脱位可治愈而不留后遗症，并发症并不多见。

1. 血管损伤

儿童髋关节前脱位可损伤股神经血管束，其发生率为 25%。如果髋关节复位后血液供应仍无恢复，应立即手术探查股动、静脉。

2. 神经损伤

髋关节后脱位有 2%～13% 的患儿伴有坐骨神经损伤，髋关节复位后大多数患儿的神经功能自行恢复，一般不需手术探查，除非有神经撕裂或嵌入关节内。怀疑有神经撕裂和嵌顿者，应行手术探查。

3. 股骨头缺血性坏死

儿童髋关节脱位并发股骨头缺血性坏死的发生率为 8%～10%。及时（6 小时内）复位能减少这一并发症的发生。股骨头缺血性坏死的 X 线表现可迟发出现，因此，髋关节脱位后至少应随访 4 年，定期行 X 线检查。股骨头缺血坏死可表现为疼痛、运动障碍、股骨头变形。幼儿股骨头缺血性坏死的临床表现与 Perthes 病相似，治疗方法也相同。

4. 复发性脱位

创伤性髋关节脱位复位后很少再发生脱位，复发性脱位多见于 8 岁以下的髋关节后脱位患儿，也可见于关节松弛的患儿如 Down 综合征、Ehlers-Danlos 病，其发生率不超过 3%。快速有效的治疗方法是关节囊探查修复术。大龄儿童髋臼后缘的骨缺损可导致髋关节复发性脱位，与成人一样，应重建髋臼后缘的完整性。

5. 软骨溶解

药物无法使溶解的软骨再生，治疗方法主要为对症处理，如使用非类固醇类抗炎药、减少患肢负重等。如果关节恢复无望，可考虑关节融合或关节重建。

6. 髋膨大

髋关节脱位偶可发生股骨头增大畸形，大多数股骨头增大的患儿没有症状，也不需要治疗。目前也无有效的预防措施。

（五）药物及非药物治疗

1. 中药治疗

同锁骨骨折。

2. 功能锻炼及按摩

患儿从复位之日起即可开始进行伸屈踝关节等练习；中后期可逐渐开始做屈膝、股四头肌静力性收缩等功能练习，配合局部外搽郑氏舒活酊，以抚摩、揉捏、搓和摇晃手法进行按摩，以减少肌肉萎缩程度。

3. 辨证调护

卧床患儿应注意预防压力性损伤、坠积性肺炎等早期并发症的发生。

第四节　股骨头骨骺滑脱

股骨头骨骺在出生第 3～7 个月时出现，最初呈卵圆形，两岁后，外形如成人呈半圆形。骨骺滑脱常发生在 10～17 岁的青少年，双侧者少见。临床上股骨头骨骺分离预后欠佳，很可能继发股骨头缺血性坏死、髋内翻或骨骺早闭。

一、病因病机

发病原因不明。可能与损伤或内分泌变化有关。生长激素及性激素可以影响骺板软骨细胞增殖率，因而最终影响骨的生长发育。关节囊和股骨颈骨膜增厚水肿，股骨头和颈之间的骺板软化，结缔组织增生，纤维变性，继而发生股骨头和颈的关系改变。青少年时期急性外伤性股骨头骨骺损伤常常具有上述的慢性滑脱的内在因素，故稍受外力即产生滑脱。

二、诊断要点

（1）可发生于各个年龄组，以 10～17 岁青少年多见。

（2）有或无明显外伤史。

（3）患髋疼痛，患肢短缩、外旋、轻度内收，腹股沟肿胀、压痛，髋关节功能障碍，特别是屈曲外展、内旋受限尤其明显。

（4）X 线摄片检查可明确诊断及类型。

三、分型

按股骨头骨骺移位情况分型。

正位 X 线片：股骨头骨骺在干骺端上产生的移位。轻度：移位少于股骨颈宽度的 1/3；中度：移位在 1/3～1/2；重度：移位超过 1/2。

蛙式位 X 线片：Southwick 角（干骺角）；轻度＜30°；中度 30°～50°；重度＞50°。

四、鉴别诊断

应与先天性髋内翻畸形鉴别，先天性髋内翻畸形常发生在 5 岁以下。从 X 线片上看，股骨头骨骺滑脱时颈干角正常，变化主要发生在骺板部，股骨头向下向后移位，最后形成畸形，又称头性髋内翻；先天性髋内翻畸形颈干角减小，在骺板近侧常有一透明带，在骺板与干骺端下方形成一个三角骨片，严重者在骨骺闭合后形成手杖畸形，又称颈性髋内翻。

五、治疗

（一）非手术治疗

1.适应证

（1）骨折无移位或移位小于 25% 者，可卧床穿丁字鞋休息，行股骨髁上骨牵引，维持在轻度外展、内旋 10°和伸直位。一般固定 6 周后可床边坐立并扶拐行走。

（2）若移位超过25%者，应在麻醉下闭合手法复位。

2.手法复位术

在腰椎硬膜外麻醉或局麻下，患儿仰卧位。助手固定其骨盆，术者一手握伤肢足踝部，另一手握住伤肢腘窝，屈膝90°向下牵引患肢，纠正重叠后，将伤肢逐渐由屈髋屈膝变为内旋外展伸膝伸髋，复位后保持患肢外展内旋姿势，行股骨髁上骨牵引固定治疗。

（二）手术治疗

1.适应证

（1）闭合手法复位失败或骨位难以维持者。

（2）股骨头骨骺骨折伴骨骺脱位者。

2.手术方法

（1）经皮空心加压螺钉固定：患儿仰卧位，在C臂X线透视下闭合整复骨折，用一导引针表示股骨颈的前倾角，在股骨大粗隆远端1~2cm，股骨前外侧，与股骨颈干角相同角度进针，并用1~2枚空心加压螺钉固定，保障有至少2圈螺纹通过骺板。用无菌敷料包裹覆盖，术后制动6周。

（2）切开复位内固定：尽可能少用，只在股骨头骨骺脱出髋臼的患儿中使用，根据脱出的方向分别采用前、后不同的切口。预后不良。

（三）药物和非药物治疗

1.中药治疗

（1）早期：活血化瘀、消肿止痛。选服七味三七口服液、玄胡伤痛宁片等，外用新伤止痛软膏，局部发热明显者加大黄、芙蓉叶；痛甚者加乳香、没药。

（2）中期：活血生新、续筋接骨。内服正骨丸，瘀肿消除后再服接骨丸。外敷接骨药。

（3）后期：补气益血、强筋健骨。内服正骨紫金丹。外贴活络膏，并选用活血祛瘀、祛风寒湿、软坚散结洗药煎水熏洗。

2.功能锻炼

早期做股四头肌静力收缩练习，6周后可床边坐立并扶拐行走。

3.辨证调护

（1）整复固定及术后应观察有无神经血管受压症状，一旦出现，应立即对症处理。

（2）整复固定后间日复诊，可借助X线透视检查骨位是否有移位。若发生移位，应及时处理。

（3）伤后连续观察有无股骨头缺血性坏死、髋内翻或骨骺早闭，以做相应处理。

第五节　股骨干骨折

股骨干骨折是指股骨转子以下和股骨髁部以上部位的骨折，儿童受直接或间接暴力外伤可见该部位骨折。其中股骨中1/3骨折占66%，上1/3骨折占17%，下1/3骨折占12%。小儿股骨干骨折有以下特点：①能早期形成丰富的骨痂达到坚固愈合；②常见过度生长，具有一定的自然矫正畸形的能力；③愈合快，预后好，通常保守治疗可治愈。

一、病因病机

儿童股骨干骨折的发生机制与儿童的年龄有关。新生儿可发生分娩骨折，高处坠落是低龄儿童股骨干骨折的主要原因，其他还包括虐待儿童所致的骨折和病理性骨折。机动车事故是大龄儿童股骨干骨折多见的损伤机制。儿童应力性骨折多发生于从事足球、曲棍球、田径等运动的青少年，在临床中非常少见，对于儿童无明显外伤史时出现股骨干单一部位的疼痛，应该考虑发生股骨干应力骨折的可能。

二、诊断要点

（1）有明确外伤史，伤后大腿出现剧烈疼痛、肿胀不能站立行走。

（2）患肢较健侧短缩，局部有明显压痛、成角、旋转畸形，移位严重者可扪及骨折断端，骨传导音减弱或消失。

（3）X线检查可明确诊断，并可显示骨折类型、移位方向。

三、分类

（一）上 1/3 骨折

骨折发生在股骨干上段，因近折端受髂腰肌、臀中肌、臀小肌牵拉而屈曲、外展，远折端受内收肌牵拉而向内、向上移位。

（二）中 1/3 骨折

骨折发生在股骨干中部，其移位多因暴力方向而异，但骨折对位后仍因肌肉牵拉而呈向外前成角倾向。

（三）下 1/3 骨折

骨折发生在股骨干下段，远折端因受腓肠肌牵拉，多向后移位。

四、治疗

（一）非手术治疗

儿童骨骼有较好的塑形能力，特别是低龄儿童，在其治疗时主要是保持良好对线，防止旋转，解决重叠，不必强求骨折的解剖对位。对于低龄儿童一般行手法整复，因夹板托板、石膏或 Pavlik 吊带等固定 3～4 周。随着年龄增长，肌力增强，重叠及移位可能性加大，在手法整复、上述外固定基础上，需配合泡沫带皮牵引或股骨髁上骨牵引治疗。大龄儿童移位的股骨干骨折均为不稳定性骨折，单纯手法复位、夹板固定很难保持良好的对位对线，保守治疗一般采用骨牵引配合手法复位、夹板固定及功能锻炼相结合的方法进行治疗。

1. 疗效判定

儿童骨骼有较好的塑形能力，根据剩余生长潜能年限，可接受一定范围内的成角（表 4-1）。

2. 手法复位术

视骨折移位方向，多采用端提、推压手法；对肌肉多、体粗大的肥胖者可用双前臂进行夹挤，术者一臂放于近骨折段的外前方，另一臂放在远侧骨折段内后方，两手交叉同时用力，在左右两前臂之间形成一种钳式挤压剪力，迫使骨折对位。对短斜形呈现出 180° 旋转移位者，在牵引前即应行回绕手法，纠正旋转后再进行牵引。

表 4-1 股骨干骨折可接受的成角畸形

年龄	内翻/外翻	前后方向	短缩
<2 岁	30°	30°	15 mm
2~<5 岁	15°	20°	20 mm
5~10 岁	10°	15°	15 mm
>10 岁	5°	10°	10 mm

3. 外固定术

按骨折部位及移位情况以两点或三点挤压法放置平垫，然后在前、后、内、外均匀放置 4 块股骨干夹板并用 4 条束捆扎固定。行股骨髁上牵引者，内、外侧夹板下端应开槽骑在骨牵引针上，上 1/3 骨折可在夹板外加用外展板，防止骨折端向外成角。

4. 骨牵引术

上 1/3 骨折以及远折端向后移位的下 1/3 骨折用股骨髁上牵引。牵引重量可达体重的 1/7，2~3 天重叠纠正后行手法复位术，固定后应减为维持量在 2~3 kg 以防止断端分离，其牵引力线，上 1/3 骨折可外展 30° 左右，为克服屈髋肌对近折端牵拉，可屈髋至 90°。牵引维持时间为 5~6 周。不建议使用胫骨结节骨牵引，有学者提出，可能导致膝关节过伸。

（二）手术治疗

1. 适应证

陈旧性骨折不愈合或畸形愈合；合并血管、神经损伤；开放性骨折；严重的粉碎性或多段骨折；非手术疗法失败者。

2. 手术方法

1）闭合复位弹性髓内钉内固定术：患儿年龄在 5 岁以上的移位型股骨骨折、骨位不稳定者可行闭合复位弹性髓内针固定治疗。体重超过 50 kg 者，不建议采用此种固定方式。不稳定骨折也可以采用此种方法固定，但应在骨折愈合的初期需要加强外固定。

因弹性髓内钉可控制旋转，防止重叠移位，且闭合复位穿钉对断端血液供应破坏少骨折愈合快，是目前常用的方法。其操作步骤如下：

（1）术前通过测量股骨干髓腔直径，估计术中所需髓内钉长度及粗细，选用相应粗细髓内钉，并在骨折端对应水平预弯弹性钉塑形。

（2）患儿仰卧于带下肢骨折牵引架的手术床上，必要时进行牵引并配合手法复位，纠正重叠或侧方移位，残留小的移位可术中纠正。

（3）常规消毒铺巾后，在C臂X线透视下确定左股骨远端干骺端后，在患肢大腿下端内、远端骺板近端1～2cm处，对于儿童大致相当于髌骨上极近端一横指水平处开口，将髓内钉预弯后穿入至骨折端水平。整复骨位，确认骨折复位后将髓内钉推送依次穿过骨折区至股骨近端，外侧钉至股骨大粗隆水平，内侧钉至股骨颈内水平。C臂X线透视证实骨位好后，剪去多余ESIN尾部，埋于皮下。活动患肢髋、膝关节见功能正常，无菌敷料包扎切口。尾帽用于不稳定骨折，并能预防软组织激惹，有助于取出髓内钉。

2）切开复位钢板内固定术：大龄儿童长度不稳定性骨折，伴有神经、血管损伤需手术探查或缝合者；陈旧性骨折因失去闭合复位条件，可采用切开复位钢板内固定术。手术仍应遵守"AO"技术原则，对骨折端尽量减少剥离，钢板内固定时应将钢板放置在张力侧，即外前侧，宜采用锁定钢板。

3）交锁髓内钉固定：大龄、大体重患儿不稳定性骨折，可采用交锁髓内钉内固定术。

牵引床复位，避免梨状窝入路，建议使用专家型青少年髓内钉，首选闭合复位。

患儿取仰卧位置于牵引床上行全身麻醉，患侧肢体呈内收状态，健侧肢体向外展开，使用C臂X线透视机进行透视，根据骨折移位情况进行闭合复位。复位成功后，于股骨大转子顶端上方2cm处做一2～3cm的切口，利用C臂X线透视机确定导针进针点，在大粗隆偏外插入导针，并依次扩髓，插入合适的髓内钉进行固定。远近端各用1～2枚螺钉锁定髓内钉固定。

4）外固定架固定：外固定架可以保持儿童股骨骨折的力线及骨折端稳定，是治疗儿童股骨干骨折的有效且操作简便的方法。主要用于开放性骨折合并严重的软组织损伤且不宜使用髓内钉、钢板内固定的患儿。

术前确保固定装置的长度足够连接远端和近端固定针。如果为开放性骨折，需要进行外固定之前冲洗创面并清创。当骨折满意复位后，开始进行固定。首先安装骨干最近端固定针，另一根固定针垂直长轴安装在骨干最远端。沿骨干长轴复位使骨折达到满意对位对线。以固定架针夹为模板置入远近端其余螺钉。固定针准确安装后拧紧固定架的所有螺钉，完成连接并且在固定针与皮肤交界处无菌处理并保护。远端置钉时需考虑对髂胫束的影响，在屈膝位置钉，且切口适当切大。

（三）药物及非药物治疗

1. 中药治疗

同锁骨骨折。

2. 功能锻炼及按摩

复位固定后即可开始练习股四头肌静力性收缩和踝关节的屈伸活动，第三周骨折稳定后两手拉床上吊杠，健足蹬床做支撑、收腹、抬臀等动作，以达到髋、膝关节活动的目的。取牵引后在夹板保护下在床上继续锻炼患肢各关节活动1～2周，而后扶双拐下地行走，随着骨折愈合，逐步负重，并改用单拐行走，直至骨折愈合。

3. 辨证调护

（1）非手术治疗者要注意调整牵引方向、重量、夹板松紧度及压垫位置，中上段骨折可适当外展牵引，但不能超过45°。骨折复位后及时改牵引重量为维持量，防止断端分离。肿胀消退后及时调整扎带松紧，以扎带能上下移动1cm为度。

（2）骨折复位后应及时摄片复查骨位情况，并在3～5天再次摄片了解骨折端维持对位情况。

第六节　股骨远端骨骺骨折

一、病因病机

股骨远端骨骺骨折占全部骨骺损伤的1%～6%，好发于12～16岁的青少年，主要致伤因素有足部固定时膝关节直接暴力；坠落伤膝关节屈曲位着地；臀位产伤；膝关节过伸；以及其他易发生骨骺损伤的因素如骨髓炎、脊髓脊膜膨出、白血病、骨肉瘤、血友病等。该类骨折伴发的病理改变可能会有韧带、腘动脉和腓神经损伤。

二、诊断要点

（1）有明确外伤史。

（2）有移位的股骨远端骨骺骨折，伤后患肢不能负重及行走，在受伤时感到膝关节"啪"的一响，可能是韧带撕裂，但膝关节很快发生软组织肿胀。膝关节上方可触及不稳，可有异常活动或骨擦音，膝关节腔内渗液，穿刺可抽出血性液体。通常骨骺移位发生在冠状面，产生内翻或外翻畸形。通常可在相应部位触及干骺端突出部位。前方移位的患儿，髌骨由于连同股骨远端骨骺一起向前方移位而显得非常突出，大腿前侧相对凹陷，腘窝变得饱满。腘动脉受压后移，甚至可在皮下触及其搏动，后移位的患儿，干骺端向前方突出，移位的骨骺可在腘窝触及。无论移位方向如何，应仔细检查下肢和足部的血管、神经状态，包括动脉搏动、皮肤颜色、皮肤温度、毛细血管回流时间及患肢运动和感觉等。应用多普勒血流检测仪评估肢体远端血流情况。

（3）影像学检查：由于骨骺可透过X线，通常根据骨骺移位、增宽或邻近骨质受损来确定有无骨骺损伤。股骨远端的45°斜位片有助于发现隐匿的骨骺或干骺端骨折。如果患儿骺板部位有肿胀或压痛而普通X线片无异常发现时，应拍摄应力位X线片。少数情况下，骨折类型难以确定，可辅以CT检查。正位片上X线透亮区所代表的骺板层在青春期前大概只有3mm厚，干骺端下缘临时钙化线和骨骺上界骨板的距离缩短提示骨骺的压缩性损伤，如果临床表现与之相符，更具有诊断意义。Neer指出在骨骺压缩损伤后6个月内X线片上通常出现骨骺线提前闭合，通过这一点可以确诊。

三、分型

股骨远端骨骺骨折按Salter-Harris分类有五型。

Ⅰ型：指不伴相邻骨骺或干骺端骨折的骨骺分离，常发生在青少年或有产伤的新生儿，骨折一般无移位，早期难发现。少数情况下合并移位，移位多发生在矢状面上。Ⅰ型股骨远端骨骺骨折可发生肢体生长障碍。

Ⅱ型：最常见。常发生于青少年，它以骨骺分离合并相邻干骺端斜行骨折块为特征，骨骺通常向有干骺端骨折的一侧移位。此型骨折即使得到良好的复位也很容易发生生长障碍。

Ⅲ型：指骨骺的纵向分离，骨折线由骺板垂直延伸通过骨骺到达关节面软骨，骨折线通常位于髁间凹。有移位的Salter-Harris Ⅲ型骨折可以导致关节面不平整，尤其是髌股关节面。关节积血通常由关节骨折直接出血所致。

Ⅳ型：不常见。骨折线由干骺端骨皮质开始，垂直向下延伸，通过骨骺到达关节面软骨，即使骨折移位非常轻微也可引起生长障碍。因此，对该型骨骺损伤要求达到解剖复位并配合内固定治疗。

Ⅴ型：非常少见。通常情况下只能等待后期发生生长障碍、肢体长度异常或成角畸形时才能做出诊断。骨骺边缘的撕脱伤更为少见，它是指一个包括软骨膜的骨折块被近端附着的韧带撕脱下来，这种损伤也可以导致局限性的骨生长障碍与进行性加剧的成角畸形。CT三维重建可以确诊并有助于对骨折进行分析检查，确诊骨折存在。年龄较大的儿童骨骺损伤通常是由高能量损伤所致，如高空坠落或车祸，常同时伴有肌肉、骨骺和内脏的损伤。

四、治疗

远端股骨骨骺骨折的治疗目的是获得和维持满意的复位，恢复膝关节的功能活动范围及股四头肌肌力，并避免骨骺的进一步破坏。股骨远端骨骺骨折最好能达到解剖复位，患儿骨骼越接近成熟，对复位的要求越高。

（一）无移位骨折

无移位的Ⅰ型或Ⅱ型骨折可使用跨膝关节石膏屈膝15°～20°制动4～6周。应鼓励患儿早期功能锻炼。疼痛消失后即开始肌肉等长收缩锻炼。骨折后1周行肢体抬高锻炼。骨折后3～6周，拆除石膏托行每日2～3次的膝关节功能活动。膝关节功能正常、股四头肌肌力恢复后才允许体育锻炼。

（二）有移位骨折

有移位Ⅰ型或Ⅱ型骨折可在麻醉下通过牵引轻柔地进行复位。应避免极度屈膝，防止血管损伤。手法复位主要需纠正侧方移位和前、后移位。如果闭合复位后骨骺不稳定，可以选择闭合穿针内固定。固定完成后仍需功能位石膏固定。对于Salter-Harris Ⅲ型骨折，可以经皮穿入螺钉固定。

（三）移位的粉碎性骨折、波及关节面骨折

Ⅲ型和Ⅳ型骨骺骨折、手法复位不能获得良好的对线、对位或伴发严重的联合损伤或者不稳定者，都具有切开复位内固定的手术指征。切开复位，确定骨折线、骨骺以及关节面达到解剖复位后，在X线透视辅助下，将内植物切开皮肤置入或经皮置入。

Ⅲ型骨折可采用螺钉横向固定骨骺，Salter-Harris Ⅳ型骨折可采用克氏针或螺钉横向固定骨骺和干骺端骨折块。但是如果需要经骺板穿针，应使用无螺纹的克氏针。术中一期修复膝关节韧带损伤，术后均需要长腿石膏或者髋人字石膏固定。

（四）开放性骨折

通常为膝关节过伸型损伤。由于严重的穿透伤导致的骨骺骨折需仔细清创，对骨骺或关节面软骨碎片应力争保留并予以固定，要清除完全游离的骨碎片。应采用俯卧位，清创后切开复位内固定。必要时（通常在伤后48小时）可重复清创术，创面应尽量用软组织覆盖。手术后应定期复查X线片，明确骨折固定以及愈合情况。术后6~8周拆除石膏，进行屈膝和股四头肌功能锻炼。在膝关节正常活动范围以及肌肉力量恢复后允许患儿正常活动。手术后12~24个月均需随诊，复查X线片。

（五）并发症及处理

1. 血管损伤

血管受压解除及症状缓解后仍需观察48~72小时，彩超检查可明确血流情况，如发现血流减慢或消失，在复位固定后应行动脉探查。

2. 腓总神经损伤

腓总神经损伤发生率约为3%，一般对症治疗可恢复，如3~6个月无明显恢复，则需行肌电图检查，如肌电图出现神经传导时间延长、纤维

颤动或失神经传导，应行神经探查吻合术。

3. 再移位

再发移位如出现则应重新复位，同时使用内固定。

4. 膝关节不稳

膝关节不稳主要是合并侧副韧带及交叉韧带损伤所致，如果无半月板损伤，可于复位后实行康复计划；如合并可修复的半月板撕裂，要根据患儿的年龄和运动量，在骨骺愈合后进行半月板修复时实施交叉韧带重建术。

5. 渐进性成角畸形

股骨远端骨骺分离后出现渐进性成角畸形，通常是由于骨骺的生长不均衡所致。如骨骺提前闭合的范围不超过整个骨骺的30%且骨骺生长期大于2年，应考虑行骨骺骨桥切除脂肪填塞术；对有中央骨桥形成，而骺板内外侧仍有部分残留生长的青少年，如果膝关节内外翻仍进行性加剧，可行骨骺阻滞术。如骨骺生长期不到2年，则可考虑用外固定支架行骨骺固定术来纠正明显的成角畸形。如患者接近骨龄成熟期，则更适合于行截骨矫形术。

6. 肢体长度不一致

如果患儿受伤时骨骺生长期在2年之内，肢体长度的差异可能不明显。如果受伤时骨骺生长期超过2年，肢体的长度差异将以每年1 cm的速度增长。如果在骨骼成熟时的长度差异少于2.5 cm，则无须特殊治疗；如差异在2.5～5 cm，应考虑在合适的时候对对侧股骨或胫骨行人工骺板闭合术。如果估计在骨骼成熟时差异超过5 cm，则可考虑采用外固定架经皮切开固定后缓慢延长短缩的股骨。

7. 关节僵硬

关节僵硬可由关节内粘连、关节囊挛缩或肌挛缩引起。固定过程中应尽可能伸直膝关节，另可通过主动和被动关节活动锻炼来治疗，使用内固定者可考虑早期活动。对保守治疗失败的膝关节僵硬患儿，采用外科手术松解挛缩和粘连，术后应用持续被动活动装置的方法可明显恢复活动度。

（六）药物及非药物治疗

1. 中药治疗

同锁骨骨折。

2. 功能锻炼

复位固定后即可开始练习踝关节的屈伸活动，骨折稳定后行股四头肌静力性收缩练习。

3. 辨证调护

注意观察肢端血液循环及感觉情况，避免石膏或夹板引起的骨突部位的皮肤压力性损伤。

第七节　髌骨骨折

髌骨是人体中最大的籽骨，是伸膝装置的组成部分，可增强膝关节最后 10°～15° 的伸直功能，增加股四头肌对小腿的拉力。髌骨骨折多见于成年人，儿童较少见。髌骨一般骨化在 5～6 岁开始，以后为多中心骨化，随年龄增长沿髌骨边缘软骨增生，逐渐增大，同时由于股四头肌和支持带张力性牵拉，使髌骨四周承受不同程度的应力。髌骨骨折多见于成年人，儿童较少见，约占膝关节损伤的 5%。此种骨折多发生在 9～15 岁儿童，平均为 13.7 岁，大多数为男性。儿童髌骨骨折最大的困难在于明确诊断，因为骨折常易与髌骨发育异常相混淆，临床上可分为横形骨折和撕脱性骨折，撕脱性骨折可发生在髌骨四周的任何部分。在损伤初期 X 线片常不能显示损伤的解剖范围。因为成长期的儿童髌骨周围有极厚的软骨，被撕脱的骨折块中骨质极少，年龄越小该情况越明显，所以常常低估撕脱骨片的大小，特别是髌骨袖套状骨折（图 4-1）。

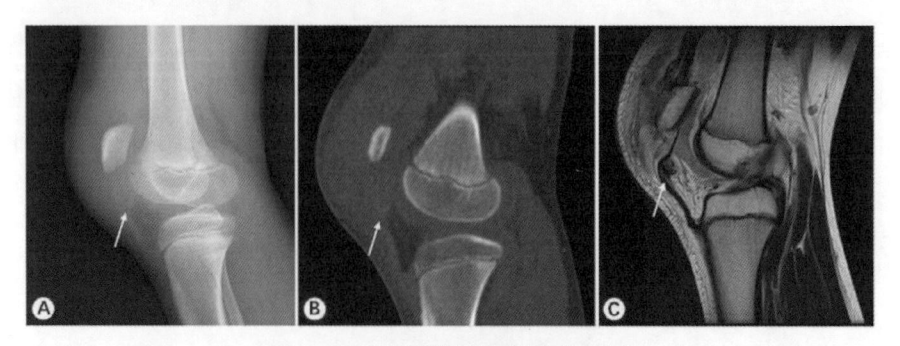

图 4-1　11 岁男性髌骨袖套状骨折

注：A、B 图可见在 X 线片和 CT 片上显示撕脱的骨折块中骨质极少；C 图可见在 MRI 片上骨块中带着大块软骨。

一、病因病机

间接、直接暴力均可致髌骨骨折。间接暴力多为行走、跑跳、站立不稳或高处跌下时膝关节呈半屈曲位，股四头肌猛力收缩使髌骨与股骨滑车顶点密切接触成为支点，髌骨受到强力牵拉而致骨折，骨折的同时多伴有髌旁两侧腱膜和关节囊破裂，骨折多为套状撕脱，骨块分离移位较大。直接暴力多为摔倒时膝部撞击于地面或障碍物，或被直接暴力打击所致，骨折多为横形或粉碎性，髌旁腱膜和关节囊多较完整，骨折移位较小。

二、诊断要点

（一）症状

伤后膝部剧烈疼痛，迅速出现肿胀，膝关节不能主动伸直，不能负重及站立，时间稍久者，可出现皮下瘀斑。

（二）体征

患膝可有明显肿胀、压痛，膝关节难以完全伸直，不能负重。移位较大的髌骨骨折触诊时可扪及髌骨前局部凹陷裂隙和高位髌骨。如果是髌骨下极撕脱骨折，主动收缩股四头肌可将髌骨向上牵拉，髌骨边缘骨折的症状除髌骨内外缘局限性压痛、肿胀外很少伴有其他症状，患儿甚至能完成直腿抬高的动作。髌骨内侧缘撕脱骨折通常意味着在损伤过程中曾经发生过急性髌骨外脱位，而随后脱位的髌骨常常自行复位。如果髌骨发生脱位，患儿常拒绝收缩股四头肌。

（三）影像学检查

侧位 X 线片对髌骨横形骨折显露最佳。膝屈曲 30° 摄片可充分了解骨折的移位程度。纵向边缘骨折在平片和轴位片上显露最佳。

三、分型

（一）无移位型

骨折无移位，可有纵向、横形、斜形、星状粉碎性等多种形态。

（二）移位型

以髌骨的中 1/3 或下 1/3 为多见，骨折端分离，远端可向前下方翻转。

四、治疗

（一）非手术治疗

无移位的髌骨骨折可以保守治疗，以长腿石膏托、石膏管型或膝圈钢托直腿固定患肢。伤后几天内，一旦肿痛症状明显减轻，即可鼓励患儿进行不负重行走，1 周后可进行直腿抬高练习。

（二）手术治疗

1. 适应证

骨折断端分离大于 2 mm、骨折块前后分离、关节面不平。

2. 手术方法

最常用的方法是张力带固定，张力带可用克氏针、钢丝或带钉、针的钢缆，根据骨折类型，也可采用螺钉固定、可吸收线修补缝合等。

1）切开复位、克氏针张力带内固定术

（1）做从髌骨上缘正中向下至髌尖下 3 cm 的纵向切口。

（2）切开筋膜显露骨折断端，清除瘀血块。

（3）用点状复位钳夹住两端进行复位后临时固定，然后从髌骨两侧纵向平行穿过两根克氏针固定骨折断端，X 线透视证实骨折已复位，关节面平整，即用钢丝呈"8"字形或环行套扎绕克氏针的四角拉紧打结。

（4）在克氏针两端距髌骨缘 5 mm 处剪断，弯曲针尾并埋入深筋膜，修补，缝合伸膝装置后逐层缝合切口。

2）髌骨周围缝合固定术：用不锈钢丝或粗线绕髌骨周围形成缝合固定，缝合时紧贴髌骨边缘，缝合深度不宜过浅，否则易出现固定松动，髌骨关节面张口。此方法一般需结合克氏针张力带固定。

（三）药物及非药物治疗

1. 中药治疗

同锁骨骨折。

2. 功能锻炼

伤后鼓励患儿尽早开始做患肢踝、趾间关节主动伸屈活动，以及股四头肌静力收缩练习，并逐渐做膝关节屈伸锻炼。

第八节 胫骨近端骨骺骨折

胫骨近端骨化中心约在 2 月龄时出现，约在 15 岁时与胫骨结节骨化中心融合，一般认为胫骨近端骺板由中间向边缘融合。胫骨近端骨骺无韧带附着，膝关节囊抵于胫骨近端骨骺，内外侧副韧带分别抵于胫骨干骺端和腓骨小头。这样的解剖结构使膝关节所受的内外翻暴力易被传导至股骨远端骨骺、腓骨头和胫骨干骺端，从而避免了胫骨近端骨骺损伤，所以儿童胫骨近端骨骺骨折相对少见，占儿童骨骺损伤的 0.5%～3%。

腘动脉紧贴胫骨近端后方并在此水平分出膝下内、外侧动脉分支，腘动脉与膝关节囊有纤维相连，且与收肌管等周围结缔组织均有固定关系。致使胫骨近端骨骺骨折易并发血管损伤。所以初诊摄片时即使骨折移位很小，也应该仔细检查血管损伤情况，因为损伤一瞬间可能已经产生了显著性移位。

一、病因病机

儿童胫骨近端骨骺骨折可由膝关节遭受直接撞击或膝关节内、外翻应力的间接损伤所致。胫骨近端骨骺骨折常伴发腓骨骨折、同侧胫骨干或股骨干骨折等损伤。

二、诊断要点

（一）外伤史

儿童患肢被车轮碾压或在车祸中受到挤压均为直接暴力。由间接暴力导致的胫骨近端骨骺骨折更为常见，如小腿固定时膝关节过伸位内翻或外翻。少数情况下，胫骨近端骨骺骨折也可发生在膝关节屈曲位。

（二）症状与体征

外伤后膝关节肿胀，呈屈曲位，伸直受限，胫骨关节面远端 1.0～1.5 cm

有明显压痛，有后方移位者在胫骨结节水平就可看到或摸到一个明显的凹陷。干骺端向内侧移位常产生膝外翻畸形。应仔细检查小腿各肌间隔，避免漏诊骨筋膜室综合征。无移位的胫骨近端骨骺骨折常被误诊为单纯侧副韧带损伤的病例，应力位 X 线检查可发现胫骨近端骨骺骨折。

（三）影像学检查

常规行膝关节正侧位 X 线检查，有时移位较小的骨折诊断相对困难，干骺端周边的一个小骨片可能是诊断的唯一线索，而骨折线仅在斜位片上看到。对 X 线检查未见骨折而病史及查体高度怀疑者行应力位 X 线检查。MRI 检查可明确移位的胫骨近端骨骺骨折线内是否有软组织嵌入。如有软组织嵌入，则通过闭合的方法使骨折达到复位相当困难。因胫骨近端骨骺骨折血管损伤较为常见，应仔细检查患儿肢体远端动脉搏动等，对骨折有移位且无动脉搏动者应立即使骨折复位后再次检查动脉搏动，复位后仍无搏动者行动脉造影检查。

三、分型

胫骨近端骨骺骨折按 Salter-Harris 骨骺损伤分型。

Ⅰ型：通常无移位，必要时需要行应力位 X 线检查帮助诊断，但 Ⅰ 型损伤易并发血管损伤及发生骺板生长障碍。

Ⅱ型：最多见，约占胫骨近端骨骺骨折的 37%，通常因膝关节外翻应力所致内侧骺板损伤，干骺端骨折块一般位于外侧。

Ⅲ型：骨折线常通过胫骨内、外侧平台，亦可累及胫骨结节和胫骨近端骨骺前端，此类骨折移位较大，通常需要手术治疗。

Ⅳ型：相对少见，常发生在外侧骨骺。

Ⅴ型：极为罕见。

四、治疗

治疗应该在详细检查患肢远端动脉搏动情况后进行，治疗的目的是在不增加骨骺损伤的情况下尽量达到解剖对位，并维持骨折对位。

（一）非手术治疗

（1）对没有移位或轻度移位的骨折可行手法复位外固定。为尽量减轻骨骺损伤，骨折复位过程中牵引至关重要，整复手法应在麻醉下轻柔复位。过伸位损伤患儿多为Ⅰ、Ⅱ型骨骺损伤。复位时助手固定股骨干，沿下肢长轴方向施加纵向牵引力，并柔和地向前挤胫骨近端干骺端以复位。

（2）外翻型胫骨近端骨骺骨折应在伸膝牵引位、远端内翻时复位。复位时动作轻柔避免增加骺板损伤，同时也能降低损伤腓神经的风险。

（3）手法复位后长腿石膏或托板固定在屈膝位4～6周。屈膝角度通常为20°～30°，不宜超过60°，注意观察伤肢远端血液供应情况变化。

（二）手术治疗

1. 适应证

胫骨近端骨骺骨折闭合复位失败者或者复位后并不稳定者；有移位的Ⅲ、Ⅳ型骨折者；骨折伴血管损伤者；胫骨近端骨折伴同侧骨干骨折者。

2. 手术方法

（1）对于复位后外固定不能维持骨位者，可行光滑克氏针交叉内固定或经皮加压螺钉固定，但螺钉不要穿过骺板，术后托板或石膏外固定6～8周。对于Ⅱ型骨折不能达到良好解剖复位者，通常骨折端间隙内存在鹅足组织和骨膜嵌入，需要切开移除软组织后才能良好复位固定。伴有明确血管损伤者，需手术探查，行血管修补或静脉移植。

（2）Ⅲ型骨折分为胫骨平台骨折和胫骨结节向上通过胫骨近端骺板进入关节两种亚型，Ⅳ型骨折多累及胫骨平台。对于这两种类型骨折均需切开复位后经松质骨螺钉加压固定骨骺骨块或干骺端骨块。

（三）并发症及处理

儿童胫骨近端骨骺骨折最严重的并发症是腘动脉损伤，伤后48小时内需严密观察伤肢血运。必要时可行动脉造影，确诊后固定骨折并行血管探查并修补。除严密观察动脉搏动外应注意肢体肿胀情况变化特别是伴有挤压伤的时候，必要时行筋膜室内压力检测，当筋膜室内压力超过40 mmHg（1 mmHg=0.133 kPa）时需行切开减张处理。

胫骨近端骨骺骨折致骺板生长障碍可能致下肢不等长或膝内外翻等。多见于有移位的Ⅰ、Ⅱ型骨骺损伤及所有Ⅲ、Ⅳ型，反复暴力复位使遗留畸形可能性明显增大，这些并发症可通过骨骺阻滞、骨桥切除治疗，必要时行截骨矫形术矫治。

（四）药物及非药物治疗

1. 中药治疗

同锁骨骨折。

2. 功能锻炼

伤后鼓励患儿尽早开始做患肢踝、趾间关节主动伸屈活动，以及股四头肌静力收缩练习，并逐渐做膝关节屈伸锻炼。

第九节　胫骨结节骨软骨炎及骨骺骨折

胫骨结节位于胫骨近端骨骺前下方，是髌腱远端的止点。女孩在 8～12 岁时、男孩在 10～14 岁时胫骨结节可出现 2～3 个次级骨化中心，其后骨化中心相互融合，最终骨骺和干骺端融合。胫骨近端的融合从中间开始，胫骨结节下方的骺板最后融合。

胫骨结节骨软骨炎（Osgood-Schlatter 病）好发于 10～12 岁的青少年，是由于过度紧张的股四头肌持续牵拉胫骨结节骨突，带来的反复应力刺激导致的一种积累性损伤。患儿一般没有明确外伤史，有疼痛等不适症状，在跑步、跳跃及跑姿活动时疼痛加重。本病与髌骨高位有密切关系，为了完全伸直膝关节，髌骨高位可增加股四头肌的伸膝力量。胫骨结节骨骺骨折是结节骨化中心与深部骺板分离，绝大多数是部分撕脱，多见于 13～16 岁男性。在临床表现上与胫骨结节骨软骨炎有时存在相似点。

一、病因病机

胫骨结节骨软骨炎过去认为是由于在青少年发育旺盛时期，过多参加剧烈的运动使胫骨结节受到髌韧带的过度牵拉，韧带的强度明显超过骨骺，反复的牵拉和损伤引起结节的部分撕脱，阻断或减少了来自髌韧带的血液供应，导致骨突部的骨骺缺血坏死；后期由于成骨细胞的活动增加，在局部产生骨质增生，胫骨结节明显增大。但近年来有研究认为本病不属于骨软骨炎，而是胫骨结节连接部的髌腱组织长期反复发生腱鞘炎所致的异位化骨。

胫骨结节骨骺骨折常常在跳跃运动时发生，主要因跳跃运动中股四头肌强力收缩牵拉，另外，下肢遇到阻力，如绊倒时膝关节突然屈曲受力，易导致胫骨结节骨骺骨折。胫骨结节骨软骨炎后由于纤维软骨转变成结构软弱的肥大柱状软骨，所以容易发生骨折。文献报道胫骨结节骨折患儿中伴有胫骨结节骨软骨炎的患儿可占27%～64%。

二、诊断要点

（一）胫骨结节骨软骨炎

（1）好发于10～12岁的青少年，男性多见。

（2）有较长行走或活动锻炼史，运动时疼痛加剧，休息后缓解。

（3）膝前方髌韧带附着处疼痛，休息后缓解；髌韧带肥厚，胫骨结节增大，压痛明显，膝关节无阳性体征。

（4）X线检查显示早期有软组织肿胀阴影，以后胫骨结节出现密度增高，边缘不规则，甚至出现骨碎片，其远端向前上分离；晚期在结节部形成外形不规则的骨性隆起。

（二）胫骨结节骨骺骨折

（1）多见于13～16岁男性。

（2）有明确外伤史，不能完全伸直小腿。

（3）胫骨结节前方肿胀明显，局部压痛，以伸膝时疼痛加重。膝关节常处于屈曲20°～40°位置。

（4）X线检查显示侧位片可见移位骨折块和高位髌骨。髌骨位置有助于判断胫骨结节骨折移位程度。

三、分型

Watson-Jones将胫骨结节骨骺分离分为三类，后来Ogden对其进行了修订，即通过骨折块的移位程度来判断损伤严重程度，进而确定与周围软组织的联系程度。

Ⅰ型：骨折位于胫骨近端骨化中心和胫骨结节骨化中心正常连接部以远。

ⅠA型：骨折轻度移位。

ⅠB型：骨折向前向近端翻转。

Ⅱ型：骨折位于胫骨近端骨化中心和胫骨结节骨化中心正常连接部。

ⅡA型：单纯骨折。

ⅡB型：粉碎性骨折。

Ⅲ型：骨折线进入关节，骨折块移位，关节面不平。

ⅢA型：单纯性骨折。

ⅢB型：粉碎性骨折。

四、治疗

（一）非手术治疗

1.胫骨结节骨软骨炎

本病可自愈，通常选择对症和支持治疗。大多数患儿只要减少活动，运动后冰敷，避免剧烈运动，偶尔应用非甾体抗炎药，采用保护性膝关节支具及牵拉训练等即可缓解或消除症状，对一些严重的患儿，需使用钢托或石膏固定，固定时间不小于5周，4月内避免剧烈运动。肿痛明显者可局部外敷新伤止痛软膏，局部发热明显者加大黄、芙蓉叶；痛甚者加乳香、没药。

2.胫骨结节骨骺骨折

无移位或轻微移位的骨折保守治疗效果良好。根据舌形骨骺主体是否分离确定骨折情况，超膝关节钢托或石膏固定于伸膝、轻度屈髋位，髌骨上加合适衬垫有利于骨折复位。外固定3～4周行膝关节主动功能锻炼。外用新伤止痛软膏。

（二）手术治疗

1.适应证

（1）胫骨结节骨软骨炎：经保守治疗临床症状持续存在并严重影响功能。

（2）胫骨结节骨骺骨折：Ogden分型为Ⅱ型和Ⅲ型的所有骨折及复位后不稳定的ⅠB型。

2.手术方法

（1）胫骨结节骨软骨炎：经髌韧带内侧切口，以胫骨结节为中心，手术切除胫骨结节，恢复快，而危险小。Turner等主张对增大而不规则的胫骨结节行钻孔手术，能改善局部血液循环，但病变愈合后，结节部的隆起仍然存在，影响外观。骨性突起可通过切开胫骨结节成形术或关节镜下取出胫骨结节碎片。

（2）胫骨结节骨骺骨折：经髌韧带内侧切口，暴露良好后整复骨折块，术中清理骨折断面间的骨碎块，使其解剖对位，大龄儿童使用松质骨螺钉，低龄儿童用克氏针固定，同时修补胫骨近端骨膜和髌腱扩张部。术后超膝关节固定3~4周行膝关节功能锻炼。

（三）药物及非药物治疗

对胫骨结节骨软骨炎患儿，局部予以外敷新伤止痛软膏、减少活动即可。胫骨结节骨骺骨折患儿，按照骨折三期辨证用药原则进行治疗。

1.中药治疗

同锁骨骨折。

2.功能锻炼

伤后鼓励患儿尽早开始做患肢踝、趾间关节主动伸屈活动，以及股四头肌静力收缩练习，并逐渐做膝关节屈伸锻炼。

3.辨证调护

（1）整复固定及术后应观察有无神经血管受压症状，一旦出现，应立即调整包扎。

（2）伤后连续观察有无膝过伸、髌骨上移或骨骺早闭，必要时适时行相应截骨矫形术治疗。

第十节　胫腓骨干骨折

胫腓骨干骨折在临床上较为常见，约占儿童长骨骨折的15%，其中70%儿童为单纯的胫骨干骨折，剩余30%儿童合并同侧腓骨骨折。大多数胫腓骨干骨折发生于11岁以下儿童，多由于扭转外力作用于胫骨干下1/3处而发生。由于小腿前内侧软组织覆盖较少，骨折的诊断及复位比较容易，但也因此容易造成开放性骨折，给处理带来困难，易产生骨外露、骨感染等。

一、病因病机

直接暴力和间接暴力均可造成胫腓骨干骨折。直接暴力多为重物打击、踢伤、车辆撞击、物体挤压等，骨折多为横形、粉碎性或短斜形，胫、腓骨骨折线常在同一平面，并可伴有局部软组织的挫裂伤、穿破伤。间接暴力常为高处跌下、跑跳或滑倒时扭伤所致，骨折多为螺旋形、长斜形，腓骨骨折线常较胫骨骨折线高。单纯的胫骨中段骨折由于小腿屈肌群收缩应力和完整腓骨的限制作用容易在伤后2周内出现内翻向外成角畸形，而胫腓骨中段骨折则由于小腿前方和外侧间室肌群作用容易出现外翻向内成角畸形。

腘动脉在进入比目鱼肌后分为胫前、胫后动脉，此两动脉贴近胫骨下行，胫骨上段骨折后容易致其受压或受损，又因小腿深筋膜坚厚致密，故胫骨上段骨折易造成骨筋膜室综合征，若处理不当可造成间室内的血管闭塞、神经麻痹变性、肌肉坏死。

二、诊断要点

（一）症状

伤后小腿肿胀、疼痛、主动活动功能丧失。

（二）体征

局部环形压痛，纵轴叩击痛，可有异常活动及骨擦音。移位明显者，患肢有短缩、成角畸形，开放性骨折可见局部伤口及骨外露，骨筋膜室压力增高者可见足动脉搏动减弱或消失，末梢循环差，足背感觉异常，踝和足趾背伸跖屈减弱或消失。

（三）影像学检查

X线片可明确骨折部位、类型及移位程度，因胫腓骨骨折常不在同一平面，尤其是少数胫腓骨干骨折可合并胫骨远端干骺端骨折，故摄片时应包括小腿全长，以免遗漏。

三、分类

（一）胫骨干骨折

为单纯胫骨干骨折，无腓骨骨折，但如果胫骨干骨折有明显成角畸形或重叠移位，则常有腓骨小头脱位，或腓骨弯曲畸形、腓骨小头脱位。

（二）腓骨干骨折

为单纯腓骨干骨折，较少见，常由直接暴力打击小腿外侧造成，呈粉碎性骨折或横形骨折。

（三）胫腓骨干双骨折

胫腓骨均有骨折，其骨折线可在同一平面，也可相距甚远。根据骨折线平面又可分为上 1/3、中 1/3、下 1/3 骨折；根据骨折线形态又可分为横形、斜形、螺旋形；根据有无伤口情况可分为闭合性、开放性骨折。

四、治疗

（一）非手术治疗

1. 夹板、托板或石膏托固定术　适用于无移位或者复位后较稳定的胫腓骨单骨折或双骨折，固定后即可扶双拐下地、患肢不负重行走，7～8 周骨折愈合即可解除固定。

2. 骨牵引术配合手法复位、夹板固定术

伤后行跟骨牵引，根据移位程度及患儿年龄大小，以 1～3 kg 重量牵引 2 天后，用按压端提手法纠正前后移位，推挤手法纠正内外移位，复位后用拇、示指沿胫骨前嵴及内侧面触摸骨折部是否平整以及对线情况，满意后用胫腓骨专用夹板固定，减牵引重量为 1～2 kg，并摄床边 X 线片证实骨折已复位，维持牵引 3～4 周视骨折愈合情况取牵引，继续用夹板固定，并扶双拐下地锻炼行走。

（二）手术治疗

1. 适应证

长期以来，儿童胫腓骨干骨折多采用闭合复位夹板或石膏固定治疗，手术治疗多为大龄儿童严重移位，或合并神经血管损伤的骨折，陈旧性骨折骨位不良者。

2.手术方法

1）闭合复位弹性髓内钉内固定术：本方法主要适用于儿童、青少年胫腓骨骨折后，夹板或石膏固定不能满意维持骨折端长度和力线的患儿。因其手术创伤小、瘢痕小、固定有效而被广泛运用。具体方法：手术中X线透视确定胫骨近端干骺端，髓内钉入钉点距胫骨近端骺板1.5～2.0 cm，在胫骨近端干骺端侧面靠近进针处皮肤做0.5 cm纵向切口，切口避免太偏前，以免损伤胫骨结节骨骺，钝性进入至胫骨近端干骺端内、外侧，术前根据胫骨髓腔最窄处宽度，选择的最窄处直径约40%粗细的髓内钉，将髓内钉头及钉体部预弯，预弯弧度顶点需在骨折断端位置，弧的高度约为骨折端髓腔直径的3倍，开孔器开孔后先垂直干骺端进入，然后调整钉尖方向，使髓内钉顺利插入髓腔内并到达胫骨骨折端，手法整复骨位，调整钉尖方向将髓内钉插入胫骨远端骨折端髓腔内，并推进髓内钉至胫骨远端干骺端。同样方法自胫骨近端另一侧置入第2枚髓内钉。调整两枚髓内钉弯曲方向，至X线透视证实骨位好后，剪去多余髓内钉尾部，埋于皮下。活动膝、踝关节，检查关节活动功能情况。术后托板或者石膏托固定伤肢。

2）外固定器支架固定：闭合或开放性骨折均可应用，但更常用于开放性骨折伴软组织广泛挫裂伤或缺损，需做皮瓣转移或重建者，在大多数情况下，其固定支架仅做一个临时固定，待创面愈合后再取外固定支架做内固定，外固定支架分为单边式和双边式两种类型。单边式仅穿过一侧软组织，较双边式需穿过对侧软组织更为安全，更有利于护理针道，在临床中可根据情况灵活选用。

3）切开复位钢板内固定术

（1）切口：现多选择在骨折远近端分别做一3～4 cm小切口，置入钢板。

（2）复位：尽可能采用最小显露的间接复位技术，整复操作应轻柔无创，达到恢复胫骨长度，纠正旋转和对线即可，不要求精确复位，以免危及骨折碎片的自身血液供应。

（3）钢板的选择：可选择限制接触性动力加压钢板（LC—DCP）或

加压钢板，接骨板长度应足够长，但不必固定每一个孔，如果能够保证螺钉间隙分开并固定在质量好的骨上，骨折线两端各用三枚螺钉固定即可。临近干骺端骨折可选用解剖型钢板，置于内侧或前外侧。

（三）药物及非药物治疗

1. 中药治疗

同锁骨骨折。

2. 功能锻炼

（1）手法整复固定后即可做股四头肌收缩练习和踝关节屈伸活动，3周后骨折稳定即可逐渐做膝屈曲练习，取牵引后即可扶双拐下地行走，对横形骨折，患肢应适当早负重，以给予断端一定的生理刺激，促进骨折愈合。行走时应避免单纯以足尖负重，防止造成骨折成角的剪力。

（2）行内固定手术患儿术后第二天即可做膝、踝关节的主动伸屈锻炼，并在扶拐、伤肢不负重下锻炼行走。

3. 辨证调护

密切观察患肢足背动脉搏动及足趾血液循环情况，如出现足背动脉搏动减弱，患肢苍白、剧烈疼痛，即应做深筋膜切开减压，防止形成骨筋膜室综合征。

第十一节 胫腓骨远端骨骺骨折

胫腓骨远端骨骺骨折占全身所有骨骺损伤的25%～38%，仅次于桡骨远端骨骺损伤。在骺板发育未成熟的年轻人中，踝部骨骺骨折较胫腓骨干骨折略多。踝部骨骺骨折中的58%是运动伤，占骨骺发育未成熟的运动员全部损伤中的10%～40%，踝部骨骺损伤男性多于女性。胫骨骨骺骨折多发生于8～15岁，而腓骨骨骺骨折多发生于8～14岁。

一、病因病机

扭转暴力是造成胫腓骨远端骨骺骨折的重要原因。

二、诊断要点

（一）症状

伤后小腿下段、踝部肿胀、疼痛、功能丧失。

（二）体征

局部环形压痛，纵轴叩击痛，可有异常活动及骨擦音。移位明显者，患肢有成角畸形，开放性骨折可见局部伤口及骨外露，踝关节功能障碍。

（三）影像学检查

X 线片可明确骨折部位及大体移位程度，CT 检查可进一步明确具体移位程度及骨折类型。必要时可行 MRI 检查，对于骨骺损伤有诊断意义。

三、分类

（一）旋后内翻

Ⅰ级：内收或内翻暴力撕脱腓骨远端骨骺（Salter-Harris Ⅰ型或Ⅱ型骨折）。有时骨折是经骺板的，外侧韧带撕伤极罕见。

Ⅱ级：进一步内翻暴力产生胫骨骨折，通常是 Salter-Harris Ⅲ型或Ⅳ型骨折，而极少见Ⅰ型或Ⅱ型骨折，或骨折在骺板下穿过内踝。

（二）旋后跖屈

跖屈暴力把骨骺直接推向后方，形成 Salter-Harris Ⅰ型或Ⅱ型骨折。

（三）旋后外旋

Ⅰ级：外旋暴力产生胫骨远端 Salter-Harris Ⅱ型骨折。
Ⅱ级：更进一步的外旋暴力产生腓骨螺旋形骨折，从前下向后上。

（四）旋前外翻外旋

远端胫骨 Salter-Harris Ⅰ型或Ⅱ型骨折与腓骨横形骨折同时发生，胫骨远端骨折片被推向外侧。这类损伤可伴有儿童中少见的踝关节分离。

（五）轴向压缩

胫骨远端骺的 Salter-Harris V 型骨折。早期 X 线片可无明确异常，结合临床症状、体征表现，行 CT 及 MRI 检查可进一步明确诊断。

（六）青少年 Tillaux 骨折

累及胫骨远端前外侧的 Salter-Harris Ⅲ 型骨折，未受损的骺板闭合。

（七）三平面骨折

骨折在前后位 X 线片上表现为 Salter-Harris Ⅲ 型骨折，而在侧位像为 Salter-Harris Ⅱ 型骨折。

（八）Pilon 骨折

累及胫骨远端"天花板"的关节内骨折，骨折线累及骨骺线，距骨及腓骨不同程度受累。Letts 建立了三分类系统：Ⅰ型无粉碎，无骺板移位；Ⅱ型明显粉碎，移位小于 5 mm；Ⅲ型明显粉碎，移位大于 5 mm。

四、治疗

儿童胫腓骨远端骨骺骨折的正确治疗依赖于骨折部位、移位程度及患儿年龄。无移位骨折简单制动即可。骨折移位 < 2 mm，可行手法复位，用夹板、托板或石膏外固定制动；不稳定者则需行内固定。无法闭合复位者，需行切开复位内固定。

伤后 10 天才发现的骨骺骨折，为避免医源性损伤，如无明显畸形或成角，予外固定制动。经过后期生长塑形未能完全纠正畸形者，可二期行矫形手术治疗。

胫骨骨骺损伤后一般需随访 2 年或至 X 线片清晰可见一条平行于骺板的 Park-Harris 生长停滞线并且没有踝部畸形的表现。

（一）非手术治疗

1. 治疗方式的选择

（1）夹板、托板或石膏托固定：适用于无移位的胫腓骨远端骨骺损伤者，固定后即可扶双拐下地、患肢不负重行走，6～8 周骨折愈合即可解除固定。

（2）骨牵引术配合手法复位、夹板或石膏固定术：旋后外旋、旋后跖屈、旋前外翻外旋是胫骨远端Salter-HarrisⅠ或Ⅱ型骨折发生的机制，可以通过逆损伤机制的整复而达到闭合复位。先行跟骨牵引，以略大于适宜重量牵引2天后进行手法复位，复位时切忌粗暴手法和反复多次地整复，以免加重骨骺损伤。骨位满意后用超踝专用夹板或石膏固定，减为适宜牵引重量维持，并摄床边X线片证实骨折已复位，前3周需每周复查1次踝关节正侧位片，维持牵引5周左右视骨折愈合情况取骨牵引，后继续用夹板或石膏固定，并扶双拐下地锻炼行走。

2.疗效判定

儿童骨骼有一定塑形能力，根据剩余生长潜能年限，可接受一定范围内的成角畸形（表4-2）。

表4-2 胫腓骨远端骨骺骨折可接受的成角畸形

生长潜能剩余时间	内翻	外翻	跖倾
＞3年	0°	5°～10°	10°～15°
2年或＜2年	0°	＜5°	＜5°

（二）手术治疗

旋后内翻Ⅱ级、青少年Tillaux骨折和三平面骨折多为Salter-HarrisⅢ或Ⅳ型骨折，为使关节面平整，尽量减少局部骨桥的形成，骨折移位＞2mm，建议行切开复位内固定手术治疗。Salter-HarrisⅠ型、Ⅱ型首选闭合复位，如果不能完全复位，多因软组织嵌入所致。骨膜嵌入所致的骺板轻度增宽而无成角或较小成角畸形，是否必须切开取出嵌入骨膜，目前仍有争议。但切开取出骨膜后效果尚可。内固定材料可选用光滑克氏针、螺钉或可吸收降解内固定物，但使用有螺纹内固定物时不能穿过骺板，以免加重损伤。

（三）药物及非药物治疗

1.中药内治法

同锁骨骨折。

2.中药外治法

（1）早期：可选用新伤止痛软膏外敷骨折远、近端肢体，以利于伤肢消肿。

（2）中期：伤肢瘀肿消退，局部尚有压痛，可选用旧伤活络软膏外敷。

（3）后期：去除固定后，配合活血祛瘀洗药及软筋化坚洗药熏洗伤肢。方法：将药物置于锅中加水煮沸，先用热气熏蒸小腿及足踝部，待水温稍冷后用药水浸洗或塌渍患处，每日1次，每次约30分钟。同时可外搽郑氏舒活酊以揉捏手法按摩小腿及足踝部。

3.功能锻炼

手法整复固定术和内固定手术后即可做股四头肌收缩练习和牵引下的踝关节屈伸活动，3周骨折稳定即可逐渐做膝屈曲练习，取牵引后即可扶双拐、伤肢不负重下地行走，建议8～10周伤肢负重。

4.辨证调护

手法整复术后应密切观察患肢足背动脉搏动及足趾血液循环情况，如出现足背动脉搏动减弱，患肢苍白、剧烈疼痛，应立即解开外固定，必要时做深筋膜切开减压。

第十二节　跟骨骨折

儿童跟骨骨折发病率低，最早由Schmid和Weiner在1978年报道，常见病因为高坠伤，由于小儿跟骨骨化不全，容易漏诊。对于有典型受伤病史且局部症状明显，但X线片未显示骨折的患儿，给予MRI或CT检查有助于明确诊断。

一、病因病机

儿童跟骨骨折多由高处坠落后，足跟部受到直接或传达暴力造成，高处落下时暴力从足下直接向上冲击跟骨或轴向压力作用到距骨，距骨再将压力传导至跟骨造成骨折。少数患儿为猛烈跑跳时跟腱剧烈牵拉造成跟骨结节撕脱骨折。

二、诊断要点

（1）有明确的受伤史。

（2）伤后足跟周围疼痛、局部肿胀、不能行走。

（3）局部压痛、叩击痛明显，有时可扪及骨擦感及异常活动，跟部横径增宽，足底变扁或足外翻畸形。

（4）影像学检查：常规拍摄跟骨侧位及轴位X线片。对于有典型受伤史及典型症状但X线片阴性的患儿需要进一步行MRI或CT检查明确诊断，并可了解骨折块移位程度、折线是否波及距下关节、关节面是否塌陷等情况。

三、分类

传统的分类以是否波及关节面为依据分类。

（一）不波及跟距关节面的骨折

跟骨结节或前突撕脱骨折。

（二）波及关节面的骨折

1. 关节面轻度受累的骨折
跟骨体部粉碎压缩性骨折，结节关节角减小，但关节面尚平整。
2. 关节面严重受累的骨折
严重移位的粉碎性骨折，骨折块挤压关节面，结节关节角减少、消失或成负角，跟骨横径增宽，高度变矮。

Rowe和Ghapman对儿童跟骨骨折进行了改良分型：

Ⅰ型：A. 跟骨结节或骨突骨折；B. 载距突骨折；C. 前结节骨折；D. 前下外侧骨折；E. 跟骨体的撕脱性骨折。

Ⅱ型：A. 跟骨后方喙突状骨折；B. 跟骨结节上部骨折。

Ⅲ型：未累及距下关节的体部线形骨折。

Ⅳ型：经距下关节的线形骨折，但无移位。

Ⅴ型：A. 胫距下关节舌形骨折；B. 关节凹陷性骨折。

Ⅵ型：伴有严重的软组织损伤、骨缺损、跟腱止点缺损。

四、治疗

由于儿童跟骨骨骺周围有软组织的包裹，在受到外力作用时能起到较好的缓冲作用，因此跟骨骨折较少出现严重损伤。大多数儿童跟骨骨折即使没有及时做出明确诊断也能愈合，但是具体治疗方案还应根据患儿的年龄、骨折块移位程度采取不同的治疗方法。

（一）非手术治疗

由于儿童生长期距骨、跟骨有较好的塑形及代偿能力，对于轻度的关节不匹配等有较好的再塑形能力，既往多数研究已表明对于距骨、跟骨骨折非手术治疗通常都能获得满意的效果。因此，对于无明显移位的骨折，特别是部分关节内无明显移位的骨折多可采用非手术治疗。

1. 伤后处理

立即抬高患肢，冷敷或患足外敷新伤软膏，用铁丝托板或石膏固定制动。

2. 手法复位，弹力绷带包扎，铁丝托板或石膏固定

患儿俯卧，跟骨向上，一助手牵引患足前半部分，术者用双手掌置跟骨两侧对向挤压跟骨数次，待跟骨横径变窄，粉碎性骨折靠拢后用弹力绷带包扎，用铁丝托板或石膏固定患足于踝关节跖屈位。

（二）手术治疗

跟骨的形态和位置对跟骨在足部整体功能上具有重要作用。对于严重关节内骨折，特别是大龄儿童应采用手术治疗。跟骨结节上缘与跟距关节面所形成的30°～45°结节关节角，即Bohler角，为跟距关系的重要标志。在手术治疗跟骨骨折时，应尽量恢复结节关节角。

1. 克氏针撬拨复位术

适用于关节面塌陷的骨折。麻醉后患儿仰卧，两助手固定患足，术者面对足底，先用手法挤压跟骨大致复位后，将斯氏针经跟腱外缘在X线透视下向内倾斜15°，针尖对准塌陷骨块下缘进针，进入骨块下缘后，一手握钢针向下压撬拨，一手握足背跖屈踝关节，通过X线透视观察，若下陷

骨块已撬起，结节关节角基本恢复，则可将钢针再向内锤打，直至骰骨，起固定作用。然后用钢丝托板或石膏托固定踝关节于跖屈位。5周后取外固定，拔出钢针逐渐做踝关节主动功能锻炼，并扶拐不负重行走。

2. 切开复位螺钉固定术

适用于关节外的跟骨结节撕脱骨折，跟骨后鸟嘴状骨折。复位后用两枚拉力螺钉垂直于骨折线进行固定。

3. 切开复位钢板内固定术

适用于关节面塌陷的关节内骨折。

1）切口：做跟骨外侧"L"形入路，切口起于外踝尖上4 cm腓骨后缘与足底之间，到达第五跖骨基底。

2）复位固定：掀起跟腓韧带，腓骨肌腱及腱鞘，显露距下关节，用斯氏针打入跟骨结节，牵引并外翻，复位结节骨块，撬起外侧壁骨块，以骨凿将关节面外侧骨块顶起，有大的骨缺损者进行植骨（但现在许多作者认为不需要植骨），临时以克氏针固定，X线透视或摄片，证实复位满意后用3.5 mm拉力螺钉固定主要骨折块。然后将接骨板塑形，使其贴附于外侧壁，再将接骨板上的螺钉固定于剩余的骨折块。

（三）药物及非药物治疗

1. 中药内治法

同锁骨骨折。手术病例酌情应用抗生素预防感染。

2. 中药外治法

（1）早期：可选用新伤止痛软膏外敷骨折远、近端肢体，以利于伤肢消肿。

（2）中期：伤肢瘀肿消减，局部尚有压痛，可选用旧伤活络软膏外敷。

（3）后期：去除固定后，配合活血祛瘀洗药及软筋化坚洗药熏洗伤肢。方法：将药物置于锅中加水煮沸，先用热气熏蒸足踝部，待水温稍冷后用药水浸洗或塌渍患处，每日1次，每次约30分钟。同时可外搽郑氏舒活酊以揉捏手法按摩足踝部。

3. 功能锻炼

骨折外固定后即可行足趾的主动屈伸活动，1周后逐渐开始扶拐、患肢不负重行走，4周后去除外固定，做踝关节及足趾的主动伸屈锻炼，并可用木棒或球放在足底做滚动活动。3月内禁止负重。

4. 辨证调护

（1）移位性骨折应遵循早做踝足关节功能锻炼、晚负重的原则，防止负重过早加重塌陷。

（2）高处跌伤者在初诊时应常规检查胸腰部脊柱，防止遗漏并发的脊柱压缩性骨折。

第五章

脊柱和躯干骨折

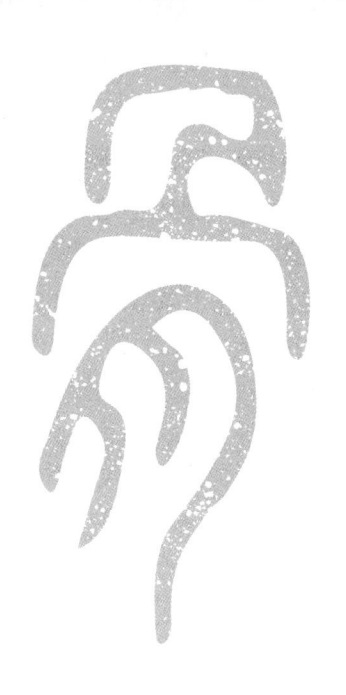

第一节 胸骨骨折

一、病因病机

胸骨骨折多为高能量损伤所致全身性损伤的一部分,如肋骨骨折、血气胸、脊柱骨折、四肢骨折等,严重的有心肌挫伤。小儿单纯胸骨骨折临床较少见,多因胸前受到直接暴力冲击或挤压所致,骨折多发生在胸骨柄与胸骨体连接部,少数为胸骨体部,多数是非移位、横形骨折。因胸内韧带加强了胸骨后骨膜,胸骨不易完全断裂,骨折相对稳定,常无明显移位,因此愈合率高;高能量直接冲击致骨折移位明显者,可致主动脉、大气管、横膈、肺挫伤、血气胸、心脏破裂,其病程变化复杂、病情凶险,死亡率较高。严重外伤性胸骨骨折合并胸腹脏器损伤者死亡率可达15%,主要死于严重的合并伤。

二、诊断要点

(1)有胸部外伤史,患儿多为弯腰含胸体位。
(2)胸前局部疼痛、肿胀,不能挺胸,深呼吸、咳嗽疼痛加重。
(3)局部压痛,可扪及异常活动及骨擦感,有移位者可扪到凹陷或阶梯感,胸廓挤压试验阳性。
(4)影像学检查:侧位X线片是诊断胸骨骨折的金标准,CT、MRI检查可辅助检查胸腔脏器损伤情况。

三、分类

(1)无移位骨折。
(2)有移位骨折。
(3)合并伤。

四、治疗

(一)非手术治疗

无移位且无胸腹脏器损伤的胸骨骨折,由于所遭受外力较小,一般仅需背后垫薄枕仰卧挺胸位卧床2～3周，休息期间预防上呼吸道及肺部感染，之后肩部以"8"字形绷带固定维持肩后伸，骨折处以压垫及胶布条固定可下床活动，6周后可解除固定，积极配合伤科三期辨证药物治疗及康复锻炼。本病一般预后良好。

（二）手术治疗

1. 有移位但无胸腹脏器合并伤的患儿

应在局麻下行手法复位。患儿仰卧挺胸位，背部肩胛区垫高，上肢抬高过头，逐渐使胸椎过伸，术者手法推压前移位折端使之复位。复位成功后骨折处以小沙袋压迫并用宽胶布条固定。按无移位型骨折治疗即可。若复位不成功，成角移位明显，影响患儿胸廓发育及功能者应选择内固定手术治疗，以克氏针内固定为主。

2. 有移位且合并胸腹脏器损伤者

因高能量外力作用，导致胸骨骨折的瞬间暴力所致，肋骨骨折和脊柱骨折为暴力持续传导的结果，冲击力带来的震荡亦可致心肺组织挫伤、破裂、出血及气管破裂。胸廓的稳定性遭到极大破坏，大多数伴有连枷胸，易出现反常呼吸，如出现浮动胸壁可导致缺氧，缺氧又引起呼吸幅度加大加深，加重呼吸困难，导致休克加重和呼吸衰竭，短时间内可能引起呼吸、循环衰竭，病情复杂。救治成功的关键是能否早期成功处理合并伤，应积极手术治疗。手术切口应有利于探查和处理胸内合并伤，同时应探查大血管、气管、肺部等损伤，常选择横切口加前外侧切口，有心包积血时应打开心包处理心脏损伤。胸骨骨折多以钢丝"8"字固定，伴有连枷胸者应同期固定肋骨断端以恢复肋骨的支撑作用，消除反常呼吸。术后监测生命体征，加强呼吸道管理，防止肺炎、肺不张、呼吸衰竭等并发症的发生。

（三）药物和非药物治疗

（1）根据伤科三期辨证药物治疗原则，早期宜活血化瘀、行气止痛，内服七味三七口服液或小儿伤科一号方，外敷新伤止痛软膏；中后期宜补益肝肾、接骨续损，内服归香正骨丸或双龙接骨丸，外贴丁桂活络膏。

（2）早期卧床休息时行深呼吸练习及四肢各关节活动练习，但肩关节不做向前活动。

第二节　肋骨骨折

肋骨古称"胸肋""胁肋"。肋骨骨折常为多发性，多见于 3～10 肋，严重多发性肋骨骨折，骨折端易刺破胸膜、肺，发生血气胸，可形成浮动胸壁，发生反常呼吸。

一、病因病机

造成肋骨骨折的病因有许多种，直接暴力和间接暴力都可引起肋骨骨折，如车祸、坠落、挤压和直接打击等。直接暴力致伤，肋骨骨折端在受暴力冲击处，折端向内移位，严重者骨折端可刺破胸膜和肺脏，造成血气胸。胸廓受到间接暴力挤压，肋骨骨折端常在腋中线附近，骨折端向外弯曲成角。另外，部分肋骨骨折为胸部肌肉强烈收缩所致，如剧烈咳嗽、打喷嚏，肋骨被强力收缩的肋间肌拉断。无论直接或间接暴力，若能量大可致多处或（和）多根骨折、多根多节段肋骨骨折。可形成浮动胸壁，发生反常呼吸，严重影响呼吸和循环功能，形成肺栓塞，可致呼吸、循环衰竭而死亡。

二、诊断要点

（1）有明确外伤史。

（2）伤后出现胸痛，咳嗽或深呼吸及活动时疼痛加重。

（3）局部压痛阳性，胸廓挤压试验阳性。

（4）合并胸内脏器损伤时有呼吸困难、血气胸、咯血及皮下气肿等症状。

（5）影像学检查：X 线片可明确骨折部位及类型，了解是否有血气胸。CT、MRI 可进一步检查胸腔脏器、血气胸情况，必要时行肺动脉造影排除肺动脉血栓可能，进行血气分析监测患儿通气情况。

三、分类

（一）稳定性肋骨骨折

包括单发肋骨骨折及多根肋骨一处骨折，局限性肿痛、压痛。

（二）不稳定性肋骨骨折

多根或多处肋骨骨折，多根多处骨折可出现浮动胸壁，发生反常呼吸，呼吸困难，可并发血气胸。

（三）开放性肋骨骨折

骨折端刺破皮肤，肋骨外露或刺破皮肤后骨折端已还纳。

四、治疗

（一）单发肋骨骨折

骨折的断端因有上、下完整的肋骨和肋间肌支持而较少移位，多能自行愈合。治疗的重点是止痛、固定和防止并发症。固定可用弹力带、胶布、宽绷带或多头带固定，可以起到止痛、固定的效果。固定时患儿取坐位或侧卧位，涂安息香酸酊以增加胶布的黏性，减少皮肤刺激反应。上肢外展，手掌按在头顶，用宽7～10 cm胶布条，上、下胶布条重叠1/2宽度，于患儿深呼气后屏气时，自健侧肩胛中线绕骨折处至健侧锁骨中线，从胸廓下缘开始，依次向上粘贴胶布条到腋窝下方，叠瓦状粘贴，将骨折区和上下邻近肋骨全部固定；胶布过敏者可用弹力带固定，宽绷带多层缠绕固定、弹力带固定简便易行且不易脱落，固定时间3～4周。止痛治疗，给予止痛剂或用1%利多卡因溶液进行肋上下神经阻滞。

（二）多根肋骨一处骨折

治疗的主要目的仍是固定、止痛和防止并发症。骨折部位可用软纸板、棉垫包裹后再用弹力带固定。疼痛较重可行颈部迷走和交感神经节封闭，合并胸内损伤者应积极治疗合并症。

（三）多发、多处肋骨骨折

治疗应从现场急救开始，若胸壁软化范围较小，需要棉垫填充塌陷处压迫包扎，以防反常呼吸。若有大块胸壁软化或两侧胸壁有多根多处肋骨骨折时，因反常呼吸运动、呼吸道分泌物增多或血痰阻塞，病情危急，要采取紧急措施清除呼吸道分泌物，保证呼吸道通畅。若合并肺挫伤出现呼吸功能障碍，不能有效排痰或呼吸衰竭者，应行气管内插管或气管切开，以利于吸氧、抽吸痰液和施行辅助呼吸。对合并血气胸者应行胸腔闭式引流。固定肋骨尚可用巾钳夹住肋骨或钢丝牵引术，牵引重量 0.5～1.0 kg，2～3 周解除牵引。多发肋骨骨折移位明显，呼吸困难或合并有脏器损伤者，应考虑手术内固定治疗，积极处理合并损伤。

（四）开放性肋骨骨折

对于单根肋骨骨折患儿的胸壁伤口需要彻底清创，修齐骨折端，分层缝合、包扎。如果胸膜已经穿破，需做胸腔引流术。多根肋骨一处骨折或多根、多处肋骨骨折，应于清创后用钢丝或肋骨钢板内固定。术后常规使用抗生素行抗感染治疗。

（五）药物及非药物治疗

1. 中药治疗

早期应治以活血化瘀、行气止痛，选服七味三七口服液或小儿伤科一号方，外敷新伤止痛软膏；中后期治以接骨续损、强筋壮骨，选服归香正骨丸或双龙接骨丸，外贴丁桂活络膏。

2. 功能锻炼

锻炼腹式呼吸，鼓励早期下地活动。

3. 辨证调护

（1）鼓励早期下地活动，需卧床休息者采用半卧位，但肋骨牵引者取平卧位。

（2）指导锻炼腹式呼吸，进行充分换气和有效咳嗽。

（3）避免感冒，上呼吸道甚至肺部、胸腔内感染。

（4）对采用胸腔闭式引流者，注意观察护理。

第三节　寰枢椎骨折、脱位

儿童颈椎损伤少见，据统计，约占儿童骨折的 1%，儿童脊柱损伤的 2%，儿童颈椎骨折在骨折类型、病因、发病率和治疗上均与成人不同。11 岁以下儿童由于未成熟脊柱独立的解剖学和生物力学特点，其韧带松弛，活动度较大，小关节面较水平，脊椎向前移动时阻力较成人小，儿童头部相对较大，颈部活动时上位椎体成为支点，加之儿童颈部肌肉不发达，较少软组织的保护、支持，大部分颈椎损伤发生在上位颈椎。寰枢椎构成寰枢关节，有屈伸和旋转功能，活动度大，韧带较松弛，所以容易发生骨折脱位。儿童颈椎骨折很少发生神经损伤，即使出现神经损伤，预后也比成人好，但是无论儿童还是成人，如果发生完全性神经损伤，最终都会遗留后遗症，年龄越小，节段越高的颈椎损伤越可能致命。

寰椎骨折

一、病因病机

颈椎直立位时暴力作用于头顶，如坠落伤、交通事故、儿童虐待等，外力轴向由头部通过枕骨髁传递到寰椎侧块，均可发生寰椎骨折，侧块分离（即 Jefferson 骨折），寰椎前后弓骨折。儿童的单一寰椎环骨折常与软骨联合处骨折同时存在，若出现侧块分离，可致横韧带撕裂或破裂，从而使寰枢椎不稳定，因椎管变宽，一般不发生脊髓受压。

二、诊断要点

（1）外伤后颈部疼痛、活动受限、颈斜、固定压痛、枕部神经痛。

（2）患儿多用手支撑头部，偶见有咽后壁肿胀。

（3）X 线检查：包括颈椎侧位片、前后位片、斜位片，若两侧块的一侧超过枢椎边缘 7 mm，说明横韧带损伤。张口正位照片可见寰椎向两侧移位，侧位片则可见寰椎前后弓骨折，伸屈位侧位有利于评价寰椎横韧带功能。CT 检查有利于鉴别诊断和了解移位情况。

（4）应做上肢和下肢全面的神经学检查。包括肌力、浅感觉、深感觉和本体感觉以排除脊髓、神经损伤。

三、治疗

儿童多数寰椎骨折可以非手术治疗。早期行颅骨牵引 4～6 周，然后支具固定 3 个月。

若发生迟缓愈合或不愈合，可发生寰枢关节不稳定，可行 Gallie、Brooks 钢丝固定植骨融合或枕颈融合术（寰椎后弓骨折不愈合者），术后用支具或颈托制动至少 4 周。

按伤科三期辨证用药原则，早期口服七味三七口服液或小儿伤科一号方；中、后期可服用归香正骨丸或双龙接骨丸。

齿状突骨折

一、病因病机

枢椎是儿童脊柱损伤中常见部位，齿状突和椎体之间的软骨在骨分化之前是相对薄弱的区域，加之儿童头部较大，颈部成为头部活动的支撑点，颈部缺少丰厚的肌肉组织的支撑与保护，故 7 岁以下齿状突骨骺分离多见。暴力冲击头部致齿状突形成剪切暴力造成骨折。颈椎过伸或过屈损伤也可致齿状突骨折，齿状突尖部骨折多为撕脱骨折，无移位骨折早期易漏诊。骨折移位者常伴有寰枢关节脱位，前脱位多于后脱位。齿状突骨折合并寰枢关节脱位，少数患儿脊髓可受到牵拉或压迫，引起脊髓损伤，严重者可致死亡。

二、诊断要点

（1）有明确外伤史。

（2）伤后出现颈部疼痛、发僵、颈部歪斜、颈部活动受限等，偶有神经刺激征。

（3）X 线片有时无阳性发现，颈椎开口位及侧位 X 线片可显示骨折，侧位片常可显示齿状突的向前成角。必要时行 CT 加三维重建及 MRI 检查，有助于诊断及对韧带损伤情况进一步了解。

三、治疗

（1）初步治疗为闭合复位加支具外固定 3～6 月，定期复查 X 线片了解骨位情况，一般骨折能顺利愈合。

（2）伤后 6 个月时摄颈椎过伸、过屈位 X 线片，了解骨折愈合及寰枢椎间稳定情况，若骨折未愈合或寰枢椎间不稳定，需行手术治疗，可行前路螺钉内固定术，或后路寰枢椎融合术（Gallie、Brooks 钢丝固定植骨融合）。陈旧齿状突骨折移位不能复位者可切除寰椎后弓形枕颈融合术。术后用支具或颈托制动至少4周。

（3）按伤科三期辨证用药原则，早期口服七味三七口服液或小儿伤科一号方，中、后期可服用归香正骨丸或双龙接骨丸。

寰枢椎半脱位

寰枢椎半脱位常见于小儿患者，研究认为小儿寰枢椎病变占脊柱病变的70%，成人只占16%。寰枢椎解剖结构特殊，生理功能复杂，寰椎通过上关节面与枕骨髁相连而成一体。寰枢关节包括寰枢外侧关节、齿状突前后关节。寰枢椎之间没有椎间盘，关节囊松弛，活动范围大，主要有赖于寰椎横韧带与侧上方的翼状韧带及齿状突的解剖结构和功能的完整性来维持其稳定性。小儿头颅相对较大，颈部肌群薄弱，寰枢关节侧向应力较大。由于其易与肌性、骨性和外伤性斜颈相混淆，往往容易漏诊、误诊而延误治疗。早期正确诊疗预后良好，延误诊治可并发四肢瘫痪，甚至残留颈部强直和颅底畸形，重者可致死亡。

一、病因病机

（一）外伤性脱位

颈椎过伸或过屈损伤可致脱位，屈曲旋转暴力可引起不同程度旋转前脱位。脱位常合并齿状突骨折并移位，脊髓可受到牵拉或压迫，引起脊髓损伤；单纯寰椎脱位，必有寰枢间韧带的广泛损伤，若寰椎前移位，齿状突与寰椎后缘挤压脊髓可致死亡。

（二）自发性脱位

儿童多继发于颈部深在感染，寰枢椎间韧带破坏或松弛而出现脱位。

（三）病理性脱位

以寰枢椎结核为多见，也见于肿瘤或骨髓炎，与自发性脱位的区别为有骨质破坏。

（四）先天畸形性脱位

常见于齿状突发育不全。

二、诊断要点

（1）可有外伤史或其他病史，儿童多见于上呼吸道感染。

（2）临床表现不一，常见为突发性斜颈、颈部疼痛、活动受限、颈部肌肉痉挛，伤椎压痛明显及颈部不稳感，可伴咽痛、头痛。以特发性斜颈和颈部僵硬疼痛为其典型特征。查体见颈部活动明显受限，颈肌紧张，寰椎横突及枢椎第三颈椎棘突有病理性偏歪，压痛明显。

（3）影像学检查。正位片部分患儿可见头颅与上颈段倾向一侧；张口位 X 线片示寰枢关节紊乱，齿状突不居中，寰枢椎左右间隙不等宽，且（或）侧位线 A-O 间距（寰椎前结节后缘与齿状突前缘距离）> 3 mm。注意测量寰齿间距，单纯寰椎横韧带断裂者寰齿间距在 3～5 mm；寰齿间距为 5～10 mm，则可能伴有翼状韧带断裂；若寰齿间距为 10～12 mm，考虑寰枢间所有韧带均断裂，脊髓必然受压。CT 及 MRI 检查有助于诊断及对脊髓情况进行判断。

三、分型/分类

（一）中医分型/分类

1. 气滞血瘀型

由外伤引起。

2. 外感热毒型

无明显外伤史，但有上呼吸道感染史。

（二）按病因病机分类

按病因病机分类可分为外伤性脱位、自发性脱位、病理性脱位、先天畸形性脱位。

（三）按脱位形式分类

按脱位形式分为寰椎横韧带断裂前脱位；寰椎后脱位，但无齿突骨折；合并齿突骨折的脱位；寰枢椎旋转固定，为寰枢椎的旋转性半脱位。

四、治疗

（一）非手术治疗

1. 手法复位

患儿俯卧位，头位于中立位牵引，拔伸牵引的同时缓慢行头的轻度屈伸和小范围旋转，复位后患儿仰卧，保持头中立或过伸位卧床休息2～3周，然后改成儿童颈托或头颈胸支具固定3月。

2. 牵引复位

采用颌枕带牵引。牵引复位安全有效，适用于各种不同类型寰枢关节半脱位，时间2～4周，定期摄片了解复位情况，复位后改成儿童颈托或头颈胸支具固定3月，直至寰枢椎关节稳定。

3. 病因治疗

自发性脱位和病理性脱位在复位固定基础上还应针对病因治疗。

（二）手术治疗

1. 适应证

对寰齿间距超过5 mm的极度不稳定脱位，或经非手术治疗后复发或存在慢性不稳定者应行寰枢椎融合术；病程超过3周的陈旧脱位，脱位复发率高，常需行寰枢椎融合术；合并齿突基底部以上骨折者因骨折不愈合率高，主张行手术治疗；先天性脱位和病理性脱位应行手术治疗。

2. 手术方法

主要为寰枢椎椎板夹或钢丝环绕固定融合术，现有枢椎关节突与寰椎侧块间螺钉固定融合术的报道，对于先天性脱位、病理性脱位及寰椎后弓压迫脊髓者应行枕颈融合术。术后用支具或颈托制动至少4周。

（三）药物及非药物治疗

1. 中药治疗

外伤性脱位按伤科三期辨证用药原则，早期口服七味三七口服液或小儿伤科一号方，中、后期可口服强筋壮骨的双龙接骨丸。外感热毒型选用清热解毒、利咽消肿的中药，根据具体情况考虑使用敏感抗生素，中成药可用板蓝根冲剂、银黄颗粒等。

2. 按摩及功能锻炼

牵引期间可予颈部揉捏、点穴，去除固定后应加强颈、肩部功能康复锻炼。

3. 辨证调护

（1）颈椎损伤患儿颈部检查不能行压扣及旋转手法，伤后搬运过程中应使用颈托或沙袋等固定。

（2）大重量牵引复位时应间隔半小时或1小时拍X线片，复位成功后及时减轻牵引重量，复位过程中，应随时检查患儿的生命体征和神经系统。

（3）牵引卧床期间指导患儿正确翻身，进食时避免噎食。

第四节　下颈椎骨折、脱位

一、病因病机

下颈椎损伤包括第3～7颈椎损伤，常见于8岁以上儿童，随着年龄增长，颈椎活动止点逐渐移到第5～6颈椎水平。颈椎骨折脱位损伤为屈曲、伸展或旋转暴力所致，多为车祸或运动时损伤，以第5～6颈椎、第6～7颈椎多见，相应椎体的椎间盘、椎体后方复合体等稳定结构遭到破坏。损伤程度根据暴力能量不同而有轻重之分，轻者仅见棘突骨折，重者可骨折脱位，其中后柱的结构破坏多见，常并发脊髓、神经根损伤或压迫。

二、诊断要点

（1）有明确外伤史。

（2）稳定性骨折表现为颈部疼痛，颈部各方向活动受限，尤其是抬头困难，表现为屈颈被动体位，伤椎棘突压痛；合并有神经根损伤者，相应神经支配区运动及感觉障碍；伴颅脑损伤或脊髓损伤可有昏迷等症状。

（3）影像学检查：X线片包括颈椎前后位、侧位、张口位，同时应拍颈胸交界处X线片，必要时行CT平扫以排除X线片未发现的隐匿性骨折，有神经或脊髓损伤表现者行 MRI 检查，了解脊髓神经受损情况。

三、分类

根据骨折和脱位的移位情况及伴随症状，分为稳定性、不稳定性和伴有神经、脊髓损伤三类。

四、治疗

（一）稳定性骨折脱位

可行牵引固定治疗。牵引前可行过伸手法复位，患儿坐位，术者一手前臂托住患儿下颌部，上臂夹住枕部，缓缓用力牵引，并逐渐过伸颈椎，同时用另一手拇指向前按压骨折椎体棘突，矫正后突畸形，恢复颈椎曲度。牵引体位为头部略后伸位，牵引重量为 1～2 kg，牵引时间为 2～3 周，后改行头颈胸石膏或支具固定，固定时间为 1.5～3.5 个月。若复位不成功或骨折、脱位卡锁不能纠正者需行手术治疗。

（二）不稳定性骨折脱位

需行手术治疗。骨折合并单侧或双侧脱位或伴有关节突关节不稳定的韧带损伤，大于 15° 的后凸畸形、显著压缩性骨折、脱位伴有进展性神经损害者。需行手术治疗，可行后路手术侧块钢板内固定术或椎板夹内固定术。椎体压缩且有骨折块压迫脊髓合并脊髓损伤者，行前路减压植骨融合内固定术。椎体侧方压缩常合并钩椎关节、关节柱损伤，通过牵引不能纠正者，可行前路（合并钩椎关节损伤）或后路（合并关节柱损伤）减压植骨融合术。术后用支具或颈托制动至少 4 周。配合骨折早、中、晚三期辨证用药，一般均能获得满意效果。

（三）伴有神经、脊髓损害

伴有神经损伤但无进行性损害表现者可先行牵引治疗，如神经症状明显减退或消失可维持牵引治疗，如神经症状加重、无改善或恢复到一定程度即停滞不前者，则应采用前路减压植骨融合内固定术。伴脊髓损伤者多伴有严重并发症，用激素冲击治疗，甲泼尼龙等的应用可在生化方面抑制脊髓损伤第二期中细胞受损的过程，必须在伤后 8 小时内应用，首次剂量为最初 15 分钟 30 mg/kg，伤后第 3～8 小时应用剂量为最初 15 分钟 30 mg/kg，间隔 45 分钟，而以后的 47 个小时中为 5.4 mg/（kg·h），但是大剂量的激素使用增加了严重感染和肺炎的发病率，需待病情稳定后尽早行前路减压植骨融合内固定术，恢复颈椎稳定。术后用支具或颈托制动 3 个月。

（四）中药治疗

按照伤科三期辨证用药，早期口服七味三七口服液或小儿伤科一号方，中、后期选服归香正骨丸或双龙接骨丸。

（五）预后

稳定性骨折脱位预后较好，伴有神经、脊髓损伤的患儿总的预后比上颈椎骨折脱位好，主要还取决于受伤时能量的大小及损害程度，研究结果提示，约 62.5% 的患儿神经不完全损伤能完全恢复，可能与儿童神经系统潜在的修复能力较强有关；脊髓完全性损伤预后较差。

第五节　胸腰椎骨折、脱位

一、病因病机

由于儿童的椎间盘比成人更富有弹性，脊柱柔韧性较好，儿童脊柱损伤发生率较低，而 10 岁以后儿童的胸腰椎的力学和解剖学特征接近成人，胸部由于有胸廓的支持，有较强的稳定性。发生骨折脱位多由强大暴力造成，多见于车祸伤。儿童胸腰椎骨折占所有脊柱急性骨折的 2%～5%，多发于 14～16 岁，好发于生理弧度相互交界、活动范围较大的节段。脊柱屈曲时以胸腰段为弯曲的顶点，因此最易由传导暴力造成屈曲型和屈曲旋转型损伤，其中以第 12 胸椎至第 2 腰椎水平最为多见。由于受伤能量大，约有 35% 的患儿会出现多个椎体骨折，约有 14% 的患儿伴有神经或脊髓损害，恰当的手术治疗可获得优于高位脊髓损伤的疗效。

二、诊断要点

（1）有高能量外伤史。

（2）伤后腰背部疼痛，腰背肌痉挛，翻身活动困难，不能站立或行走，脊柱各个方向活动受限，如伴神经脊髓损伤则出现相应神经症状。

（3）脊柱正常生理弧度改变，畸形和肿胀，棘突有明显压痛和叩痛，要注意检查肌力、感觉是否有改变，包括肝、脾、肾、骨盆、尿道、肠道损伤的排查。

（4）影像学检查：X线片可明确受伤部位、受伤程度，注意骨折线与椎体终板的鉴别，椎体轻微压缩性骨折通常看不到真正的骨折线，可拍CT片以进一步了解骨折情况，MRI检查评估脊髓和软组织损害的程度。

三、分类

（一）屈曲型损伤

一般由屈曲暴力引起。前柱在压力下崩溃，后柱受到牵张，中柱作为活动枢纽，椎体后缘高度保持不变。若同时伴有偏向一侧的压力则可形成前方及侧方楔形压缩。压缩性骨折的损伤程度与暴力大小有关，暴力大时可使棘上、棘间韧带及椎间盘损伤。

（二）牵拉与剪切应力损伤

由剪切力造成的原发性胸腰椎损伤，此种损伤累及骨和（或）韧带，由屈曲及牵张力引起，脊柱三柱均损伤，骨折不稳定。由于可产生剪切应力，常可出现创伤性脊柱前移。屈曲牵张暴力损伤，轴向旋转载荷从后方作用至前柱，以前柱为枢纽，后、中柱受到牵张力而张开。其与屈曲压缩性骨折的区别在于前柱无或极少压缩，而后柱的撕裂很显著，脊柱三柱均损伤，骨折不稳定。骨折线横行经过伤椎棘突、椎板、椎弓根与椎体。韧带结构破裂，棘上、棘间韧带与黄韧带断裂，关节突分离，椎间盘破裂。

（三）压缩损伤

常发生于青春期男孩，轴向载荷作用至胸腰椎和腰椎，破坏椎体的前柱及中柱，常合并其他暴力，如屈曲或旋转，可致不同类型骨折。此型骨折力学上不稳，创伤性腰椎环形骨突移位进入椎管并伴有椎间盘突出，多致脊髓神经受压或损伤。若后柱完整则属稳定性爆裂骨折。研究显示突入椎管的骨折块大小与脊髓神经损伤无明显相关，而椎管狭窄与脊髓神经损伤明显相关。

四、治疗

（一）屈曲型损伤

1. 非手术治疗

Ferguson 分类 Ⅰ 度（单纯椎体楔性变，压缩不超过 50%，中、后柱均完好者）及 Ⅱ 度（椎体楔性变伴椎后韧带复合结构损伤，棘突间距离加宽，可伴有关节突骨折或半脱位者）可采用非手术治疗。早期予牵引后伸复位，复位时，患儿俯卧位，两助手分别于患儿两侧腋下和踝部，做对抗持续牵引 3～5 分钟，术者两手重叠置于骨折部用力持续向下按压 1～2 分钟，同时握踝部牵引的助手逐渐将两下肢抬起，使腹部离开床面，使脊柱过伸。复位后让患儿仰卧于硬板床上，并在骨折处背部垫枕，枕厚度开始为 5～10cm，逐渐增高，利用躯干重力和杠杆原理维持复位和矫正骨折部的后突畸形。

2. 早期指导功能锻炼

疼痛缓解后尽早进行功能锻炼。第一步做抬头挺胸，上肢和胸部离床；第二步做五点支撑拱桥锻炼；第三步做三点支撑拱桥锻炼；第四步做俯卧"飞燕点水"，上体和四肢尽量向后抬举，仅腹部着床。每日锻炼 2～3 次，每次 10～30 个练习。卧床至少 4 周，并可配合进行理疗。继之用躯干石膏包括胸腰骶椎的矫形器 6～12 周。功能锻炼应该长期坚持，可配合腰背部的推拿治疗，常用手法有揉、推压、按压、抖动等。

3. 中药治疗

早期系气滞血瘀、肿痛并见者，宜用行气消瘀法，可选服七味三七口服液或小儿伤科一号方，局部外敷新伤止痛软膏；中、后期以接骨续筋为主，可选服归香正骨丸或双龙接骨丸。

4. 手术治疗

伴有神经损伤的胸腰椎骨折、骨折伴脱位，以及椎体塌陷＞50%，椎管受累＞50%的爆裂性骨折需行手术治疗，首选前路减压复位、植骨融合内固定，也可行后路椎弓根螺钉系统复位内固定，如Roy-Camille、RF、Dick等系统装置。前路手术术后卧床至少4周，后路手术术后卧床至少8周，整个治疗过程配合功能锻炼及药物治疗，截瘫者积极预防卧床并发症的发生。

（二）牵拉与剪切应力损伤

（1）此类损伤脊柱极不稳定，在生长发育高峰期，剪切应力对椎体终板的影响大，宜尽早行手术复位内固定，多需后路固定或环形固定。手术固定时宜选用具有抗扭转功能的内植物，如Roy-Camille、RF、Dick等椎弓根螺钉系统装置，在胸腰段均需固定损伤节段上下各两个水平。术后卧床至少8周，然后以支具固定保护起床活动。按照伤科三期辨证用药对症治疗。

（2）注意合并症及并发症的诊治。胸腰椎骨折脱位多由巨大外力所致，应注意有无肝脾创伤所致的内脏出血、血管撕裂和肺部损伤。必须迅速纠正休克所致的低血压。患儿的内科情况一旦稳定，即应进行详细的神经系统检查及影像学检查。所有怀疑脊髓损伤的患儿均应拍摄全脊柱正侧位平片，护理及治疗应从脊柱的彻底制动开始，贯穿于转运过程中。注意预防深静脉血栓及长时间制动所致的压力性损伤。

（三）压缩损伤

1. 非手术治疗

椎体高度保留1/2以上，无神经损伤的稳定爆裂骨折患儿，可谨慎行牵引后伸复位。卧床休息至少2个月，宜配合早期积极主动功能锻炼、中药治疗及特定电磁波谱（TDP）、中频脉冲等理疗；后期应在支具或硬质腰围保护下行走锻炼。药物应用可参照屈曲压缩性骨折治疗。

2. 手术治疗

手术治疗的目的是稳定脊柱，尽可能改善神经系统功能，最大限度地恢复患者的功能。手术指征包括神经功能障碍，后凸畸形大于20°，关节突半脱位或棘突间距增宽，椎体前缘高度下降50%者；神经压迫、影像学显示神经结构受压时应行手术减压。最好早期进行切开减压复位，植骨内固定。可选用前方入路、后方入路、后外侧入路。如有神经症状、椎管狭窄，采用前路最为理想。前路手术术后卧床至少 4 周，后路手术术后卧床至少 8 周，然后以支具固定保护起床活动。

第六节　脊髓损伤

儿童脊髓损伤的发生率根据研究人群及其定义的不同而不同。根据美国国家脊髓损伤统计中心的数据，儿童脊髓损伤相对罕见，仅占每年脊髓损伤总发病率的不到 4%，男孩发病率高于女孩。与成人相比，儿童脊髓更柔韧和有弹性，导致不同的损伤模式和恢复潜力。儿童脊髓的发育是持续的，并影响儿童脊柱的解剖结构。儿童脊髓血液供应较成人更多，这可能导致脊髓损伤后更广泛的继发性损伤。

小儿脊髓损伤原因包括创伤性和非创伤性，后者更为常见。创伤性原因包括跌倒、运动相关损伤、机动车事故和儿童虐待。非创伤性原因包括先天性异常、脊髓肿瘤、感染和血管畸形。这里我们主要讨论创伤性损伤。

一、病因病机

创伤性脊髓损伤可进一步分为初级和次级损伤阶段。初级阶段是指直接影响脊髓的初始机械损伤。这包括对脊柱的物理干扰和结构损伤，骨折和脊柱韧带撕裂。创伤性脊髓损伤可分为原发性脊髓损伤和继发性脊髓损伤两种。原发性脊髓损伤本身可分为两种主要类型：挫伤和压缩性损伤。挫伤的特点是直接撞击或压迫脊髓，导致损伤部位附近的局部出血/瘀伤。另一方面，压缩性损伤发生在脊髓受到间接压迫时，例如，受到骨骼结构或附近血肿的血液的压迫。因此，压缩性损伤常导致组织变形、血管损伤和轴突破坏。

损伤的次级阶段由初级阶段触发，涉及一系列分子和细胞事件，进一步加剧脊髓组织的化学和机械损伤。这些事件发生在初始损伤后数小时至数天，最终导致神经元死亡和细胞功能障碍。从时间上看，继发性脊髓损伤可细分为急性（损伤后 0～48 小时）、亚急性（损伤后 2～4 天）和慢性（损伤后 2 周至 6 个月）阶段。

脊柱各部位骨折脱位均可并发脊髓损伤，是脊柱骨折脱位严重的并发症之一，急性脊髓损伤所发生的病理生理过程非常复杂，其损伤程度主要与造成损伤的能量有关。原发性脊髓损伤来自创伤时暴力对脊柱的撞击，对脊髓神经造成的牵拉和压缩所用，牵拉性损伤预后差，压缩性损伤为机械暴力先对神经组织的撞击后，再对脊髓神经或神经根持续压迫所致。继发性脊髓损伤是最初的机械暴力对脊髓没有造成主要损害，但原发性脊髓损伤所激发的病理生理过程（水肿、炎症反应、局部缺血、生长因子、细胞因子、再灌注、钙离子溢出及氧自由基等）对脊髓产生的继发损伤。整个损伤过程中，灰质更易受缺血的损伤，伤后 5～6 天病理改变已发展成严重的坏死和纤维化。白质对缺血有较强的耐受性，伤后 5～7 天病变才会从脊髓的中央向周围蔓延。临床常表现为完全性或不完全性瘫痪。根据脊髓损伤程度可分为脊髓震荡、脊髓挫裂伤或脊髓受压，损伤在颈膨大或其以上者可导致高位截瘫，胸腰段脊柱损伤可合并脊髓圆锥和（或）神经根损伤，而第 2 腰椎椎体以下的损伤多为马尾神经损伤。

祖国医学认为脊髓损伤为督脉损伤，外伤后瘀血阻滞，经络不通。督脉为阳经之会，督脉受损，因而出现四肢不同程度的瘫痪表现。损伤日久，阳经久病必损及阴经而致阴阳俱虚。

二、诊断要点

（1）有明确受伤史。

（2）伤后局部畸形、压痛、叩击痛、肢体麻木、肌力改变、活动障碍等。对脊髓损伤者需进行全面系统的神经系统查体，确定损伤平面，可按美国脊髓损伤学会（ASIA）的标准评估脊髓和外周神经分级。

（3）影像学检查：X 线片明确脊柱受伤部位，了解骨折脱位类型；对于无 X 线异常的脊髓损伤患者早期诊断依靠神经学检查，可行 CT 及 MRI 检查了解伤椎与脊髓和神经情况。

三、分类

（一）截瘫类型

截瘫类型分为上级神经元瘫痪和下级神经元瘫痪。

（二）脊髓损伤按病理改变分类

脊髓损伤按病理改变分为脊髓震荡和脊髓休克、脊髓挫裂伤、脊髓受压三类。

1. 脊髓震荡和脊髓休克

脊髓震荡为暂时性功能抑制，表现为弛缓性截瘫，常为不全瘫痪，病理上无实质性损伤，常在数小时内开始恢复，数日内完全恢复正常神经功能。脊髓休克是指脊髓横断伤后失去与高位中枢的联系，断面以下脊髓暂时丧失反射活动能力进入无反应状态，表现为暂时性的弛缓性瘫痪，脊髓腰骶段所支配的运动、感觉和反射功能均完全丧失。脊髓休克终止的标志是下列反射的出现：①肛门反射；②球海绵体肌反射；③跖反射，即Babinski征阳性。以后逐渐出现腱反射，在2～4周内将逐渐表现出上级神经元瘫痪的各项临床特征。需注意脊髓休克只发生在急性脊髓损伤的早期，若脊髓缓慢受压（见于椎管狭窄、脊髓结核或肿瘤）则不经过脊髓休克阶段，而直接表现为上级神经元瘫痪，并由不完全截瘫向完全截瘫发展。

2. 脊髓挫裂伤

脊髓挫裂伤指由钝性暴力所致的脊髓闭合性损伤，包括脊髓表面的轻微挫伤、不全裂伤、横贯性损伤及脊髓完全横断。脊髓损伤后常发生一系列继发性改变使病损加剧，可导致灰质中央性出血坏死，外周白质脱髓鞘及自溶。

3. 脊髓受压

脊髓受压常由于移位的骨折块、脱位的椎骨、脱出的椎间盘或皱褶的韧带组织等压迫造成，常合并一定程度的脊髓实质性损伤。临床神经学检查无法区分脊髓挫裂伤与脊髓受压，MRI检查对判断脊髓损伤的性质有较大的帮助。

（三）完全性截瘫和不完全性截瘫

完全性截瘫为在脊髓休克期终止后仍没有感觉、运动的恢复，表明是脊髓的横贯伤。不完全性截瘫常见的损伤模式包括：脊髓前角综合征、脊髓半切综合征、中央束综合征、后束综合征和马尾综合征。

四、治疗

对创伤性脊髓损伤的治疗时机和治疗方法尚无明确的标准，包括早期的内科药物治疗，防止或降低继发性损害过程的影响，手术用以恢复脊柱的稳定性。

（一）内科治疗

内科治疗包括全身评估支持治疗，应用可改善脊髓灌注、提高膜稳定性和减少胶质瘢痕形成的药物治疗。

（1）首先处理休克和维持呼吸道通畅，检查治疗颅脑、心肺和腹（盆）腔重要脏器损伤，维持生命体征平稳。

（2）脊髓损伤的药物治疗：用于治疗急性脊髓损伤的药物尚未获得一致认可，已通过绝大多数实验室和临床评估的药物包括：甲泼尼龙、替拉扎特、纳洛酮、尼莫地平、神经节苷酯。其中甲泼尼龙目前应用较为广泛。美国急性脊髓损伤研究会推荐，对急性脊髓损伤后 8 小时内开始使用甲泼尼龙，先给予 30 mg/kg 的冲击量持续 45 分钟输注，随后以每小时 5.4 mg/kg 维持 23 小时。

（3）预防及治疗并发症。

（4）中药根据病程发展辨证施治。早期督脉损伤，瘀血阻滞，经络不通，治宜活血化瘀，疏通经络，可选用顺气活血汤（《伤科大成》）加大黄；中期瘀血未尽，经络不连，治宜养血活血，续筋通络，可选用舒筋活血汤（《伤科补要》），补阳还五汤（《医林改错》）加丹参、没药。后期督伤络阻，脾肾阳虚或病久气血虚弱，血虚风动，治宜温补脾肾、温经通阳，或补益气血、养血柔肝、息风解痉，选用右归饮（《景岳全书》），归脾汤（《济生方》），四物汤（《仙授理伤续断秘方》）加蜈蚣、全蝎、土鳖虫、钩藤、伸筋草。

（5）电针理疗和功能锻炼：选用夹脊、肾俞、环跳、委中、足三里、承山、内关、合谷等穴。行 TDP、中频脉冲等理疗，尽早行主动和被动四肢功能锻炼。

（二）手术治疗

早期制动、早期识别脊柱不稳定性，对脊柱骨折或骨折脱位行复位固定术以恢复脊柱的稳定性及解除脊髓的压迫，为脊髓损伤的治疗创造基本条件。虽然研究表明脊髓损伤程度主要与造成损伤的能量有关，与骨或椎管破裂的程度无关，早期还是晚期手术治疗仍存在争议，但普遍认为早期手术对于恢复脊柱的稳定性及解除机械性压迫仍有积极意义。

五、调护及注意事项

（1）所有怀疑脊髓损伤的患者均应拍摄全脊柱正侧位 X 线平片，护理及治疗应从脊柱的彻底制动开始，贯穿于转运过程中。

（2）脊髓复苏应从出现脊髓损伤出现开始，如无明确禁忌，可在脊髓损伤后 8 小时内静脉应用甲泼尼龙。

（3）加强监护，维持生命体征平稳。首先处理休克和维持呼吸道通畅，检查和治疗颅脑、心肺和腹腔重要脏器的合并损伤。

（4）注意预防深静脉血栓及长时间制动所致的压力性损伤，预防及治疗并发症。

（5）注意全身支持及功能重建。截瘫早期不能活动的肢体应注意保持关节的被动活动锻炼，并维持在功能位。

第七节　腰椎椎弓峡部不连与脊椎滑脱症

腰椎椎弓峡部不连为腰椎一侧或两侧椎弓上下关节突之间的峡部骨质缺损不连续，亦称腰椎峡部裂，组织学特征是纤维软骨性的假关节形成。脊柱滑脱症的定义是一个椎体相对于下位椎体向前滑移。大部分脊柱滑脱症脱属于峡部裂型。腰椎椎弓峡部不连与脊椎滑脱症好发于 7～8 岁儿童，发病率约为 5%，男性多于女性，运动员发病率更高，特别是需要进行反复腰椎过伸及旋转活动的芭蕾舞演员、体操及举重运动员。

一、病因病机

关于腰椎椎弓峡部不连及椎体滑脱的病因目前尚不清楚，目前一般认为是在遗传发育不良的基础上，由于环境或生物力学因素导致的关节突间遭受到反复的应力所造成。

（一）先天性发育缺陷及遗传因素

腰椎在出生时有椎体及椎弓骨化中心，每侧椎弓有两个骨化中心，其中一个发育为上关节突和椎弓根，另一个发育为下关节突、椎板和棘突的一半。若两者之间发生不愈合，则形成先天性峡部不连，形成假关节样改变。先天缺乏完整的后侧结构，脊柱的先天发育缺损致有发生脊椎滑脱的倾向，行走以后由于站立、负重等常发生移位，尤其双侧峡部不连者，可使上方的脊椎向前滑动，导致脊椎滑脱。在先天性发育缺陷中，有一部分具有遗传性，同一家族发病较多。

（二）慢性劳损

大部分患者系慢性劳损所致。腰骶关节是躯干前屈后伸活动的枢纽，所承受的应力最大，特别是从事体育运动的青少年运动员如体操运动员，每日须承受较大的负荷，长期重复应力可致腰椎弓峡部的应力集中而断裂，发病率与训练年限有相关性。从力学上分析，上段脊椎传到第5腰椎的负重力分两个分力，一个向下作用于椎间关节的挤压分力，一个向前作用于峡部能引起脱位的分力，故骨质结构相对薄弱的峡部承受反复作用的应力，容易引起断裂。第5腰椎承受的应力最大，其次是第4腰椎，故临床上发病率以第5腰椎最多，第4腰椎次之。峡部崩裂的发生与峡部的骨质结构、承受应力的大小、性质、次数是密切相关的。骨质结构异常可能是先天性原因，应力的大小及性质等是重要的后天性原因。

（三）创伤性

腰椎峡部可因急性外伤，尤其后伸性外伤而致急性骨折，其特点是外伤不完全局限发生在第4腰椎、第5腰椎，而且有明显外伤史。

二、诊断要点

（1）多有外伤或腰部劳损史。

（2）儿童多没有下腰部疼痛症状，常表现为姿势或步态异常，即使有疼痛症状也局限于腰背部，少数可有臀部和下肢的放射痛。

（3）查体可有腰部压痛、肌肉紧张和侧方屈曲活动受限，急性发作时以上症状明显，儿童很少有肌力减退、反射或感觉异常等的神经根受压症状。应仔细检查骶部感觉和膀胱功能。

（4）X线摄片检查，①正位片：难以显示椎弓不连和脊柱滑脱，在滑脱明显时，可见 Brailsford 弓形线，即滑脱椎体的重叠线。②侧位片：椎弓不连者侧位片常无阳性发现，但有少数两侧不连者可见有斜行透明裂缝。脊柱滑脱者侧位片是重要的诊断手段，可观察是否有脊椎滑脱。常用测量滑脱程度的方法为 Meyerdin 方法，即若第5腰椎向前滑脱，则将第1骶椎椎体上缘平均分为四等份，椎体向前滑脱不超过1/4为Ⅰ度，超过1/4为Ⅱ度，超过2/4为Ⅲ度，超过3/4为Ⅳ度。③斜位片：腰椎45°斜位片可显示椎弓峡部不连续，阅片为"狗颈项征"。

三、分类

（一）肝肾不足型

腰酸痛，腿膝乏力，劳累更甚，卧则减轻。偏阳虚者面色㿠白、手足不温、少气懒言、腰腿发凉等，舌质淡，脉多沉细；偏阴虚者，咽干口渴、倦怠乏力、心烦失眠等，舌红少苔，脉多弦细数。

（二）血瘀气滞型

有急性损伤史，腰痛如刺，痛有定处，日轻夜重，腰部板硬，俯仰转侧受限，痛处拒按，舌质暗紫或有瘀斑，脉弦紧或涩。

（三）气滞血瘀型

慢性损伤，腰部胀痛，劳累后加重，舌质淡红，苔少，脉细弱。

三、鉴别诊断

（一）退行性脊椎滑脱

退行性脊椎滑脱可为脊椎后滑脱，亦称假性脊椎滑脱。其主要由腰椎间盘退行性变引起，椎弓峡部无崩裂，主要病变在关节突关节，主要症状为腰痛，并可放射至臀部及大腿。

（二）腰椎间盘突出症

腰椎间盘突出症在单纯脊椎滑脱患者，腰椎前凸增大，腰部凹陷，上一棘突向前滑移；但脊椎滑脱合并有神经症状时，与椎间盘突出症比较相似，根据 X 线片所见，不难鉴别。值得注意的是，有时脊椎滑脱可同时合并椎间盘突出，患者出现神经症状，可能与两者均有关，也可能是某一个占主要地位，应根据临床症状仔细分析，必要时行 MRI 检查。

（三）腰骶椎关节突关节紊乱症

腰骶椎关节突关节紊乱症患者有慢性腰痛，间有阵发性急性发作，一般腰痛较腿痛严重，存在腰段脊柱生理性前凸，直腿抬高试验正常或接近正常。在斜位 X 线片中，可以看到关节突关节关系紊乱，无峡部不连现象。

四、治疗

（一）非手术治疗

一般椎弓峡部不连、崩裂，或脊椎滑脱但程度较轻，宜采用非手术治疗。

1. 手法

患者俯卧，腹下垫枕，术者先行腰背部的抚摸、按揉、推脊等手法按摩。指针十椎旁、肾俞、腰眼、环跳等穴，再行上下分推，上方用力稍轻，下方用力稍重，最后轻揉腰背部结束，时间约 20 分钟。

2. 针刺

宜选取阿是，腰痛穴，后溪，腰阳关，肾俞，腰 3、4、5 夹脊，委中等穴；下肢疼痛可根据疼痛部位循经选取大肠俞、环跳、殷门、风市、阳陵泉、承山等穴。针刺手法用泻法或平补平泻，或采用电针疏密波刺激 20 分钟。

3. 药物

（1）肝肾不足型：内服加味腰痛丸、活络丸，外用活络膏。

（2）血瘀气滞型：内服创伤宁、玄胡伤痛宁片，外用新伤软膏。

（3）气滞血瘀型：内服制香片、玄胡伤痛宁片，外用活络膏、舒活灵。

4.理疗

（1）牵引：采用兜布牵引。患者平卧，用兜布兜住骨盆，屈髋屈膝90°，腰部悬空利用躯干的重力，使向前移位的腰椎有后移的趋势，减轻对神经的刺激。

（2）中药熏洗：采用一号和三号洗药对腰部进行中药熏洗。

（3）加强腰腹部肌肉力量练习，如"小燕飞""五点支撑"等，训练要循序渐进。

5.封闭

封闭对疼痛严重，尤其是根性刺激症状的患儿可采用椎管封闭治疗。局部椎管内注入 5% 利多卡因 5 ml，维生素 B_1 100 mg，维生素 B_{12} 500 μg，醋酸曲安奈德 40 mg，注射用水 20 ml。

（二）手术治疗

手术的目的在于解除压迫，恢复和保持解剖结构的稳定状态。

1.适应证

（1）单纯腰椎峡部不连、轻度滑脱而引起慢性腰痛，腰部持续性疼痛并进行性加重，非手术治疗无效者。

（2）定期 X 线复查（6～12 月）观察，椎体滑脱程度进行性加重。

（3）马尾神经或神经根受压的症状与体征等需手术治疗。

2.手术方法

理想的手术方案应包括椎管和神经根管的减压、滑脱椎体的复位、有效的内固定和滑脱椎体与邻近椎体的融合。因此采用椎弓根螺钉系统结合椎间融合是目前较为理想的方法。

第八节　骨盆骨折

儿童骨盆与成人骨盆在解剖结构上有差异，因而骨折具有自身的特点。儿童骨骼本身坚韧且富有弹性，骶髂关节、耻骨联合、"Y"形软骨和坐耻连接等结构含有大量软骨成分，这些结构使儿童骨盆具有很好的韧性及延展性，能够很好地缓冲暴力的冲击。所以儿童骨盆骨折发生率较低，仅占儿童全身骨折总量的 1%～3%。多为交通伤。

一、病因病机

低能量冲击常不造成骨盆的骨折，甚至有移位而实际不发生骨折。高能量损伤造成骨盆环完整性破坏，多为不稳定骨折，多合并神经、血管、腹腔内脏器、泌尿生殖器系统及运动系统损伤。危险性及死亡率极高。合并有严重的骨盆内脏及血管或其他骨骼骨折。

二、诊断要点

（1）有严重外伤病史。

（2）检查有无软组织损伤：如伤口和挫伤情况；骨盆标志是否存在或变形；有无压痛体征，有无骨盆的异常活动和骨擦音；骨盆挤压、分离试验出现疼痛为阳性，"4"字试验出现疼痛表示该侧骶髂关节损伤。对于生命体征不平稳者，检查时要小心，最多进行一次，禁用外力检查去求得阳性体征，以免加重出血。

（3）重视生命体征的评估，进行A、B、C的评估（Airway，Breathing，Circulation，即气道、呼吸和循环系统），重视合并伤的查体，判断有无泌尿道、生殖器、直肠损伤，腹腔脏器、血管神经是否有损伤。

（4）影像学检查：X线摄片检查应拍摄骨盆前后位，必要时可拍摄骨盆入口、出口位片。怀疑有髋臼骨折者，还需加摄闭孔斜位和髂骨斜位片。CT加三维重建检查进一步确定平片未发现的异常，观察骨盆环后方损伤和细分骨折类型。MRI检查可了解软组织损伤的情况。

三、分类

（一）稳定性骨盆骨折

骨盆环结构基本保持完整。如髂前上棘骨折、髂前下棘骨折、坐骨结节骨折、一侧耻骨上支或下支单独骨折、一侧坐骨上支或下支骨折、髂骨翼骨折、骶骨骨折等。

（二）不稳定性骨盆骨折

这类骨折均由强大外力引起，骨折移位和伴有关节错位，而导致骨盆环的完整性遭到破坏，常损伤盆腔内脏器官或血管、神经及并发休克。常见有以下几种：一侧耻骨上下支骨折或坐骨上下支骨折、髂骨骨折伴耻骨联合分离、耻骨或坐骨上下支骨折伴骶髂关节脱位、耻骨联合分离伴骶髂关节错位、骨盆多处骨折等。

分型方法较多，其中 Tile 的分型对理解外力作用机制、治疗计划的公式化、判定预后都有一定价值。

骨盆损伤的 Tile 分型：

A 型稳定型（后弓完整）

A_1 撕脱骨折。

A_2 直接损伤造成髂骨翼或骨盆环前弓骨折。

A_3 骶尾骨横形骨折。

B 型部分稳定型（后弓不完全性断裂）

B_1 开书样损伤（外旋暴力）。

B_2 侧方挤压损伤（内旋暴力）。

B_{2-1} 同侧前弓和后弓损伤。

B_{2-2} 对侧桶柄样损伤。

B_3 双侧 B 型损伤。

C 型不稳定型（后弓完全断裂）

C_1 单侧性损伤。

C_{1-1} 骨折线通过髂骨。

C_{1-2} 骶髂关节损伤。

C_{1-3} 骶骨骨折。

C_2 双侧性损伤，一侧是 B 型，一侧是 C 型。

C_3 双侧不稳定性骨折。

四、急救处理

优先处理合并损伤是治疗儿童骨盆骨折的一个重要原则。凡高能量外力损伤导致骨盆骨折常伴有失血性休克和其他重要脏器、系统损伤，可危及生命。因此，患儿到达医院后应进行常规的 ABC 评估，补充足够的血容量，尽快控制出血，并与相关临床科室会诊，以减少并发症、降低死亡率。与此同时，对不稳定的骨折应行暂时固定，以减少出血。

五、治疗

（一）非手术治疗

1. 卧硬板床休养

儿童稳定性骨盆骨折，采取非手术治疗，后遗畸形大多能随着生长发育而塑形。采用卧床休息、制动，髂前上棘或下棘撕脱骨折无明显移位者，可屈髋屈膝位，对症处理，3~4周，常可愈合，效果满意。有明显移位、骨折不愈合并有症状、对运动能力要求高者可行切开复位拉力螺钉内固定手术治疗。

2. 手法复位

（1）对 B_1 型开书样损伤（外旋暴力）耻骨联合分离<2cm者，术者双手对挤髂骨部，使其复位，用骨盆帆布兜带悬吊固定，固定时间4~6周。

（2）对 B_2 型侧方挤压损伤（内旋暴力）者，术者双手置于髂前上棘，向外推按，分离骨盆，使其复位，复位后用多头带包扎骨盆固定，固定时间4~6周。

（3）对 $C_{1~2}$ 型既有骶髂关节脱位又伴有骨折者，患者仰卧，患肢靠床沿，术者以腋下夹住其患肢踝部，双手扣紧其小腿对抗1~2分钟，用力向下牵抖即可，复位后疼痛和体征迅速消失，应卧床休息3周。

3. 牵引

牵引对部分C型骨折，可采用股骨髁上牵引，牵引重量为体重的1/7~1/5，牵引时间为6~8周，必要时可用对侧布朗架对抗牵引。

（二）手术治疗

1. 外固定治疗

（1）急诊行外固定治疗可起到急救以改善骨盆的容积和控制出血的作用；暂时固定后，如复位效果不佳，日后可行切开复位内固定；主要用于旋转不稳定而垂直稳定的患者。

（2）方法：两侧髂骨分别旋入3枚螺钉，通过外固定支架在头侧连接，根据X线所示骨折移位情况进行调整。

（3）特点：急救处理时即可应用，操作相对简单和快速，有利于骨折的复位和固定，从而减少出血。

2. 内固定治疗

1）指征：纯后侧韧带损伤、闭合复位失效、外固定后骨折仍有移位、多发性损伤、伴有髋臼骨折、垂直不稳定患者。

2）手术入路

（1）骨盆前环入路：适用于耻骨联合分离或耻骨支骨折。

（2）骨盆后环前入路：适用于髂骨后方纵向骨折或骶髂关节脱位。

（3）骨盆后环后入路：适用于骶骨、髂骨骨折或骶髂关节脱位。

（三）药物及非药物治疗

1. 中药治疗

按伤科三期用药原则辨证施治，但骨盆血液供应丰富，多数骨折者出血量大，在急性期如患儿出现面色苍白、四肢厥冷、冷汗淋漓、脉洪大无力的血虚气脱之征，则宜口服独参汤或生脉饮，并紧急给予输血补液。病情稳定后，早期治以活血祛瘀、消肿止痛，可内服七味三七口服液或小儿伤科一号方；若因骨折或手术后血虚低热，持久不退者，可服当归补血汤、青蒿鳖甲汤。中、后期和营生新、续筋接骨，口服归香正骨丸或双龙接骨丸。

2. 功能锻炼

复位固定后即开始练习股四头肌静力性收缩和踝关节的活动，卧床期间，嘱患儿行双下肢股四头肌静力收缩，膝、踝关节主、被动的伸屈练习；深呼吸，注意预防尿路感染及坠积性肺炎、压力性损伤等并发症的发生，并给予按摩和其他适当理疗，第三周骨折稳定后逐渐抬臀练习，对伴有骶髂关节脱位的患者下床扶拐行走应尽量减少患肢负重，并适当延长扶拐时间。

六、儿童骨盆与成人骨盆不同点

（1）由于骨本身的性质、关节弹性增大及软骨结构可以吸收能量，使儿童骨盆柔韧性更大。

（2）骨盆周围各关节弹性更大，可以允许显著移位，仅导致一处骨盆骨折。

（3）骨突处软骨与骨相比本身较弱，所以儿童与青少年撕脱骨折较成人多见。

（4）骨折可波及"Y"形软骨，造成生长停顿，最终导致双下肢不等长及髋臼发育不良。

第九节　髋臼骨折

儿童髋臼富有弹性的软骨成分较多，髋臼骨折较少见，文献报道仅占骨盆骨折总数的1%～15%。随着年龄的增长，儿童髋臼结构逐渐接近成人，髋臼骨折发生率逐渐增加。

一、病因病机

儿童髋臼骨折发生机制与成人相同。暴力通过股骨头的传导作用于髋臼而骨折。骨折的类型取决于下肢与骨盆的相对位置与髋臼所承受的传导暴力的区域有关。暴力的大小决定骨折或脱位的严重程度。低能量损伤多为单纯髋臼骨折，而合并重要伴发伤的髋臼骨折多为高能量损伤所致。

二、诊断要点

（1）有明确的外伤史，髋部肿胀、疼痛，髋关节主动、被动活动受限。

（2）四个标准位X线片：①骨盆前、后位片；②患髋前、后位片；③闭孔斜位片；④髂骨斜位片检查，能显示髋臼骨折情况。一般需加照骨盆的入口、出口及45°斜位。

（3）CT/MRI检查可进一步了解骨折线、关节内的游离骨折块等情况，而CT三维重建能立体直观地显示髋臼骨折，有助于全面认识骨折，合理设计治疗方案。MRI检查可了解软组织损伤情况。

三、分类

（一）Letournel-Judet分类法

Letournel将髋臼骨折分为5种简单骨折，以及由这些简单骨折联合而成的复杂骨折。简单骨折为：后壁、后柱、前壁、前柱、横形骨折；复杂骨折为：后壁加后柱、横断加后壁、前柱伴后半横形骨折、"T"形骨折和双柱骨折。

（二）AO分类法

AO将髋臼骨折分为A、B、C三型。A型指单壁或单柱的骨折；B型指横形或"T"形骨折，但臼顶与髂骨仍相连；C型指骨折同时累及前后柱，但所有的关节侧骨折块与髂骨发生分离。根据骨折的特点又可将A、B、C分为三种亚型：

A型：单壁或单柱的骨折。A_1：后壁骨折；A_2：后柱骨折；A_3：前壁和前柱骨折。

B型：横形或"T"形骨折，但臼顶与髂骨仍相连。B_1型：横形骨折加后壁骨折；B_2型："T"形骨折；B_3型：前壁或前柱加后方横形骨折。

C型：双柱骨折髋臼顶同髂骨分离。C_1型：前柱骨折且骨折线累及髂嵴；C_2型：前柱骨折且累及髂骨前缘；C_3型：骨折累及骶髂关节。

四、治疗

（一）非手术治疗

1. 指征

无移位或移位＜1mm的稳定性骨折，非常低位的髋臼前柱骨折、横形骨折或双柱骨折经牵引能达到良好对位者。

2. 方法

（1）卧床6～8周，年龄较小者可缩短为5～6周，年龄大于12岁患儿应延长3～4周扶拐部分负重行走时间，可在自身能耐受的范围内活动髋关节。5周后扶拐逐步负重行走。

（2）对移位较大且因各种原因不能手术者，行股骨髁上牵引至少6周，牵引重量为体重的1/10～1/8，如合并有中央性脱位可采用股骨大转子侧方牵引。

（二）手术治疗

1. 指征

①移位＞2mm；②有其他部位骨折，如同侧股骨骨折，术后有利

于护理及功能康复；③关节内的游离骨片影响关节活动。

2. 手术时机

（1）全身情况能耐受手术。

（2）一般在伤后2天后（理想的时间应在10天以内），但不能超过半个月，否则复位非常困难，且术中出血量大。

3. 手术方法

首要的问题是：骨折类型的正确判定。因为到目前为止尚无一种手术入路能处理所有髋臼骨折。Kocher-Langenbeck入路是后柱、后壁的主要入路，通过坐骨大切迹也可显露前柱，但显露不充分。髂腹股沟入路主要显露前柱和无名骨的内面。延长的髂骨切口主要显露无名骨的外板，同时也能更多地显露前后柱。直外侧切口可显露后柱、髋臼顶和半个髂骨翼，对前柱也能部分显露。四个不同的手术入路对前、后柱能做到一定显露，但都各有利弊。

（三）药物及非药物治疗

1. 中药治疗

根据伤科三期用药原则辨证施治，早期选服七味三七口服液或小儿伤科一号方；中、后期选服双龙接骨丸或归香正骨丸。

2. 针灸治疗

对髋臼骨折伴有神经损伤者尤为有效，可选用承扶、环跳、秩边、臀池、阿是穴等，电针连续波治疗，每次15～20分钟，每日1次。

3. 理疗、按摩

急性期（48小时）过后，对伴有神经损伤者可选用超短波治疗，电极分别置于腰骶部和小腿后侧，采用并置法，无温至微温量，每次15分钟，每日1次，10～20次为1个疗程；或选用超声波疗法，接触移动法，剂量小于1.0 W/cm^2，每次治疗5～10分钟，10次为1个疗程。对大腿及臀部行手法按摩，开始以轻手法抚摩、揉、搓，逐渐以较重的手法行推压、弹拨、揉捏等治疗。

4. 功能锻炼

卧床期间，嘱患儿做双下肢股四头肌静力收缩练习及膝踝关节主、被动的伸屈练习，并给予按摩和下肢间歇充气压力波治疗，防止下肢深静脉血栓的形成。

5.辨证调护

（1）骨盆及髋臼骨折的类型术前必须有正确判定，各种手术入路能解决骨折类型也必须熟悉。术前应有周密计划。

（2）鉴于盆腔内血液供应丰富且复杂，术中一定要在骨膜下剥离。

（3）应熟悉各种手术工具的应用。

（4）术中操作应细致，否则创伤性异位骨化的发生率较高，同时注意神经血管的保护。

（四）对"Y"形软骨损伤的认识

儿童髋臼中心骨折—脱位应迅速复位，因"Y"形软骨可能受损伤。基于"Y"形软骨损伤在初诊X线片上容易漏诊，所有骨盆损伤患儿均应进行至少1年的临床和X线摄像随访。"Y"形软骨损伤患儿有两种主要形式的生长板破坏：Salter-Harris Ⅰ型或Ⅱ型损伤，预后较好，其髋臼可继续正常生长；Salter-Harris Ⅴ型挤压伤，预后差，其内侧有骨桥形成导致"Y"形骺板早闭。这两种类型生长板破坏的预后均取决于患儿受伤时的年龄。在年幼者特别是10岁以下儿童，髋臼常有异常生长，导致髋臼变浅；待骨骼发育成熟时，这种生长异常加剧了髋臼与股骨头的不相适应程度，导致半脱位不断加重。可以采用髋臼重建术来矫正发育不良股骨头逐渐加重的半脱位。

第六章
产伤骨折

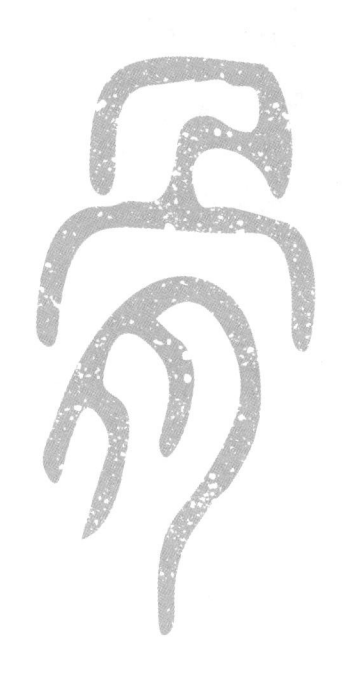

产伤骨折是指小儿在生产的过程中酿成的骨折，多因胎儿体重过大、臀位产、剖宫产以及其他难产所致。多发性骨折应考虑是否有先天性成骨不全等引起的病理骨折。产伤骨折的好发部位为锁骨、肱骨干、股骨干、颅骨、肱骨或股骨骨骺等。

一、产伤骨折的特点

（一）产伤的机械因素

产伤并非产道挤压胎儿所致，多因牵引和分娩时操作不当而引起。狭窄的骨盆、母亲软组织僵硬和婴儿体重过大均易引起产伤，剖宫产所致的股骨干骨折可能是由于剖宫助产时用手指钩拉胎儿肢体用力过于集中和速度太快所致。

（二）愈合快且塑形能力强

新生儿不但对成角畸形塑形能力强，而且对肢体短缩畸形也同样有较大的代偿性加速生长能力。如新生儿股骨干骨折，有报道成角90°，经随访2年后完全正常，充分说明新生儿骨折塑形的巨大潜力。

二、临床症状

骨折后除具有骨折症状外，还可见患侧肢体自主动作减少，这种情况易被误诊为瘫痪，但它并非神经损伤所致，故称假性瘫痪。此外，给小儿换尿布、穿脱衣裤或擦身洗澡移动某侧肢体时，常有不明原因的突然啼哭，这是由于骨折断端移动而引起的疼痛，此时将患侧肢体充分暴露，并与另一侧肢体进行对比检查，常能发现异常。

三、专科治疗

（一）锁骨骨折

锁骨骨折是产伤骨折中最常见的一种，新生儿体重＞4kg时，发生率明显增高。新生儿的骨折是分娩过程中直接的创伤所致，最常见的原因是产道狭窄，可能与头先露的肩前部受到母体耻骨联合挤压有关，或者偶因接产医生对锁骨直接挤压所致。骨折多发生于中份或中外1/3份，可发生完全骨折，但产伤骨折以青枝骨折为主，多无明显临床表现，于出生后2～3周骨痂形成、出现包块时或其他原因做胸部 X 线检查时发现。

产伤性锁骨骨折多不需做特殊处理，在生长发育过程中畸形可以自行通过塑形矫正。骨折有移位者，也无须手法或手术复位，患儿仰卧时患肩下垫软垫以防患肩过度下垂，或者仅做简单外固定治疗，如将患肢袖口缝在外衣上固定 10 天左右；或采用"8"字形绷带固定 2 周，以减少患肢活动造成的疼痛即可。

（二）骨干骨折

产伤骨干骨折，以肱骨干、股骨干骨折较多见。

1. 肱骨干骨折

多为臀位产所致，呈横形或螺旋形骨折，婴儿生长、塑形能力强，骨折后以小夹板外固定 2～3 周即可见明显的骨痂，有良好的预后。

2. 股骨干骨折

多因产程中扭转或过分牵拉下肢所致。治疗可采用双下肢悬吊皮肤牵引，一般牵引 3～4 周，解除牵引后，必要时可予小夹板外固定；或直接以小夹板、钢托或支具固定，3～4 周根据骨痂生长情况择期去除外固定物。

（三）骨骺分离

对于新生儿来说，干骺端与骨骺连接处是一个力学上的薄弱点，尤其当它受到旋转力的作用时很容易产生损伤。常发生于股骨远端和肱骨远端。产伤骨骺分离多为 Salter-Harris Ⅰ 型，一般预后良好。

股骨远端骨骺骨化中心一般在出生时已出现，诊断比较容易，如有移位，可予手法整复，小夹板外固定 2～3 周即可。

肱骨远端骨骺出生时尚未骨化，为软骨成分，X 线检查不显影，容易漏诊，可结合临床症状、体征进行诊断，治疗上可予手法复位、肱骨髁上夹板外固定 2～3 周。

四、药物治疗及辨证调护

（一）药物治疗

新生儿产伤骨折后无须予内服药物，局部肿胀明显者可适当予以活血化瘀、消肿止痛的新伤药水外敷，注意观察有无皮肤过敏现象。新生儿也不能配合主动功能锻炼。

（二）辨证调护

诊断新生儿产伤骨折后，若发现有明显成角移位者，可予以手法纠正，适当外固定即可，不必过分强调固定的牢固性；固定后需注意观察其患侧肢体的颜色及皮肤温度，定期调整外固定松紧度。

第七章
儿童病理性骨折

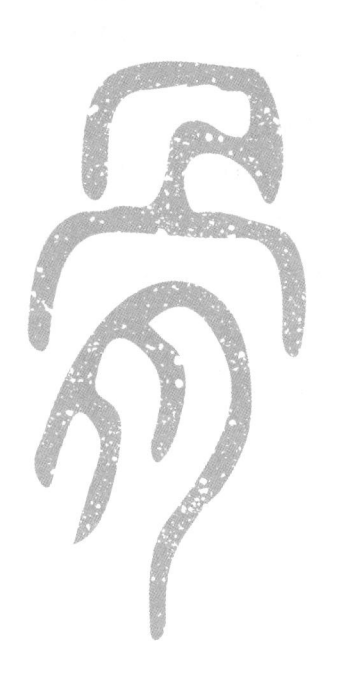

病理性骨折即发生在非正常骨的骨折，骨折发生部位均在骨骼正常生物力学薄弱处。病理性骨折可由内因或外因引起。内因有成骨发育不良引起的骨质减少、骨肿瘤等；外因则与一些破坏骨本身结构完整性的因素有关，如放疗或活体组织检查（简称活检）、内固定引起的骨质破损。另外，病理性骨折可与局部病变（如骨囊肿）或全身性病变（如骨硬化病）有关，骨折后可能是可矫正的（如佝偻病）或不可矫正的（如转移癌）。与病理性骨折相似的骨折也可见于结构正常的骨，因血管穿入骨骼部分正常结构受到影响，如某些血管入口。病理性骨折可出现在全身性骨病、骨肿瘤以及骨肿瘤样疾病的儿童中。全身性骨病（成骨发育不良、骨硬化病、佝偻病）在儿童的表现形式可能只是骨折，但其诊断要依靠病史、体格检查、影像学表现和实验室检查。例如，继发于全身性骨质减少的病理性骨折与长期药物治疗有关（糖皮质激素或抗痉挛药物），这可由病史证明。

在判断病理性骨折的原因时，活检有时很有必要，特别是骨折通过肿瘤或肿瘤样病变部位；在这种情况下，医生必须保证要在骨病变所在的区域进行活检。

儿童骨科专科医生对骨质病变的评估：①病变的大小和范围，侵袭性的损伤，范围大、生长迅速（纤维增生除外）；②病变对骨有何影响，评估骨生成和骨破坏的平衡，溶骨性损伤＞增生性骨病（如骨母细胞瘤）；③骨反应如何，骨修复对骨破坏的修复。新骨形成/骨皮质增厚，对病理性骨折有预防或延迟作用；④是否有软组织肿胀，毗邻区软组织肿胀→病变具有侵袭性→恶性病变；CT/MRI检查→预测骨折发生的风险程度→早期干预→取活检/早期病灶清除。

病理性骨折与正常骨折在病因、病史上都有区别，治疗时必须考虑骨的基础病变。准确而仔细地判断基础病变对正确治疗这些骨折十分重要，病理性骨折的治疗原则，可由于病变条件下骨对骨折的反应不同而改变，治疗计划必须考虑对骨折的处理和骨折的病因两个方面。

由于与病理性骨折相关的疾病种类繁多，本章只简单列举较为常见的几种与儿童病理性骨折相关的肿瘤、肿瘤样病变。

第一节 骨肿瘤样病变

一、孤立性骨囊肿/单纯性骨囊肿

(一)历史沿革和病因病机

孤立性骨囊肿（unicameral bone cyst，UBC）/单纯性骨囊肿由 Virchow（1878）首次报道，于病理解剖中发现骨内盛满液体的单纯囊肿。Bloodgood（1910）将骨囊肿从纤维性囊性骨炎和其他疾病中分出。Jaffe 和 Lichtenstein（1942）总结了这个病。孤立性骨囊肿/单纯性骨囊肿是髓内的、单房的骨囊肿，充盈着血清或血液样液体，房壁覆衬以厚度不同的膜。本病常见于儿童，男女发病比例为 3:1，累及长骨干骺端或骨干干骺端，90% 发生于肱骨近端、股骨近端和胫骨近端，骨盆和跟骨是年龄较大患儿的好发部位。

孤立性骨囊肿/单纯性骨囊肿病因目前有以下学说：①骨囊肿是部分骺板遭机械外力损害发生细胞间液循环堵塞引起；②似与骨骼生长旺盛期干骺端发生局限性骨化不良有关；③干骺端松质骨内或髓腔内出血是产生单发囊肿的成因；④囊肿壁系多种原始中胚层成分，源于发育障碍的肿瘤组织（图 7-1）。

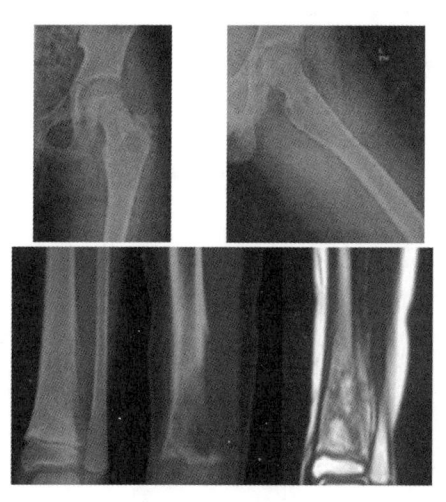

图 7-1 骨囊肿

孤立性骨囊肿/单纯性骨囊肿发病机制：①骨髓腔内血肿学说，因某种原因（包括外伤因素）使干骺端或其他部位骨组织内出血，形成局限性血肿，未能及时吸收或骨化，且不断增大，压迫并侵蚀周围骨质，逐渐膨胀，同时骨髓内淋巴管的渗出，形成了骨囊肿。②骨内静脉梗阻学说，骨在生长和发育过程中发生局部发育异常使局部静脉回流受阻导致间隙体液的积集，由于张力不断增大，促使骨质吸收，逐渐形成骨囊肿。③骨内滑膜细胞错构学说，1978年Mirra首次报道了骨囊肿囊壁的电镜超微结构的观察，发现囊壁有3～4层细胞，腔细胞（Luminal细胞）有很多定向的纤毛，Mirra认为在胚胎或婴儿期，由于某种原因如产伤，滑膜细胞嵌入骨内，并还有分泌功能，分泌浆液逐渐形成骨囊肿。④继发于其他疾病的学说，在原有骨病变的基础上发生囊肿性病变。如良性纤维性肿瘤转化、脂肪瘤的退变等。⑤其他学说，骺板损伤，发生软骨内成骨障碍形成囊肿等。

（二）临床表现

（1）约2/3的患儿无任何症状，1/3的患儿局部有隐痛、酸痛、轻压痛，少数患儿局部包块和骨增粗，绝大多数患儿在发生或反复发生病理骨折而就诊。

（2）囊壁多因外伤甚至病理骨折后意外发现。

（3）股骨上端病变常因步态异常才引起注意。

（4）骨囊肿多起自干骺端靠近骺生长板，由于骺板的正常新骨形成，随着年龄的增长骨囊肿逐渐向骨干方向移位。

（三）分期/分型

1. Jaffe分型

根据囊肿与生长板的关系，分为活跃期孤立性骨囊肿，与骨骺线紧密相连和非活跃期/潜伏期孤立性骨囊肿。"迁移"表现远离生长板，纵向生长，远离干骺端。

2. Makley-Joyce分型

根据年龄因素分为活动期骨囊肿（＜10岁左右，病变靠近生长板，并逐渐向干骺端移行者，复发率50%）和静止期骨囊肿（10～14岁，病变在干骺端中部或骨干）。

（四）诊断要点

（1）多无症状，生长缓慢，常因病理性骨折就诊。患儿发生骨折前通常无明确暴力外伤病史。

（2）亦可有患儿表现为隐痛、肿胀和邻近关节功能障碍。

（3）囊肿多为单房，治疗后复发率低。

（4）结合影像学及病理学检查可助明确诊断。

X线检查：轮廓清晰、向心性生长、骨皮质变薄、缓慢扩张、梭形膨胀的透明阴影、周围包绕硬化缘及过渡带。髓腔呈现出中心性、单房性、骨干皮质越接近囊肿中心越菲薄。发生病理性骨折：骨膜反应；"落叶征（fallen fragment sign）"，骨皮质塌陷征（骨碎片漂浮于液态囊肿内）；骨片不能从皮质上完全游离坠落。非长管状骨孤立性骨囊肿则常不具备长管状骨骨囊肿的X线特征，一般表现为具有圆形或椭圆形的边缘硬化的透亮区（图7-2）。

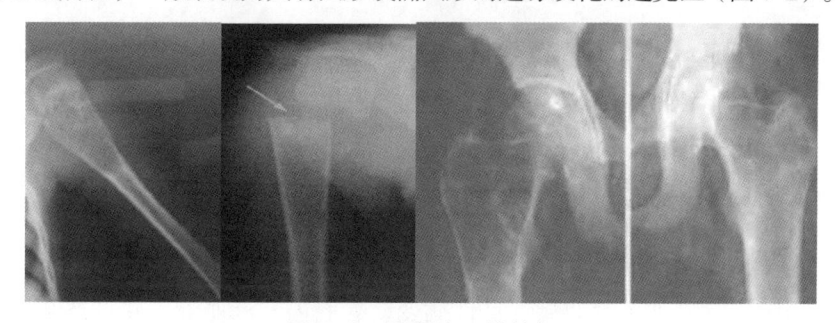

图7-2 骨囊肿X线特征

CT/MRI检查：病骨为圆形或椭圆形，边缘清楚，T1加权像为中等信号，也可因病变内所含蛋白量不同而略有改变，T2加权像为高信号。合并病理性骨折时可见到骨膜下出血和囊内出血的MRI典型信号（图7-3）。

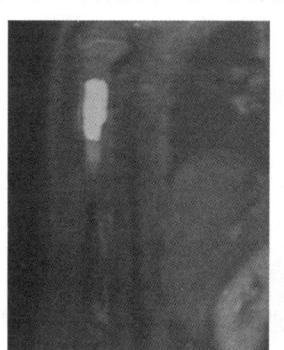

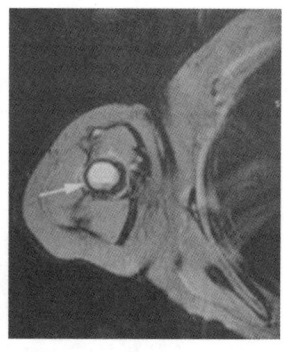

图7-3 骨囊肿MRI信号

（五）病理

1. 手术标本观

①骨皮质菲薄，空洞样改变；②囊肿内衬纤维膜样组织；③清亮、浆液（图7-4A）。

2. 显微镜微观

①囊肿周围骨小梁排布不规则；②含铁血黄素、散在多核巨细胞；③含泡沫样间质细胞、成纤维细胞（图7-4B）。

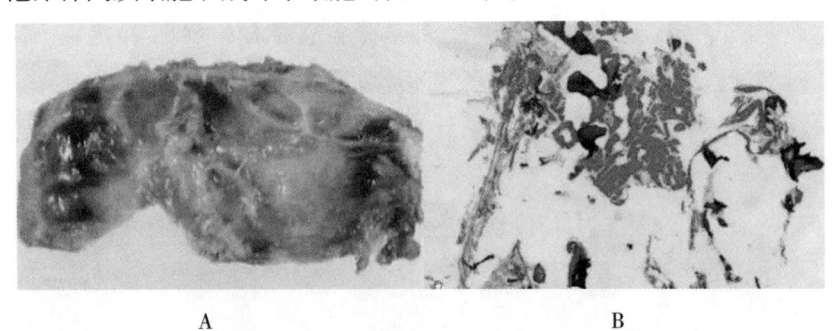

图7-4　骨囊肿病理所见

（六）鉴别诊断

1. 动脉样骨囊肿

动脉样骨囊肿系骨的囊性良性病变，囊腔内充满血液，并且被结缔组织间隔分隔，X线表现为溶骨性、偏心性和膨胀性肿块，大部分肿瘤有一个骨膜反应骨构成的薄壳。CT和MRI检查可显示囊内的多间隔和特征性的多液平面。

2. 单发性骨纤维异常增生症

X线检查显示病变呈单房性或多房性囊性透亮区，透亮区内可见钙化的斑块状阴影。骨皮质内偏心性溶骨性破坏，皮质骨膨胀、变薄，髓腔变窄、边缘硬化。一般无骨膜反应。

（七）治疗

骨囊肿在发生病理性骨折后可被新生骨填塞而自愈。对于病变较小者可向骨囊肿内注射类固醇类药物，一般注射2～3次即可达到治愈，恢复正常骨的结构；对于囊肿较大者，应采取手术方法，彻底刮除囊壁，并行植骨内固定；对已骨折的患儿，应按骨折治疗原则，行病灶清除、植骨、内固定术。推荐技术：①微创显露+穿刺+造影+活检+刮除（成角刮匙/垂体咬骨钳）+植骨（医用级钙磷酸盐颗粒）；②开窗显露+病灶清除+植骨+内固定。

手术技术要点：①骨窗要开得足够大，一般应与病灶的长短相一致，以使骨囊腔内各个角落均在直视之下；②刮除要彻底，特别是近骨窗的周围及骨嵴间的凹陷处，可用大小不同的刮匙完全刮除囊壁包膜；③病灶清除后可用碘酊、酒精或50%氯化锌烧灼骨壁；④植骨要充分，不存留无效腔，用自体骨或异体骨移植，以自体骨愈合率为高，如囊腔太大，可将自体骨植于囊壁四周，中心部植异体骨。对于有大块骨缺损者可用带血管的髂骨或腓骨游离移植加碎骨条及骨水泥填充，这样可避免或减少复发率，提高治愈率。

（八）预后

该病预后较好，很少复发。很少发生恶变，若发生则形成不同的肉瘤。肿瘤复发原因：①显露不充分；②病灶清除不彻底（骨窗周边清除不彻底，植骨不充分及残留无效腔所致）。治疗陷阱在于，有的患儿术后X线片上表现出透亮区阴影，应连续观察，这并非都是复发，只是在透亮区逐渐扩大，骨皮质趋向扩张菲薄及出现不完全或完全自发骨折时，才是真正的复发，需要再手术治疗。

二、动脉瘤样骨囊肿

（一）病因病机

动脉瘤样骨囊肿（aneurysmal bone cyst，ABC）系骨的囊性良性病变，囊腔内充满血液，并且被结缔组织间隔分隔，间隔中含有成纤维细胞、破骨细胞型巨细胞和反应性编织骨。本病囊肿的特点是：界限清晰、偏心性生长、膨胀溶骨性、充血性、可超过骺板宽度侵袭的倾向。本病可以原发，也可以继发于囊性变的良性或恶性骨肿瘤。动脉瘤样骨囊肿可累及任何骨，长骨干骺端常见，特别是股骨、胫骨和肱骨，椎体附件也常见（图7-5、图7-6）。本病常见于儿童，好发于30岁以下的青少年，多发生在10～20岁（50%），0～10岁（25%），无明显性别倾向。

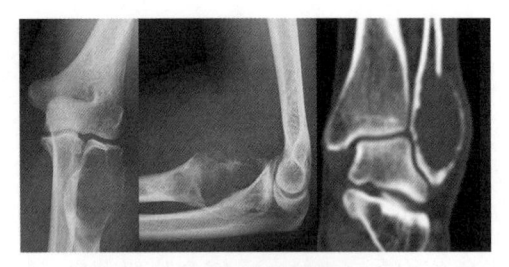

图 7-5 动脉瘤样骨囊肿（一）

（二）临床表现

（1）局部疼痛肿胀（≥6个月的水肿），以及患处功能障碍。

（2）若病骨表浅，可摸到肿物，局部温度增高，有压痛，患处偶有搏动，多不能触到搏动。

（3）大的动脉瘤样骨囊肿可闻杂音。

（4）局部穿刺不仅可以吸出血样液体，而且囊肿内压力常很高。

（5）长管状骨的病变邻近关节时，可造成运动障碍。

（6）脊柱病变能引起腰背疼痛和局部肌肉痉挛。瘤体持续长大或椎体塌陷会出现脊髓和神经根的压迫症状。

（三）影像学分期

动脉瘤性骨囊肿根据自然演变过程分为三个时期。X线检查表现为：①溶骨期，表现为病变轻度膨胀，无骨间隔；②膨胀期，呈膨胀性骨质破坏，皮质变薄，有骨膜反应，呈特征性的"吹气球"样外观；③成熟期，骨质增生硬化显著，囊壁增厚，间隔增粗，形成致密骨块。

CT检查表现为膨胀性溶骨性骨质破坏，周围骨质呈薄壳状，骨皮质变薄隆起，皮质多完整。

MRI检查表现为边界清楚的膨胀性骨质破坏区，液体信号为主的囊腔其内见薄的分隔，常见液—液平面，动脉瘤性骨囊肿中的囊壁及其内间隔呈边缘清楚的低信号，通常认为其为纤维组织所致，T1WI上病变囊腔的液—液平面上下方的液体内均可见高信号，可能与液体内含有高铁血红蛋白有关。

（四）诊断要点

（1）患儿发生骨折前通常无明确暴力外伤病史。

（2）最常见的症状是疼痛、肿胀，很少是继发性骨折引起。部分患儿骨折后可能出现患肢进行性肿胀，甚至发生失血性休克。

（3）椎骨的病变可压迫脊髓和神经，出现相应症状。

（4）结合影像学及病理学检查可助明确诊断。

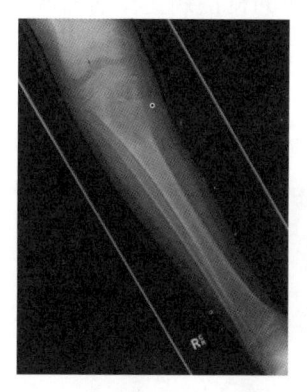

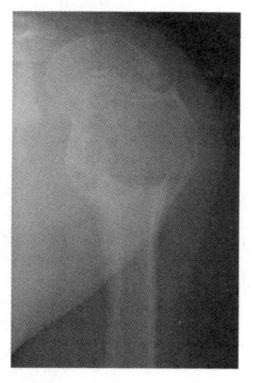

图 7-6　动脉瘤样骨囊肿（二）

（五）病理

1. 手术标本观

①囊壁质硬；②完整的分隔，多囊样改变；③内含暗红色血凝块样物，部分空腔内充满未凝固的血液（图 7-7A）。

2. 显微镜微观

充盈血液的囊被结缔组织分隔，分隔物主要由纤维母细胞、破骨细胞性巨细胞和反应性编织骨组成。囊壁呈宽带状，表面细胞丰富，含较多破骨细胞型巨细胞和组织细胞，后者常吞噬含铁血黄素，其下为细胞较少的纤维组织和骨样组织或骨小梁，囊壁间常充满红细胞（图 7-7B）。

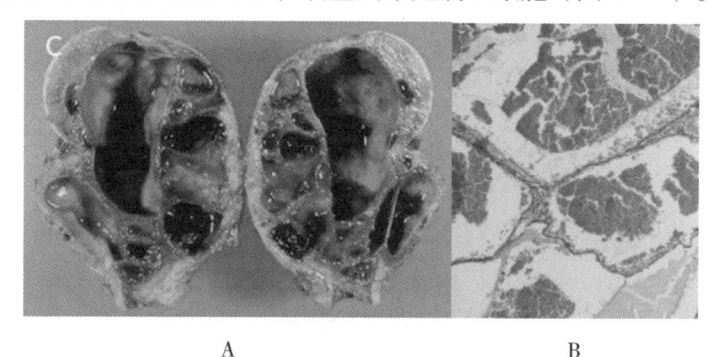

A　　　　　　　　　　B

图 7-7　动脉瘤样骨囊肿病理学改变

（六）鉴别诊断

1. 骨血管瘤

骨血管瘤是由新形成的血管构成的良性病变，血管腔中无纤维间隔，病理学表现不同。

2. 骨囊肿

单房性骨囊肿呈一个圆形或卵圆形界限清晰、密度均匀的透亮区，其中无骨间隔。多房性者其中可见大的分房状现象，骨间隔大部分与长骨纵轴垂直。病变以沿骨长轴发展为主，常有轻度膨胀，无骨膜反应。骨囊肿常引起病理骨折。

（七）治疗

本病治疗以手术为主，根据囊肿的部位和大小，可采用刮除后植骨或病灶刮除后骨水泥填充等方法进行处理。本病一旦确诊，可选择早期治疗，因为大多数单房性骨囊肿是进展性的，且生长与侵袭迅速；术前计划要充分，做好输血和内固定植入物的准备。推荐技术：开窗显露＋病灶清除（完整切除）＋植骨＋内固定＋骨水泥填充/冷冻手术。

手术技术要点：①囊肿外壁一般用刮匙较易穿透，在穿破囊肿时应特别注意防止大量出血；②病损组织做冷冻切片；③用咬骨钳及高速磨钻扩大皮质骨窗，采用不同大小弯及直的刮匙彻底清除病灶；④高速磨钻扩大病灶边界，切除周围病灶；⑤电灼术，目标2个：确定残留的肿瘤囊肿，杀灭残留的肿瘤细胞；⑥5%苯酚溶液处理长骨病变：无水酒精＋过氧化氢（代替）；⑦植骨，同种异体骨（松质骨块）＋脱钙骨基质或者磷酸三钙骨水泥；⑧安置引流，不能与皮肤切口在同一直线、同一平面上。

（八）预后

本病手术后复发率较高（30%），主要是因手术不彻底而造成。有放射治疗后变成骨肉瘤的报告。

第二节　骨肿瘤

一、骨巨细胞瘤

（一）病因病机

骨巨细胞瘤是一种具有局部侵袭性及复发倾向的原发性骨肿瘤。由梭形和卵圆形的基质细胞及大量散布在其间的多核巨细胞组成。本病好发于20～40岁青壮年，很少发生于骨骼未成熟个体，在10岁以前罕见。骨巨细胞瘤多发生于四肢长骨的骨骺端，尤以股骨下端及胫骨上端为多见，占半数左右，其次为桡骨下端、尺骨下端或肱骨上端等部位。除长骨外，则以脊柱为多见。肿瘤组织呈溶骨性破坏，常造成病理性骨折。

（二）诊断要点

（1）患儿发生骨折前通常无明确暴力外伤病史。

（2）早期症状为局部疼痛及压痛，疼痛性质可为间歇性。骨折后可见患肢疼痛、肿胀、活动受限，但此类症状无暴力性骨折剧烈。

（3）位于浅表部位者，可出现局部肿胀或包块。当肿瘤增大而使表面骨皮质膨胀变薄时，触之有捏乒乓球样感觉。位于脊柱的肿瘤，可引起相应神经压迫症状。

（4）结合影像学及病理学表现可助明确诊断。

（三）分级

Ⅰ级：基质细胞分化好，形态大小一致，偶见核分裂现象。多核巨细胞数量多、体积大、细胞核多。此级基本为良性，具低度侵袭性，刮出后可复发。多次复发后可恶变。

Ⅲ级：基质细胞分化差，异型性明显，细胞密度高，核分裂相多，具有肉瘤样改变。多核巨细胞数量少、体积小、细胞核少，有明显异型性。此级呈恶性肿瘤表现，易复发和转移至肺。

Ⅱ级：介于以上两级之间者。

（四）鉴别诊断

1. 单房性骨囊肿

单房性骨囊肿呈圆形或卵圆形，界限清楚、密度均匀，其中无骨间隔。MRI 检查可明确囊内富含的液性成分。

2. 动脉瘤样骨囊肿

动脉瘤样骨囊肿系骨的囊性良性病变，囊腔内充满血液，并且被结缔组织间隔分隔，X 线表现为溶骨性、偏心性和膨胀性肿块，大部分肿瘤有一个骨膜反应骨构成的薄壳。CT 和 MRI 检查可显示囊内的多间隔和特征性的多液平面。

（五）治疗

1. 局部切除

如病变部分切除后对功能影响不大，最好完全切除。

2. 彻底刮除、烧灼加植骨内固定术

对邻近大关节的良性骨巨细胞瘤适用。

3. 切除或截肢

如病变为恶性，范围较大，有软组织浸润或术后复发，应根据具体情况考虑局部切除或截肢，有的病变部位切除肿瘤后失去关节作用，如股骨颈，可考虑切除后应用人工关节或关节融合术。

4. 放疗

在手术不易达到，或切除后对功能影响过大者，如椎体骨巨细胞瘤，可考虑放疗，放射剂量要足够，有一定疗效，少数患儿照射后可发生恶变。

5. 随访

经手术或放疗的患儿，要长期随诊，注意有无局部复发、恶变及肺部转移。

二、内生软骨瘤

（一）病因病机

儿童内生软骨瘤十分少见，57% 的内生软骨瘤发生在 11～30 岁。

常见的症状是疼痛，通常合并病理性骨折，常见受累部位由高到低为：指骨、掌骨、肱骨和股骨。指骨或趾骨的内生软骨瘤最常合并病理性骨折，但其他部位则少见。

（二）诊断要点

（1）患儿一般无明确暴力外伤病史。

（2）病变部位疼痛、肿胀、活动受限，但症状无暴力性骨折明显。

（3）患侧（尤其是手指或足趾）较健侧明显增粗，局部压痛、叩痛，但无暴力性骨折剧烈。

（4）结合影像学及病理学检查可助明确诊断。

（三）鉴别诊断

1. 单房性骨囊肿

单房性骨囊肿呈圆形或卵圆形，界限清楚、密度均匀，其中无骨间隔。MRI 检查可明确囊内富含的液性成分。

2. 动脉瘤样骨囊肿

动脉瘤样骨囊肿系骨的囊性良性病变，囊腔内充满血液，并且被结缔组织间隔分隔，X 线片表现为溶骨性、偏心性和膨胀性肿块，大部分肿瘤有一个骨膜反应骨构成的薄壳。CT 和 MRI 检查可显示囊内的多间隔和特征性的多液平面。

3. 骨巨细胞瘤

见骨巨细胞瘤部分。

（四）治疗

单发的内生软骨瘤需行活检确诊；对无症状而有典型 X 线片表现的小病变患儿，活检通常并不必要；对病理性骨折或即将出现病理性骨折的病变应刮除行植骨术；对短管状骨的病变术后无须固定，但对股骨近端或下肢长管状骨的病变需行固定，标准而规范的骨折治疗适用于大多数损伤。

三、骨样骨瘤

（一）病因病机

骨样骨瘤是一种良性的自限性疾病，发生病理性骨折者少见，主要累及儿童和青少年，男女发病率约为 2 ∶ 1，占全部原发性骨肿瘤的 4%，以类骨组织的瘤巢为其特点，其直径常小于 1 cm。骨样骨瘤能发生在任何骨骼，长骨最容易受累（约 65%），尤其是股骨和胫骨，病变常靠近骨端。

（二）诊断要点

（1）疼痛是主要症状，影响睡眠，并呈进行性加重，多数可用非甾体抗炎药止痛。

（2）有些患儿有局部肿胀和压痛点，也可以有神经症状和体征，包括肌肉萎缩、深部腱反射减弱和不同程度的感觉丧失。

（3）结合影像学及病理学检查可明确诊断。

（三）分型

根据病变在骨骼的位置，骨样骨瘤可分为皮质型、髓质型（松质骨型）或骨膜下型，亦可进一步分为关节囊内型和关节囊外型。

（四）鉴别诊断

1.Brodie 骨脓肿

Brodie 骨脓肿常发生于胫骨近端的骨内低毒力感染，虽可出现骨的低密度区，但其疼痛症状和反映骨的增生程度均较骨样骨瘤轻。

2. 硬化性骨髓炎

硬化性骨髓炎无瘤巢，并且骨硬化增生的范围较骨样骨瘤广泛，可导致整个骨的髓腔变窄消失。

3. 骨母细胞瘤

其病灶低密度区的范围较骨样骨瘤大，X 线片可显示网格状结构或不定形骨化，其反应骨的增生硬化程度不如骨样骨瘤。

（五）治疗

本病部分患儿可自愈。手术方式主要是行刮除术或边缘性切除，亦可

CT 引导下用高速磨钻切除病变或 CT 引导下射频消融。

四、骨肉瘤

（一）病因病机

骨肉瘤是儿童和青少年最常见的恶性骨肿瘤，包括了不同潜在恶性程度的结缔组织肿瘤的一个谱系。其特点为肿瘤细胞直接产生骨或类骨样组织。骨肉瘤占全部原发骨恶性病变的 20%。本病的病因不明，其发生与下列因素有关：①骨骼的活跃生长；②放射线，实验证明凡能在骨骼内积存的放射性物质均可诱发骨肉瘤，某些骨疾患如骨巨细胞瘤、动脉瘤性骨囊肿或骨外肿瘤如乳腺瘤、视网膜母细胞瘤等的局部放疗，偶尔可引起继发性骨肉瘤；③遗传；④病毒感染；⑤良性骨疾患的恶变，如多发性骨软骨瘤、骨 Paget 病、骨纤维结构不良等可恶变而发生骨肉瘤，亦称继发性骨肉瘤。

（二）分类、诊断、鉴别诊断及治疗

1. 普通型骨肉瘤（成软骨型骨肉瘤、成纤维型骨肉瘤、成骨型骨肉瘤）

它是一种原发于髓内的高级别恶性肿瘤，其肿瘤细胞产生骨样基质。

1）诊断要点

（1）好发于长骨，特别是股骨远端、胫骨近端和肱骨近端，是一种倾向于干骺端（91%）和骨干（9%）的疾病。原发于骨骺的病变罕见。

（2）症状无特异性，疼痛和能够触及的包块是最基本的症状。

（3）体检可发现包块，伴有活动受限、功能障碍、局部温度升高等。

（4）血清学检查可发现碱性磷酸酶和乳酸脱氢酶升高。

（5）结合影像学及病理学检查可助明确诊断。

2）鉴别诊断：主要与骨巨细胞瘤相鉴别，后者好发于 20～40 岁，主要表现为骨端偏心性溶骨性改变而无骨膜反应，病灶骨皮质膨胀变薄，呈肥皂泡样改变。

3）治疗

（1）治疗方案：骨肉瘤的标准治疗方案是术前联合化疗、手术广泛切除、术后化疗。整个治疗过程大约持续一年。其对放疗不敏感。①术前辅助化疗的目的是消灭微小转移灶，减小原发肿瘤的体积，有利于保肢手术。②术后仍要继续化疗，消灭微小转移灶。③手术是消灭肿瘤的局部方法，常见术式有广泛切除保肢手术和截肢手术。手术后骨缺损的重建包括：同种异体骨移植、关节置换、关节融合术、旋转整形术。

（2）截肢：肿瘤难以广泛切除、发生了严重移位的病理性骨折，术前化疗期间肿瘤增大，神经、血管被肿瘤紧密包绕不能分开者，可行截肢。

（3）预后：随着新辅助化疗的开展，90%患儿可采用保肢手术，5年生存率为50%～60%。原发骨肉瘤发生肺转移的患儿，如果切除转移瘤，5年生存率可达20%。

2.毛细血管扩张型骨肉瘤

它是一种恶性成骨性肿瘤，特点是有充满血液的大腔隙，有时有间隔。本病是一种少见的亚型，不到所有骨肉瘤病例的4%，好发于10～20岁，男性多发，男女比例约为1.5∶1。

1）诊断要点

（1）本病好发于长骨干骺端，最好发于股骨远端，其后依次是胫骨近端、肱骨近端和股骨近端。约1/4患儿可见病理性骨折。

（2）血清学检查约有1/3患儿有碱性磷酸酶升高。

（3）结合影像学及病理学检查可助明确诊断。

2）鉴别诊断：动脉瘤性骨囊肿系骨的囊性良性病变，囊腔内充满血液，并且被结缔组织间隔分隔，X线片表现为溶骨性、偏心性和膨胀性肿块，大部分肿瘤有一个骨膜反应骨构成的薄壳。CT和MRI检查可显示囊内的多间隔和特征性的多液平面。

3）治疗及预后：预后与普通骨肉瘤相似，对化疗异常敏感，但这并没有反映出生存率的提高。

五、Ewing肉瘤

（一）病因病机

Ewing肉瘤为起源于骨髓的间充质细胞，以小、圆细胞含糖原为特征的原发性恶性骨肿瘤。其恶性程度高、发展快、病程短，早期即可广泛转移，预后不良。此病发病部位广泛，临床表现多样，影像学缺乏特征性。Ewing 肉瘤恶性骨肿瘤的 7%，好发于 10～25 岁青少年，发生于 5 岁以下及 30 岁以上者均少见，男女之比为（2.0～2.5）：1，其预后极差。全身骨骼的任何部位均可发病，但以四肢长骨干为好发部位。股骨、肱骨、胫骨、腓骨和髂骨最多见。

（二）诊断要点

（1）局部有疼痛和肿块，肿块压痛显著，伴有皮温升高、皮肤发红，可同时有全身症状，如厌食、发热、寒战、白细胞升高及血沉增快等现象，早期即可发生转移，影响全身骨骼及内脏，而淋巴结却很少累及。

（2）结合影像学及病理学检查可助明确诊断。

（三）分型

1. 溶骨型

以骨质破坏为主，可有少量骨膜新生骨或小针状骨形成。

2. 硬化型

瘤区内骨增生硬化，骨皮质外出现大量的针状与骨膜新生骨，骨质破坏不易观察，或仅有少量骨质破坏可见。

3. 混合型

骨质破坏与骨膜增生基本呈等量表现。

（四）鉴别诊断

1. 急性化脓性骨髓炎

本病发病急，多伴发高热，疼痛较 Ewing 肉瘤剧烈，化脓时常伴有跳痛，夜间痛并不加重，部分病例伴有其他部位感染。早期 X 线片上受累骨改变多不明显，可见软组织密度改变，纹理不清，以后于髓腔松质骨中出现斑点状稀疏破坏。在骨破坏的同时很快出现骨质增生，多有死骨出现；穿刺检查，在骨髓炎的早期即可有血性液体或脓性液体吸出，细菌培养阳性，而 Ewing 肉瘤细菌培养阴性。行脱落法细胞学检查有助诊断。骨髓炎对抗感染治疗有明显效果，Ewing 肉瘤对放疗极敏感。

2. 骨肉瘤

临床表现发热较轻微，主要为疼痛，夜间重，肿瘤穿破皮质骨进入软组织，形成的肿块多偏于骨的一旁，内有骨化影，骨反应的大小、形态常不一致，常见 Codman 三角及日光射线现象。

（五）治疗

（1）放疗、手术、化疗联合应用效果较单一治疗好。可早期行截肢术。

（2）本病对放疗敏感，放疗后肿瘤迅速缩小，疼痛减轻。但放疗不能阻止其发展和转移。

（3）对孤立性肺转移瘤，可行肺叶切除后化疗，或局部放疗，可减轻症状，延长生命。

第八章
常见发育性疾病

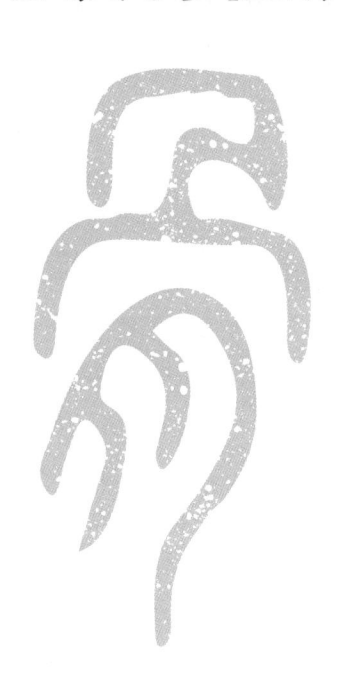

第一节　发育性髋关节脱位

本病的最初名称是先天性髋关节脱位（congenital dislocation of the hip，CDH），1992年，北美小儿矫形外科学会将CDH正式更名为发育性髋关节脱位（developmental dislocation of the hip，DDH）。新生儿髋脱位发生率为1.0‰～1.5‰，存在明显的地域和种族差异。臀位产发病率比正常胎位高5倍，女性为男性的4倍，有家族史的是没有家族史的7倍。

一、病因病机

发育性髋关节脱位的病因学是多因素的，受到激素和基因调控的影响。

1. 韧带松弛

具有韧带松弛家族史者易患此病，不同人种松弛发生率与其发育性髋关节脱位发病率相平行。

2. 胎位

虽然臀位产的比例仅为2%～3%，但是16%的发育性髋关节脱位为臀位产，因此臀位产是发育性髋关节脱位的一个高危因素。

3. 种族差异

黑人和黄种人发病率很低，而高加索人及美洲土著则有很高的发病率。

4. 产后体位

将新生儿在伸髋位捆扎者，发育性髋关节脱位发生率比普通人群高，而屈髋外展位的儿童，发育性髋关节脱位发生率较低。

二、诊断要点

1. 新生儿期

应该筛查每个新生儿是否有髋关节不稳定征象，用弹出试验（Barlow试验）和Ortolani试验检查每个髋关节，或行髋关节B超。

Barlow试验：患儿仰卧，检查者握持双膝部，轻轻内收髋关节并向后推，有股骨头滑出髋臼的感觉即为阳性。

Ortolani 试验：患儿仰卧，检查者握持其膝部，轻轻外展髋关节同时上举大粗隆，当股骨头进入髋臼时出现弹响感即为阳性。

2. 婴儿期

当髋关节脱位逐渐变得不可恢复时，将出现相应的特殊体征：外展受限，大腿短缩，大粗隆上移，大腿皮纹不对称。对可疑病例，应进行影像学检查，间隔几个月复查可减少误诊。

3. 学龄期

单侧脱位者，临床征象明显，患侧肢体短缩、跛行，患侧负重时骨盆下降，身体向患侧倾斜，即外展肌跛行或 Trendelenburg 步态。双侧脱位者，呈双侧跛行步态，腰椎前凸加大很常见，而且多数是就诊的主诉。双侧髋关节外展活动度一致，但受限，通常脱位的髋关节存在着过度内旋和外旋。骨盆 X 线片大都可以显示髋关节脱位。

三、分型

临床一般采用 Crown 分型：
Ⅰ型：少于 50% 的半脱位。
Ⅱ型：50%～75% 的半脱位。
Ⅲ型：75%～100% 的半脱位。
Ⅳ型：大于 100% 的完全脱位。

四、鉴别诊断

发育性髋关节脱位在本质上是髋关节发育过程中一大类疾病的总称，在不同年龄段有不同的表现。而那些出生前即发生脱位，出生后有关节活动受限，不能手法复位者，因其病理改变、自然病程以及治疗方面的不同，被单独列出来，称为畸胎性髋脱位。

五、治疗

1. 出生至＜6 个月

这是治疗的最佳时期，主要是使用外展支具。

（1）Pavlik 吊带：佩戴支具的患儿每周复查，穿戴时应确保合体而且保持良好，髋关节稳定。如果吊带治疗成功，连续 24 小时佩戴 6～8 周以使髋关节稳定。如果脱位的髋关节3～4周仍没有复位，应放弃吊带治疗，改用闭合或切开复位，其治疗原则与6个月以上的患儿相同。

（2）夜间夹板：髋关节复位并稳定后，继续使用夜间夹板固定以促进髋臼发育，直至X线检查正常。

2.6～＜18个月

在此年龄段，大多数发育性髋关节脱位的患儿可通过闭合复位、髋人字石膏固定治疗，治疗的目的是获得并维持髋关节复位而不损伤股骨头。

（1）闭合复位：复位前，常需手术切断股内收肌、髂腰肌。

（2）切开复位：对于复位不稳定者，可以采用切开复位。

（3）髋人字石膏固定：大多数复位可以安全地保持在屈髋80°、外展45°、旋转中立位上。传统的蛙式位由于增大了髋关节的头臼压力，极易造成股骨头缺血性坏死，现在已不采用。

Ⅰ期石膏制动3个月，Ⅱ期外展内旋位支具或石膏制动3个月，Ⅲ期外展行走支具使用至髋臼塑形，头臼关系改善。

3. 18个月至8岁

该年龄段患儿股骨头通常处于更高位，肌肉挛缩也更重，常需行骨盆截骨术＋股骨短缩去旋转术。8岁前患儿，骨盆截骨术多采用Salter截骨，或Pemberton截骨。超过8岁者结果常常不满意。

4. 8岁以上大龄单髋脱位

超过8岁者治疗结果常常不能让人满意。儿童6～8岁前是髋臼发育的高峰期，年龄超过8岁髋关节塑形能力下降。大龄儿童发育性髋关节脱位是较常见的难治性疾病，这个时期的发育性单侧髋关节脱位是否需要治疗一直存在争议。单侧发育性髋关节脱位患儿日常生活受到严重影响，故近年来临床医生更愿意选择积极的态度来对待。双侧髋关节脱位患儿，由于双侧肢体及肌力对称，可较长时间不出现严重关节炎导致的疼痛，且双髋完全脱位患儿股骨头与髂骨翼不接触，无假臼形成，退行性髋关节病变进展慢，可在年龄较大出现症状或髋关节骨关节炎明显时再行全髋关节置换术。

髋关节切开复位。股骨近端和髋臼截骨联合术式是治疗髋关节脱位常用的术式。切开复位股骨短缩旋转截骨的目的是使股骨头复位，但大龄儿童因长期髋关节脱位造成严重的软组织与骨的病理改变，髋关节周围肌肉及软组织均发生适应性挛缩，发育异常的股骨头与畸形髋臼很难达到同心圆匹配,这些特殊的病理改变增加了手术复位的难度。髋臼截骨的目的是通过改善头臼包容维持复位,但长期髋关节脱位的髋臼变化各异。因此,需要根据髋臼改变的具体情况选用不同的截骨方式。

5. 髋臼截骨

截骨方式根据术前影像学检查及术中头臼匹配情况确定。

(1)改变髋臼方向的截骨:适用于方向异常型髋臼,即复位后头臼匹配、股骨头与髋臼接近同心圆的关节;包括骨盆 Salter 截骨、三联截骨、伯尔尼髋臼周围截骨术。

(2)改变髋臼形态的截骨:适用于宽大型髋臼,即髋臼呈大、浅碟状或双间室,无法对股骨头形成稳定覆盖的病例,包括 Pemberton 截骨成形术、Dega 截骨成形术。

(3)骨盆内移截骨术(Chiari 截骨):适于外移型髋臼,即头臼严重不对称,髋臼发育差,无重建条件者。

(4)对于大龄单髋高脱位患儿,近年来文献报道采用髋关节外科脱位技术下的改良 Colonna 关节囊成形术有较好的临床疗效,可有效延迟首次髋关节置换的时间或避免行全髋关节置换术,但术后康复锻炼是该方式的重要环节。

第二节　马蹄内翻足

马蹄内翻足是足部最常见疾病,其发病率约为 1‰,占全部足畸形的 75% 以上,其中一半为双侧发病,通常男性居多,男女比约为 3∶1。

一、病因病机

马蹄内翻足的病因是多方面的,学说很多,一般可归纳为以下几个。

1. 遗传因素

患有马蹄内翻足的家族,其子代发病率是正常人群的 30 倍,多为常染色体显性遗传。

2. 宫内机械因素

由于胎儿在子宫内姿势不正常,足被机械外力强制在马蹄内翻位,使足发育畸形。

3. 胚胎发育因素

人类足的胚胎发育分为四个阶段，马蹄内翻足是胚胎发育期某一阶段足发育受阻滞的结果。若在妊娠第 3～4 个月时发育受到障碍，就会残留马蹄内翻畸形。

4. 神经和肌肉的功能缺陷

主要表现为神经纤维和运动终板的退变和再生。

二、诊断要点

马蹄内翻足的诊断并不困难，其临床表现是一种典型的发育不良。一般患足有四个畸形：前足内收、后足内翻、踝关节马蹄、小腿内旋。典型的马蹄内翻足前足较宽，足跟尖小，足的内侧缘短、外侧缘长。跟腱及跖筋膜挛缩，小腿后侧肌肉瘦小缺乏弹性。单足畸形患者有跛行，双足畸形则向两侧摇摆。

三、分类

（一）姿势性马蹄内翻足

本病是由于怀孕后期子宫内的胎位所造成的，其畸形是柔韧的，经过系列石膏矫形，该畸形能很快恢复。

（二）特发性马蹄内翻足

本病是一种典型的类型，其僵硬程度为中等，其病因是多因素的。

（三）畸形性马蹄内翻足

本病通常伴有关节挛缩、脊髓脊膜膨出和其他全身性疾病。这类足非常僵硬，且很难治疗。

四、鉴别诊断

马蹄内翻足的诊断并不困难，很少与其他足部畸形相混淆。存在马蹄内翻足畸形时，要仔细检查有无其他肌肉骨骼系统的问题。

五、治疗

马蹄内翻足治疗的目的是矫正畸形，并且保留其活动度和肌力。马蹄内翻足不可能完全矫正，与正常足相比，所有的马蹄内翻足均可能残留少量的僵硬、短小或畸形。目前的治疗趋势更加趋于早期石膏治疗，更加关注足部的功能。

（一）Ponseti 治疗方法

按照一定的顺序用手法和石膏来矫正马蹄内翻畸形，目前这种方法已经成为一种标准的治疗方法。

1. 矫正高足弓

术者用一手维持整个足于马蹄、旋后位，另一手拇指置于外踝前方距骨头外侧轻柔的施加对抗力量使足尽可能外展。这一步骤用于矫正第一跖骨的跖屈畸形。

2. 矫正内收和内翻

矫正高弓畸形同时，维持足跖屈及旋后位时，术者用一手拇指置于距骨头对抗加压，同时使足外展矫正跗骨内倾。注意这种矫正发生在距下关节而不是在踝关节。在距骨下旋转、滑动跟骨的过程中，不仅前足内收部分矫正，后足内翻也略有纠正。在初次治疗时使足底和距骨头所在平面处于旋后位，在后续治疗过程中逐渐使其转到中立位。打石膏时，第一步先从足打到膝关节，石膏凝固后，继续把石膏打到大腿的上 1/3，并维持膝关节 90°屈曲。多次石膏固定后逐渐使大腿—足的夹角加大直至达到 60°。

3. 矫正马蹄

在将足背伸之前，要确定足已能充分外展并且内侧紧张的韧带在石膏固定矫形时得到牵伸。大约 90% 病例须行经皮跟腱切断手术。

4. 经皮跟腱切断术

在跟骨结节上 1 cm 处，从前往后切断跟腱。术后予长腿石膏固定足于外展背伸位 3 周，足底石膏要超出足趾以便牵伸趾长屈肌。

（二）矫形后的处理

1. 支具运用

全天佩戴外展支具 3 个月，患足置于外展 70° 位。夜间佩戴支具 3～5 年是这种治疗过程中关键的一部分。

2. 复发

通常经过再次长腿石膏矫正 2～3 次，每次石膏固定 2 周即可得到矫正。

3. 手术治疗

绝大多数特发性马蹄内翻足通过 Ponseti 方法可以获得良好的治疗效果，无须经皮跟腱切断手术以外的手术治疗。特发性马蹄内翻足采用手术治疗总会导致深部的瘢痕形成，最终形成僵硬并疼痛的足。只有针对先天性挛缩综合征类僵硬的马蹄内翻足、神经源性马蹄内翻足考虑行手术治疗，手术可分为三大类。

（1）软组织松解术：手术方法是松解或延长足内侧肌后侧挛缩的软组织，包括跖腱膜、跟腱、相应部位韧带、关节囊等。

（2）骨畸形矫正术：包括常见的三关节融合术、中跗关节楔形截骨术、跟骨截骨术等，主要用于大龄、关节畸形严重的病例。

（3）肌腱移位术：平衡肌力，常与骨畸形矫正术同时使用。

第三节　股骨头骨骺缺血性坏死

股骨头骨骺缺血性坏死又称 Legg-Cave-Perthes 病（LCP 病）、股骨头骨软骨炎和扁平髋等，是一种特发性青少年股骨头无菌性坏死。发病率约为 1/10 万，男女比约为 4∶1，双侧同时受累的占 10%～15%，好发年龄为 4～8 岁。

一、病因病机

股骨头骨骺缺血性坏死的确切病因不清，可能与股骨头的血液供应及静脉回流异常、创伤、内分泌、凝血机制异常、胶原代谢紊乱、系统性生长发育异常、遗传、滑膜炎等因素有关，也可能是多种因素共同作用的结果。

二、诊断要点

1. 症状

跛行多为首发症状，常在活动后加重，休息后减轻。第二多见的主诉是疼痛，但多很轻微。一般在就诊之前，患儿常有几个月反复出现关节疼痛和跛行。

2. 体征

在检查受累的肢体时，常有避痛性跛行步态、Trendelenburg 征阳性及肌肉萎缩等表现。髋关节内旋受限是最早的体征，髋关节旋转试验阳性，髋外展也总是受限，但影响屈髋的最少。

Trendelenburg 征：患髋负重站立时，由于髋外展肌无力，不能维持骨盆在水平位，出现健侧骨盆下降。

3. 影像学检查

疾病的不同时期有不同的影像学表现，在大多数病例，常规拍 X 线片对诊断和治疗都是必要的。在疾病的早期，X 线片表现可正常，MRI 检查可帮助诊断。

三、分型/分期

股骨头骨骺缺血性坏死分型主要有外侧柱分型、Catterall 分型、Waldenstrom 分型，及改良 Waldenstrom 分型。其中，改良 Waldenstrom 分型在观察者间和观察者内部具有非常高的一致性，该分型可指导临床治疗时机，对该病治疗的预后具有重要意义。

本病共分为四期。

Ⅰ期：硬化期。此期进一步分为Ⅰa期和Ⅰb期。Ⅰa期是疾病的初始阶段，特征是骨骺硬化，骨骺高度没有任何丢失；Ⅰb期，骨骺硬化，骨骺高度下降，这一阶段骨骺仍为一片状，正位或侧位均未见软骨下骨碎裂。

Ⅱ期：碎裂期。进一步分为Ⅱa期和Ⅱb期。Ⅱa期骨骺刚刚开始碎裂，骨骺处一或两个垂直裂缝；Ⅱb期，骨骺碎裂进展，但在碎裂的骨骺外侧没有新骨形成。

Ⅲ期：修复期。此期进一步分为Ⅲa期和Ⅲb期。Ⅲa期，坏死碎片周围有新骨形成，新骨的质地不正常，覆盖不到骨骺周长的 1/3；Ⅲb 期，新骨的质地正常，覆盖骨骺周长的 1/3 以上。

Ⅳ期：愈合期。此期股骨头骨骺愈合完全，没有放射学上可识别的死骨。

四、鉴别诊断

最易与本病混淆的疾病是骨骺发育不良。骨骺发育不良通常双侧同时受累，且双侧病理改变程度对称，而股骨头骨骺缺血性坏死双侧对称性受累的罕见。

五、治疗

股骨头骨骺缺血性坏死的治疗方法是基于"3C""包容"理念，其治疗目的是保护股骨头的球形结构，减少发生关节僵硬及退行性关节炎的风险。

1. 对症治疗

对症治疗为早期的治疗方法，目的是缓解疼痛，恢复髋关节功能活动。主要措施有：卧床休息、牵引、服用非甾体抗炎药物以及免负重。

2. 非手术包容治疗

非手术包容治疗方法为使用支具，使髋关节外展，并控制下肢在内旋位。允许髋关节有一定的屈曲活动。

3. 手术包容治疗

手术包容治疗常用术式有股骨近端内翻截骨术、Salter 截骨术、联合截骨术等。需根据患儿年龄及股骨头坏死程度选择相应手术方式。

第九章

儿童骨科常见疾病护理

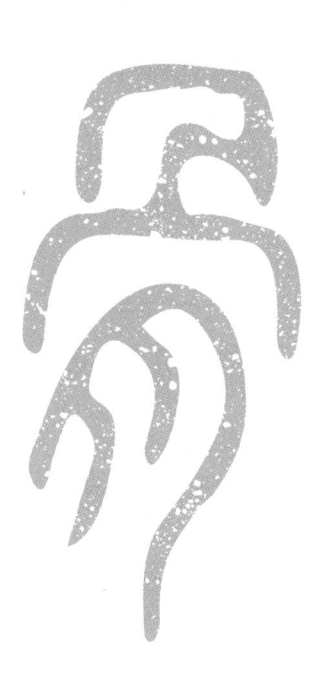

第一节　儿童常见上肢骨折护理

肱骨髁上骨折护理

一、专科护理评估

1. 疼痛

查看压痛、活动功能及有无"靴样"畸形。

2. 肿胀

依据皮肤张力、有无水疱，判断肿胀程度。

3. 伤肢血液循环

重点观察皮肤颜色、温度、动脉搏动及毛细血管充盈情况。

4. 神经损伤

手指屈伸及对指动作正常提示情况尚可，异常或感觉减退提示神经损伤。

二、证候要点

1. 血瘀气滞型（伤后2周内）

局部压痛，舌淡，苔薄白，脉弦。

2. 瘀血凝滞型（伤后2～4周）

肿痛未除，活动受限，舌红或有瘀点，苔白，脉弦。

三、护理

（一）体位护理

1. 非手术患儿

患肢夹板钢托固定，三角巾悬吊。卧床时，肩外展90°，伸直型骨折屈肘90°～110°（随肿胀消退增加），屈曲型骨折屈肘30°～60°。

2. 手术患儿

患肢钢托固定，三角巾悬吊，卧床时抬高患肢。

（二）疼痛护理

（1）评估疼痛诱因、性质及伴随症状。

（2）轻度疼痛用非药物治疗（如阅读、娱乐）；中、重度疼痛用镇痛药，观察反应。

（3）按医嘱给予冷疗、中药外敷、电针、低频脉冲电治疗，观察效果。

（三）非手术疗法护理

（1）手法整复后观察患肢远端血液循环、感觉和活动情况。

（2）小夹板松紧度。布带可上下移动1 cm，肿胀消退时调整固定。

（3）指导患儿做手指屈伸、主动握拳练习。

（4）骨牵引护理。①尺骨鹰嘴牵引：平卧，患肢肩外展90°、屈肘90°，前臂泡沫带固定；②保持牵引力线，观察牵引针有无松动或滑脱；③定期消毒针孔，预防感染。

（5）患肢理疗、中药外敷，缓解疼痛、消肿。

（6）检查压垫位置，以防压力性损伤。

（四）围手术期护理

1. 术前护理

（1）评估患儿心理状态与需求，进行术前宣教与心理护理。

（2）完善术前检查：协助患儿完成术前检查，核对结果完整性，确保符合手术要求。

（3）术前评估：全面了解患儿健康状况、疫苗接种史、呼吸道感染病史等。检查患儿有无松动的牙齿。

（4）皮肤准备：清洁手术区域皮肤，修剪指甲。

（5）手术部位标识：准确标记手术部位，避免误操作。

（6）药物过敏试验：确认药物过敏史，按医嘱进行过敏试验并记录。

（7）术前遵医嘱禁食、禁水。

2. 术后护理

（1）观察神志、生命体征、血氧饱和度，确保术后安全。

（2）伤肢观察：检查患肢血液循环、活动及感觉，及时发现异常并通知医生。

（3）体位护理：平卧位，抬高患肢促进静脉回流，减少肿胀。

（4）镇痛护理：评估疼痛程度，遵医嘱给予镇痛药物，观察效果及反应。

（5）引流管护理：观察引流液颜色、性质和量，确保引流管通畅，发现异常及时报告。

（6）手术切口观察：敷料有无渗血、渗液，检查切口有无感染征兆，如发热、分泌物异常、气味异常等，及时处理异常。

（7）受压皮肤观察：定时检查受压部位皮肤，预防压力性损伤。

（8）用药及输液管理：严格遵医嘱用药，监控输液速度，观察药物反应。

（9）营养状况评估：定期评估营养状况，必要时与营养师合作，制定个性化营养方案。

（五）并发症护理

1. 神经损伤

（1）观察患肢感觉和运动：桡神经损伤（虎口区感觉减退、垂腕征）；尺神经损伤（小指、环指感觉减退、爪形手）；正中神经损伤（拇指外展障碍、猿形手）。

（2）指导肌肉锻炼，按摩、理疗，使用营养药物促进恢复。

2. 血管损伤

观察患肢血液循环，注意是否苍白、发绀、皮肤温度低、桡动脉搏动弱或消失、毛细血管充盈时间延长，防止组织缺血恶化。

3. 骨筋膜室综合征

（1）观察"5P征"（剧痛、苍白或发绀、麻木、无脉、感觉异常）及被动牵拉痛，一旦发现立即通知医生。

（2）疑似该征时，松开外固定，平放肢体，禁止抬高、按摩、热敷、加压或等待，防止缺血恶化。

四、康复指导

功能锻炼原则：动静结合，主动为主，被动为辅，循序渐进，不引起疼痛。根据骨折分期和治疗方式，遵医嘱进行锻炼。具体如下：

（一）早、中期

1. 第 1 天

握拳、屈伸手指、对指、对掌，每日 150～200 次，分 10 组。年幼患儿可做被动活动。

2. 第 2～7 天

增加腕关节屈伸，肩关节摆动、耸肩。

3. 1 周后

加强握拳、腕关节运动，增加肩关节前屈、后伸、内收、外展练习，逐渐增大运动幅度。

（二）后期

（1）肩、肘、腕、指关节做主动活动，抗阻力练习（捏弹力球、拉橡皮筋）。

（2）重点进行肘关节主动屈伸、前臂旋前、旋后练习。禁忌粗暴屈伸肘关节。

（3）作业练习：捏橡皮泥、玩积木、洗漱、进餐、穿衣、洗浴等，训练手部灵活性和协调性。

（4）个体化调整：根据患儿情况调整练习时间和次数，采用游戏式锻炼，提升兴趣，促进配合。

五、健康教育

（一）生活起居

（1）复位后患肢保持功能位，下床活动佩戴三角巾悬吊。

（2）防跌倒、坠床：穿舒适鞋服，安置床栏，遵守"起床三部曲"。

（3）牵引或卧床患儿：进食时头偏向一侧，饮水用吸管，避免易误吸食物。

（4）禁止自行冷疗、热疗，以防冻伤、烫伤。

（5）养成良好习惯：保持充足睡眠，保暖，多晒太阳，避免剧烈运动，主动进行功能锻炼。

（二）情志调护

（1）采用音乐疗法、闭目养神，缓解紧张情绪，保持乐观心态。

（2）护士应关爱鼓励患儿，家属多与患儿沟通互动，转移注意力，缓解疼痛。

（三）饮食指导

平衡膳食，多吃清淡及富含钙、蛋白质、维生素食物，忌油腻、辛辣。

1. 早期（2周以内）

宜多食活血化瘀、清淡易消化的食物，如田七瘦肉汤、金针木耳汤。

2. 中期（2~4周）

宜多食补气和血、接骨续筋的食物，如续断猪脚筋汤、桂圆红枣鹌鹑汤。

3. 后期（4周以上）

宜多食补益肝肾、强壮筋骨的食物，如杜仲枸杞乌鸡、蹄筋花生汤。

（四）用药护理

1. 口服药

饭后服中药，经期暂停活血化瘀药，观察用药反应。

2. 外用药

避开破溃皮肤，保持局部清洁，若发生过敏则停用并告知医生。

3. 静脉用药　询问过敏史，控制输液速度，观察过敏反应。

（五）出院指导

（1）患肢外固定，制动，禁止负重及剧烈活动。

（2）遵医嘱进行功能训练，禁止强力扳拉。

（3）手术患儿保持切口敷料清洁，定期换药，术后2周拆线。

（4）定期门诊复查（出院后1周、2周、1月、2月、3月、6月、12月），有不适及时就诊。

（5）养成良好习惯，保暖，避风寒，加强营养。

尺桡骨干双骨折护理

一、专科护理评估

同肱骨髁上骨折。

二、证候要点

同肱骨髁上骨折。

三、护理

（一）体位护理

1. 非手术患儿

夹板中立位固定，屈肘90°，三角巾悬吊。卧床时抬高患肢，促进肿胀消退。

2. 手术患儿

钢托外固定，三角巾悬吊，卧床时抬高患肢，促进血液循环。

（二）疼痛护理

同肱骨髁上骨折。

（三）非手术疗法护理

1. 患肢观察

观察远端血液循环（皮肤颜色、温度、毛细血管充盈情况）及感觉、活动情况，处理异常。

2. 夹板调整

布带可移动1 cm为宜，随肿胀消退及时调整固定，以防布带太松造成固定失效。

3. 康复指导

复位后指导患儿做手指屈伸、握拳活动，防止肌肉萎缩与关节僵硬，促进功能恢复。

4. 配合理疗

理疗、中药外敷，缓解疼痛，消肿。

5. 压垫检查

定期检查压垫位置，以防压力性损伤。

（四）围手术期护理

同肱骨髁上骨折。

（五）并发症护理

1. 骨筋膜室综合征

同肱骨髁上骨折。

2. 前臂缺血性肌挛缩

（1）观察早期有无剧痛、活动痛、桡动脉搏动减弱或消失、肢端麻木、肿胀、苍白、发凉、感觉迟钝或丧失；晚期是否出现爪形手，桡动脉搏动消失。

（2）发现异常立即通知医生，及时改善血液循环，拆除外固定或敷料，伸展、屈曲关节，必要时手术减压。

四、康复指导

功能锻炼原则：动静结合，主动为主，被动为辅，循序渐进，以患儿能耐受、不引起疼痛为宜。根据骨折分期和治疗方式，遵医嘱选择锻炼方法，预防并发症，促进功能恢复。

（一）早、中期（复位固定后）

1. 第 1～3 天

握拳、屈伸手指、对指、对掌，每日 150～200 次，分 10 组，间隔 1～1.5 小时。年幼患儿可做被动活动，动作轻柔。肩部摆动、转圈。

2. 第 4～6 天

健侧肢体辅助患肢肩上举、侧上举、后伸。

3. 第 7～14 天

肩部前屈、后伸、内收、外展，手指抗阻力练习（捏橡皮泥、拉橡皮筋）。

4. 第 15 天及以后

肱二头肌等长收缩，肩部前屈、后伸、外展、内收。

（二）后期（拆除外固定后）

1. 第 1～3 天

肩、肘、腕、指关节做主动活动，抗阻力练习（捏弹力球、拉橡皮筋）。

2. 第 4～7 天

肱二头肌抗阻力练习。

3. 第 8～11 天

前臂旋前、旋后练习，肱三头肌及腕屈、伸肌群抗阻力练习（推墙动作）。

4. 第 12 天及以后

加强旋前、旋后肌力练习。

5. 作业练习

捏橡皮泥、玩积木、洗漱、进餐、穿衣、洗浴等，训练手部灵活性和协调性。

（三）个体化调整

根据患儿情况调整锻炼时间和次数，采用游戏式锻炼，提升兴趣，促使其主动配合。

五、健康教育

同肱骨髁上骨折。

锁骨骨折护理

一、专科护理评估

同肱骨髁上骨折。

二、证候要点

同肱骨髁上骨折。

三、护理

（一）体位护理

1. 非手术患儿

手法复位后用"8"字形绷带固定，卧床时肩部垫枕后伸，下床活动时用三角巾悬吊，保持挺胸叉腰。

2. 手术患儿

患肢用三角巾悬吊，保持挺胸抬头。

（二）疼痛护理

同肱骨髁上骨折。

（三）非手术疗法护理

（1）观察"8"字形绷带固定情况，若腋下受压、前臂麻木、远端发绀或动脉搏动减弱，提示包扎过紧，需检查并调整松紧度。

（2）观察疼痛持续时间。间歇性疼痛（夜间明显）属正常，持续性疼痛需通知医务人员。

（3）指导患肢做手指屈伸、主动握拳练习。

（4）给予理疗，缓解疼痛，消肿。

（四）围手术期护理

同肱骨髁上骨折。

（五）并发症护理

1. 胸部损伤

观察胸部有无血肿、瘀斑，患儿的神志、呼吸频率。患儿出现憋气、呼吸困难时，应警惕气胸。

2. 血管损伤

观察有无皮下血肿、瘀斑，远端动脉搏动及血液循环，警惕锁骨下动静脉损伤。

3. 臂丛神经损伤

观察患肢感觉，有麻木或刺痛时及时处理，警惕"8"字形绷带压迫腋下神经。

四、康复指导

（一）早、中期

复位固定后开始锻炼，仰卧位，肩外展、后伸。

1. 第 1 周

上臂、前臂肌肉收缩，握拳、伸指、分指、前臂旋前旋后。年幼患儿可做被动活动，动作宜轻柔。

2. 第 2 周

增加肌肉收缩练习，如捏弹力球。

3. 第 3 周

肘关节屈伸、前臂旋前旋后，耸肩、夹背、抬手，扩大关节活动范围。

（二）后期

骨折愈合、拆除外固定后，恢复肩关节活动度。

1. 第 4 周

三角巾悬吊，肩前后、内外摆动，增加外展、后伸幅度。双手握体操棒或哑铃，做肩上举、侧后举。

2. 第 5 周

肩外展、后伸牵伸，双手持体操棒上举，避免内收、前屈。

3. 第 6 周

肩前屈、内外旋牵伸，双手持体操棒后下垂、上提，改善肩关节活动度。

（三）个体化调整

根据患儿年龄、身体状况、骨折程度及恢复速度，调整锻炼时间和次数。采用游戏式锻炼，提升兴趣，促使其主动配合。

五、健康教育

同肱骨髁上骨折。

肱骨外科颈骨折护理

一、专科护理评估

同肱骨髁上骨折。

二、证候要点

同肱骨髁上骨折。

三、护理

（一）体位护理

1. 非手术患儿

伤肢屈肘90°，前臂保持中立位，平卧时垫枕与躯干平行，站立时三角巾悬吊于颈部，保持中立位。内收型骨折禁内收，外展型骨折禁外展。

2. 手术患儿

钢托外固定，三角巾悬吊，卧床时，抬高患肢，促进血液循环。

（二）疼痛护理

同肱骨髁上骨折。

（三）非手术疗法护理

尺骨鹰嘴骨牵引后，患肢屈肘90°，固定于上举位或外展位。仰卧时，头部稍抬高，患肢垫高与躯干平行，避免肩关节前屈或后伸。其余同肱骨髁上骨折。

（四）围手术期护理

同肱骨髁上骨折。

（五）并发症护理

1. 血管损伤

密切监测患肢血液循环，观察皮肤颜色、皮肤温度、感觉及桡动脉搏动。若出现苍白、发绀、皮肤温度低、感觉异常、动脉搏动减弱或毛细血管充盈时间延长，立即通知医生。

2. 神经损伤

（1）观察患肢感觉与运动功能，三角肌区域麻木、无力提示腋神经损伤。

（2）鼓励功能锻炼，结合按摩、理疗和使用营养神经药物，促进神经功能恢复。

四、康复指导

禁忌：外展型骨折禁外展，内收型骨折禁内收。

1. 复位后第 1 天

握拳、伸指。

2. 第 2～14 天

握拳、腕关节屈伸。

3. 第 15～27 天

健肢托患肢，耸肩、摆动。

4. 第 28 天及以后

解除外固定后，逐步加强肩关节运动（前伸后展、弯腰画圈、旋转、爬墙、后伸摸背）。

5. 个体化调整

根据患儿情况调整锻炼时间和次数，采用游戏式锻炼，提高兴趣。

五、健康教育

同肱骨髁上骨折。

第二节 儿童常见下肢骨折护理

股骨干骨折护理

一、专科护理评估

1. 疼痛

根据患儿年龄选择合适工具，评估疼痛程度，了解诱因和性质。

2. 伤肢血液循环

观察皮肤颜色、温度、足背动脉搏动情况、毛细血管充盈时间。

3. 神经损伤

检查小腿外侧及足背皮肤感觉，观察有无足下垂、跖屈障碍、足趾背伸障碍及足底感觉异常。

二、证候要点

同肱骨髁上骨折。

三、护理

（一）非手术疗法护理

1. 夹板、托板外固定护理

（1）观察患肢远端血液循环、感觉、活动、皮肤温度及颜色。

（2）夹板松紧度：布带可上下移动 1 cm 为宜。

（3）每次调整夹板时检查受压皮肤，以防压力性损伤。

2. 悬吊牵引护理

（1）保持正确牵引力线，臀部轻微离床。

（2）观察牵引带松紧度、皮肤完整性及双下肢血液循环。

（3）去除牵引后继续观察小夹板松紧度。

3. 骨牵引护理

（1）体位：股骨上 1/3 骨折外展 30°，屈膝屈髋 90°；其余骨折屈髋 20°～30°。

（2）保证牵引效能：保持牵引力线，定期消毒针孔，预防感染，观察针孔有无松动或牵引针有无滑脱。

（3）观察患肢感觉、运动。如出现小腿外侧及足背感觉减退、足下垂等异常及时通知医生。

（4）指导三点支撑法抬臀练习，预防皮肤压力性损伤。

（二）围手术期护理

同肱骨髁上骨折。

四、康复指导

（一）骨折早期（2周以内）

减轻肿胀、止痛、保护骨折端。

1. 足趾屈伸与踝泵运动

勾脚尖、绷直踝关节，各保持 5～10 秒，每日 150～200 次，分 5～10 组。

2. 股四头肌静力收缩

伸直膝关节，收紧股四头肌，保持 5～10 秒，每日 150～200 次，分 5～10 组。

（二）骨折中期（2～4周）

加强肌力与关节活动度，避免剧烈活动。

1. 髋关节伸展

患者仰卧，患肢垂床外，保持 10～15 秒，逐渐增加时间，增大角度。

2. 髋外展

患者仰卧，患肢向外伸展，保持 10～15 秒，每组 12 次，每次 2 组，每日 2 次。

3. 髋内收

患者健侧卧位，患肢交叉下垂，保持 10～15 秒，逐渐增加时间，增大角度。

（三）骨折后期（4周以上）

逐步恢复行走与运动能力。

1. 直腿抬高

足部背屈，抬高腿至 45°，保持 5～10 秒，每日 3～5 组，每组 10～15 次。

2. 坐立转换与关节活动

从坐到站转换，屈伸、旋转踝关节，下蹲起立训练。

3. 恢复关节灵活度

提高髋、膝关节灵活性，逐步负重，加强下肢力量训练。

4. 负重训练

依愈合情况调整训练强度，经医生许可，用辅助器具逐步负重行走，过渡至全负重。

五、健康教育

同肱骨髁上骨折。

胫腓骨骨折护理

一、专科护理评估

同股骨干骨折。

二、证候要点

同肱骨髁上骨折。

三、护理

（一）非手术疗法护理

1. 夹板、托板外固定护理

同股骨干骨折。

2. 石膏托固定护理

（1）皮肤保护：保持石膏托周围皮肤干净、干燥，避免压迫，预防压力性损伤。

（2）保持干燥：防止石膏托接触水，避免受潮变形。

（3）观察神经血管：定期检查患肢血液循环（皮肤温度、皮肤颜色、血管搏动情况）和神经功能（麻木、活动受限）。

（4）避免异物进入：防止异物进入石膏托内，预防感染或不适。

（5）功能锻炼：指导患儿进行无负荷肢体活动，预防肌肉萎缩和关节僵硬。

3. 骨牵引护理

（1）体位护理：若无禁忌，将患肢抬高，保持中立位，促进静脉回流。

（2）保证牵引效能：保持牵引力线正确，定期消毒针孔，防感染，观察针孔有无松动或牵引针有无滑脱。

（3）患肢观察：观察小腿外侧及足背有无感觉减退、足下垂、踝关节及足趾背伸障碍等异常，如有异常及时通知医生。

（4）预防压力性损伤：指导患儿用三点支撑法进行抬臀练习。

（二）围手术期护理

同肱骨髁上骨折。

四、康复指导

（一）骨折早期（2周以内）

1. 足趾屈伸与踝泵运动

平卧，缓慢勾脚尖至最大角度，保持5～10秒，再绷直踝关节，保持5～10秒。每日150～200次，分5～10组。

2. 股四头肌静力收缩练习

伸直膝关节，收紧股四头肌，保持5～10秒。每日150～200次，分5～10组。

3. 三点支撑法

抬臀拉吊杠，健侧蹬床，收腹抬臀，预防压力性损伤。

（二）骨折中期（2～4周）

（1）继续加强骨折早期的各项运动。

（2）直腿抬高：足部背屈，膝关节绷直，抬高腿至45°，保持5～10秒。每日3～5组，每组10～15次。

（三）骨折后期（4周以上）

1. 屈膝运动

坐立垂膝，每日2～3组，每组5～10次，逐步恢复膝关节活动度。

2. 行走练习

扶双拐下地，从不负重到部分负重，增加受力。同时进行踝关节屈伸、旋转及下蹲起立训练。

五、健康教育

同肱骨髁上骨折。

第三节 关节及特殊骨病护理

髋关节滑膜炎护理

一、专科护理评估

1. 疼痛

根据患儿年龄选择评估工具，明确疼痛程度、诱因、性质，观察活动后加重或休息缓解情况。

2. 髋部功能

评估髋关节活动范围（ROM），观察有无跛行、步态不稳、拒绝负重及异常姿势。

3. 关节肿胀与温度

观察髋部有无肿胀、压痛、红肿及皮肤温度增高。

4. 超声检查

检查关节滑液渗出、积液等异常。

5. 病史

症状起始时间、既往病史、家族史。

二、证候要点

1. 气滞血瘀型

髋部疼痛、轻度肿胀、跛行，内旋、外展及伸直受限，腹股沟压痛，患肢较健侧长，"4"字试验阳性，舌淡红，苔薄黄，脉弦数。多因剧烈运动或外伤引起。

2. 痰瘀互阻型

髋关节肿胀、跛行、疼痛拒按，伴低热、咳嗽、咽喉肿痛，患肢较健侧长，舌淡红，苔薄黄，脉滑数。多由外感风寒引起。

3. 先天禀赋不足型

髋关节隐痛，活动时加重，不能负重，跛行、疼痛，舌红少苔，脉弦细。多无外伤史，反复发作，因先天不足导致。

三、护理

1. 患肢观察

观察髋关节活动度（屈伸、外展、内旋）。髋部有无疼痛、红肿、皮肤温度升高。患肢肌肉有无萎缩。

2. 体位护理

急性期卧床休息，抬高患肢，减轻肿胀和疼痛。禁止久站、跪、爬及行走，避免加重病情。

3. 泡沫带牵引护理

1）牵引前准备

（1）向患儿及家属解释牵引的目的、过程和注意事项，减轻焦虑。

（2）选择合适尺寸、清洁无损的泡沫带，检查牵引装置的完整性。

2）牵引过程护理

（1）保持正确体位（轻度外展中立位），确保牵引方向与患肢长轴一致。

（2）遵医嘱调节牵引力度，观察患儿反应（疼痛加剧、麻木等）。

（3）定期检查泡沫带粘贴部位皮肤，保持其清洁干燥，避免尿液、汗液浸湿。

四、康复指导

1. 急性期

指导患儿进行足趾屈伸、踝泵运动及股四头肌静力收缩练习，促进血液循环，预防肌肉萎缩和关节僵硬。

2. 缓解期

根据患儿耐受程度，逐步增加髋关节屈伸、收展、旋转及膝关节屈伸锻炼，动作缓慢平稳，避免疼痛，增强肌肉力量，改善关节活动度。

3. 恢复期

关节活动度正常后可下地行走，避免剧烈跑跳，防止髋关节受损。

五、健康教育

（一）饮食护理

1. 气滞血瘀型

宜多食活血化瘀之品，如田七瘦肉汤、金针木耳汤，多吃蔬菜水果。

2. 痰瘀互阻型

饮食宜清淡易消化，忌油炸、辛辣及寒性食物，防止加重瘀阻。

3. 先天禀赋不足型

宜多食补益肝肾、强壮筋骨的食物，如牛奶、黑芝麻、核桃仁、藕粉、胡萝卜、粟米等。

（二）出院指导

1. 休息与活动限制

保证休息，避免剧烈活动、长时间行走、上下楼梯及长时间站立。

2. 生活与锻炼

指导养成良好生活习惯，合理饮食，遵医嘱进行功能锻炼。

3. 定期复查

遵医嘱到门诊复查，观察积液吸收、症状消退及功能恢复情况，异常时及时就医。

其余同肱骨髁上骨折。

寰枢椎关节半脱位护理

一、专科护理评估

1. 疼痛

根据患儿年龄选择工具，明确疼痛程度、诱因及性质。

2. 神经功能

检查颈部活动度、感觉，双肩、肘、腕、手指及上下肢运动、感觉功能，自主神经功能（排尿、排便）。

3. 颈部稳定性

检查是否存在颈椎移位、关节不稳，避免过度活动。

4. 呼吸功能

观察呼吸频率、节律、深度。

二、证候要点

1. 气滞血瘀型

颈部疼痛，活动受限，舌淡红，苔薄黄，脉弦数，多因外伤或剧烈运动引起。

2. 外感热毒型

颈部疼痛，活动受限，伴低热、咳嗽、咽喉肿痛，多因上呼吸道感染引起。

三、护理

（一）肢体活动及感觉观察

观察有无麻木、感觉迟钝、活动受限等异常，有异常时及时报告医生。

（二）体位护理

去枕平卧，脊柱平直，颈部中立位，避免过度屈伸或侧屈。肩下垫 4～5 cm 薄垫，放松肌肉，利于牵引复位。

（三）颌枕带牵引护理

1. 牵引前准备

解释牵引目的，清洁颈部皮肤，选择合适颌枕带，检查牵引装置。

2. 牵引过程中护理

（1）检查颌枕带佩戴情况，保持位置正确，防止皮肤受压。

（2）遵医嘱调节牵引重量，观察患儿反应，保持牵引效能。

（3）观察呼吸节律、频率，夜间加强巡视。

（4）观察四肢运动和感觉，警惕神经损伤，若患儿出现面部麻木、口角歪斜、视物模糊、肢体麻木无力等异常情况，立即停止牵引并报告医生。

（四）颈托护理

1. 佩戴原则

平卧或侧卧位佩戴和摘除，避免颈部不稳定或二次损伤。

2. 佩戴方法

侧卧位放置颈托后片，贴合紧密；平卧后佩戴前片，调整松紧度，确保固定且不影响呼吸。

3. 皮肤观察与护理

观察颈托接触部位皮肤，检查有无发红、压痕、破损等异常。

四、康复指导

1. 急性期

疼痛剧烈时暂停颈部锻炼，鼓励双上肢做主动活动（外展、扩胸、手指活动）。

2. 缓解期

病程超过两周，可行颈部前屈后伸、左右旋转练习。动作缓慢，1～2组/天，每组10次，其余同肱骨髁上骨折。

五、健康教育

（一）生活起居

（1）卧床休息，可不戴颈托，不睡枕头，将毛巾裹成圆筒状放于颈下。

（2）起床活动时佩戴颈托。

（3）注意保暖，避免感冒加重病情。

（二）饮食护理

1. 气滞血瘀型

宜多食活血化瘀饮食，如田七瘦肉汤、金针木耳汤，多吃蔬菜水果。

2. 外感热毒型

宜食清淡易消化饮食，忌油炸、辛辣及寒性食物，以防加重病情。

（三）出院指导

（1）遵医嘱决定是否佩戴颈托，定期复查确定去除颈托时机。

（2）注意保暖，增强体质，预防上呼吸道感染。

（3）避免颈部剧烈活动，防止外伤。坐立时保持后背伸直，头平视，避免长时间低头。睡觉时枕头高度以患儿拳高为宜。

成骨不全护理

一、专科护理评估

1. 骨折

关注骨折情况，包含频率、部位和愈合状态。

2. 骨骼与关节

检查骨骼畸形与髋、膝关节活动范围。

3. 运动功能

评估平衡、步态及神经状态。

4. 肌力

运用MRC评分评估，关注长期卧床患儿。

5. 呼吸

留意呼吸有无异常。

6. 生长发育

监测身高、体重和骨骼发育。

7. 骨密度及影像

定期检查，以监测骨骼变化和治疗效果。

二、证候要点

1. 先天不足型

肾气未充，四肢酸软，疼痛绵绵，神疲乏力，舌淡苔白，脉沉细无力。

2. 血瘀气滞型

外伤致脉络受损，患处疼痛、跛行，舌紫暗或瘀斑，脉弦涩。

三、护理

（一）心理护理

1. 疾病认知教育

提升患儿及家属对疾病的认知，增强战胜疾病的信心。

2. 情绪支持、减轻负面情绪

关注患儿情绪变化，鼓励情感表达，缓解自卑、焦虑等负面情绪。

3. 家庭支持

引导家属理解和支持患儿心理需求。

4. 社交引导

鼓励患儿参与社交活动，增强自信，减轻孤独感。

（二）体位护理

1. 俯卧位

髋关节伸展，肘关节超肩部垂直线，腋下垫软垫。

2. 仰卧位

上肢垫毛巾，下肢抬高，屈髋屈膝，避免压力性损伤。

3. 侧卧位

保持脊柱中立位，防止扭曲。

4. Pavlik 吊带

双下肢外展，远端垫毛巾，调整松紧度，确保股骨头血液供应。

（三）疼痛护理

1. 疼痛评估

用 FLACC 量表评估婴幼儿疼痛，观察非语言行为。

2. 疼痛管理

轻度疼痛用非药物治疗；中、重度疼痛遵医嘱给予镇痛药物，观察用药后反应。

3. 矫形器和支具

可为关节提供支撑，减少关节压力与异常活动，促进愈合。

4.运动训练

制定个性化方案,提高肌肉力量,减少骨折风险,促进康复。

(四)安全护理

1.喂养护理

侧卧位母乳喂养,避免呛咳误吸;不能抱喂时,家长用奶瓶定时、定量喂养。

2.病房环境

病房环境保持安静、清洁,维持适宜温湿度,定期消毒。

3.医疗操作

操作轻柔,防止二次损伤。

4.衣物穿戴

衣物穿戴选择宽松舒适、易穿脱衣物,避免套头衫、连体衣裤,减少骨折风险。穿脱衣物时,避免牵拉患儿四肢,特别是骨骼脆弱部位,重点保护胳膊、手腕、手指、腿、脚踝等部位,不强行伸入衣袖或裤腿。

5.防跌倒

保持地面干净,使用防滑鞋和辅助器具,家长陪伴并提供及时支持。

(五)非手术疗法护理

1.药物治疗

(1)药物依从性:向家长和患儿解释药物作用、剂量及副作用,增强用药依从性。定期评估疼痛和不适,调整治疗方案。

(2)不良反应管理:若出现胃肠不适时调整用药时间至餐后,减轻胃部刺激,观察临床反应,及时调整方案。

2.牵引护理

(1)保持有效牵引:保持正确体位,定期调整牵引重量,防止过度牵引。牵引锤悬空,皮牵引带紧固,骨牵引检查牵引弓螺母。

(2)并发症观察:观察有无血管或神经损伤、牵引针滑落、针眼感染、关节僵硬、足下垂等并发症。

(3)骨钉护理:每日检查骨牵引针穿刺部位,使用无菌操作更换敷料。

(4)皮肤护理:检查足跟、骶尾部、背部皮肤,用三点支撑法抬臀,泡沫牵引套内衬棉垫,防止皮肤损伤。

（5）功能锻炼：病情允许时，早期进行肌肉等长舒缩训练及远端关节活动，逐步增加强度。

3. 矫形器、夹板、支具固定护理

（1）使用前评估：全面评估病情、骨折史、骨骼脆弱性，选择合适的固定装置，检查皮肤，了解心理状态。

（2）矫形器佩戴：检查佩戴的正确性，观察血液循环，评估固定效果。

（3）皮肤护理：定期检查接触部位皮肤，保持清洁干燥，必要时使用预防性敷料保护皮肤。

（4）功能锻炼：指导肌力训练和未固定关节活动，减少功能丧失。

4. 石膏护理

（1）患肢情况评估：观察患肢远端皮肤颜色、温度、感觉及运动功能。

（2）石膏保护：保护未硬化的石膏，避免按压和撞击。

（3）患肢抬高：上肢用吊带托住，下肢抬高30°，减轻肿胀。

（4）清洁干燥：保持石膏清洁，防止大小便污染。

（5）压力性损伤预防：避免用尖锐物抓挠石膏内皮肤，定期检查石膏边缘皮肤受压情况。

（6）体位变换：如为髋部人字石膏，应定期变换体位，检查髋部、足跟、骶尾部、膝盖及足踝压迫情况。

（7）功能锻炼：指导固定区域肌肉等长训练，避免关节功能丧失。

（六）围手术期护理

同肱骨髁上骨折。

四、康复指导

（一）下肢康复

1. 踝泵训练

每日3~4组，每组20~30次，逐步强化。

2. 股四头肌、小腿三头肌训练

收缩、放松各5秒，每日3~4组，每组10~20次。

3. 臀大肌、臀中肌训练

俯卧位髋后伸，侧卧位外展，每次 5～10 秒，每日 3～4 组，每组 10 次。

4. 关节活动度训练

拆除固定后，主动屈伸关节，扩大活动范围。

5. 站立、行走训练

支具保护下行走，借助辅助器具保障安全。

6. 负重训练

从部分负重到全负重过渡，提升患肢负重能力。

7. 平衡杆内站立训练

支具辅助站立步行，改善姿势。

8. 助行器辅助步行训练

室内步行，增强转弯、避障能力。

（二）上肢康复

1. 手指练习

手指张、握，保持 5 秒，每次 5～10 分钟，每日 2～3 次。

2. 肘关节屈伸

借助工具屈肘、伸肘，保持 10～15 秒，每组 10 次，每日 2～4 组。

3. 肩部侧平举

徒手或持哑铃侧抬，每组 10～15 次，每日 2～3 组。

五、健康教育

（一）生活起居

1. 居家安全

确保环境无障碍，地面防滑，使用辅助工具防跌倒。

2. 婴儿抱法

双手托住头部和躯干，避免手指压腋下或肋骨，以防肋骨骨折。

3. 大小便护理

操作轻柔，使用垫巾保护便盆边缘，避免拖拉患儿臀部。

4. 生活方式干预

（1）避免跌倒和去拥挤场所，保持安全运动。

（2）防止体重过重，鼓励均衡饮食。

（3）避免高冲击运动（如跳跃、足球、篮球）。

（二）情志调理

重视心理疏导，增加亲子互动，增强患儿自信心，鼓励参与集体活动。

（三）饮食指导

饮食上宜选择富含钙、锌、维生素 D 的食物（如牛奶、绿叶蔬菜、鱼类），避免油腻和辛辣食物。维生素 D 摄入量 400 IU/d，牛奶 500～750 ml/d。

（四）出院指导

（1）风险评估：评估生活环境潜在风险，减少外伤可能。

（2）动作轻柔：日常护理中避免剧烈拉扯，确保舒适和安全。

第四节　发育性疾病护理

发育性髋关节脱位护理

一、专科护理评估

（一）疼痛

根据患儿年龄选择评估工具，明确疼痛程度、诱因及性质。

（二）髋关节

1. 双下肢长度与皮纹

对比下肢长度，检查臀纹、大腿纹对称性，观察短缩情况。

2. 关节活动度

评估髋关节外展、内收、屈伸活动范围，记录受限程度。

3. 循环与神经功能

观察皮肤颜色、温度、感觉、足背动脉搏动及活动情况。

二、证候要点

先天禀赋不足：行走延迟，单侧脱位跛行，双侧脱位摇摆步态，臀纹不对称，患侧肢体短缩，舌淡红，苔白，脉细弱。

三、护理

（一）非手术疗法患儿

1. 外展支具护理（Pavlik 吊带）

适用于 0～6 个月的患儿，保持双腿外展屈曲，维持髋关节稳定，每周复查，禁止随意解除。

2. 髋人字石膏固定护理

适用于 6～18 个月的患儿。

（1）体位护理：屈髋 80°、外展 45°、旋转中立位。

（2）皮肤保护：保持皮肤干净干燥，防止压力性损伤。

（3）保持干燥：避免石膏接触水，防止变形，指导大小便护理。

（4）神经血管观察：检查患肢血液循环和神经功能。

（5）避免异物进入：防止异物进入石膏内，避免感染或不适。

（6）功能锻炼：指导无负荷肢体活动，预防肌肉萎缩和关节僵硬。

（二）围手术期护理

术后保持平卧位，用支具固定后不可坐起，维持外展中立位，搬动时避免内收、旋转，防止再脱位。

其余同肱骨髁上骨折。

四、康复指导

（一）早期固定阶段

进行足趾屈伸、踝泵运动、股四头肌静力收缩练习。

（二）固定拆除阶段

逐步恢复关节活动能力，从膝关节屈伸到髋关节屈伸、外展、内收训练，遵循循序渐进的原则，从被动到主动，以不产生疼痛为原则。

（三）伤肢负重阶段

从部分负重到完全负重，逐步增加负重比例和时间，密切观察患儿耐受程度，避免二次损伤。

五、健康教育

（一）饮食护理

饮食宜多食益肝肾、强筋骨之品。

1. 肾阳虚

适宜进温壮肾阳，补精髓的食品，如羊肉、鸡肉、核桃仁，忌生冷寒凉食物。

2. 肾阴虚

适宜进食滋阴填精、滋养肝肾的食品，如百合、红枣、牛奶、木耳，忌辛辣香燥食物。

（二）出院指导

1. 支具护理

保持支具清洁干燥，以防压力性损伤。

2. 功能锻炼

患肢早期禁负重，逐步恢复功能活动。

3. 门诊复查

定期复查，禁止自行拆除支具。

其余同肱骨髁上骨折。

先天性马蹄内翻足护理

一、专科护理评估

1. 四肢畸形情况

检查足部大小、形状，膝关节、脊柱、骨盆有无畸形。

2. 足部感觉、循环

检查足外侧麻木区，评估感觉和血液循环。

3. 下肢肌力

评估踝关节背屈、外翻，髋关节屈曲、后伸、内收、外展，膝关节屈曲、伸展肌力。

4. 踝关节活动度

测量主动和被动活动度。

5. 运动功能评定

全面评定运动功能。

6. 平衡及协调功能评定

评估平衡和协调功能。

7. 步态功能

观察步态。

二、证候要点

辨证为禀赋不足，筋萎，属"痿证"范畴。外感或内伤导致精血受损，肌肉筋脉失养，致筋脉迟缓、软弱无力，伴肌肉萎缩。

三、护理

（一）心理护理

（1）评估患儿心理状态（2～12岁，用改良耶鲁术前焦虑量表；＞12岁，用状态特质焦虑量表），进行心理疏导，减少恐惧，消除抗拒心理。

（2）加强家长心理支持，开展疾病知识教育，讲解治疗过程和预后，争取家长配合。

（二）体位护理

1. 石膏固定阶段

按 Ponseti 方法，手法矫正后用长腿石膏管型固定，患足旋后位，膝屈曲 70°～90°。前足畸形纠正后行跟腱切断术，术后足外展 70°、背伸 10°，小腿及足部垫软枕，抬高 20°～30°。

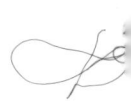

2. 支具穿戴阶段

石膏拆除后立即穿戴支具，保持足部外展、背伸位。单侧马蹄足：患侧外展 60°～70°，健侧外展 30°～40°；双侧马蹄足：双侧外展 70°。

（三）石膏护理

1. 固定前护理

向照顾者介绍操作目的，评估皮肤，清洁足部，修剪趾甲，婴幼儿保持适度饥饿。

2. 固定中护理

提高患儿配合度，协助医生维持矫正位置，轻柔缠绕石膏绷带，分段塑形。

3. 固定后护理

保护未干石膏，避免按压；观察患肢远端血液循环；留意石膏有无渗血、松动；预防压力性损伤，抬高患肢 20°～30°；保持石膏清洁干燥。

（四）支具固定护理

（1）确保足部皮肤清洁干燥。

（2）检查支具固定适配度，确认足跟位置准确，固定牢固。

（3）观察血液循环，出现异常及时报告医生。

（4）观察足部皮肤有无异常，支具内层加软垫防皮肤损伤。每日清洁皮肤，按摩着力点。

（5）穿戴时轻柔操作，先扣内鞋袢，再系外鞋袢。

（6）定期检查支具固定效果，适时调整或更换。

（五）外固定支架护理

（1）监测患肢血液循环，观察有无血管、神经损伤。

（2）检查外固定架螺母、螺纹杆、固定针是否松动。

（3）观察患肢对位情况，有无偏移、成角等异常，抬高小腿促进静脉回流。

（4）针孔护理：保持清洁干燥，有渗血、渗液时及时更换纱布。

（5）术后 5～7 天按医嘱调整外固定架螺丝，每日分 2～4 次进行，关注患儿感受，发现异常及时报告医生处理。

（六）围手术期护理

1. 术前护理

（1）评估步态，预防跌倒。

（2）清洁皮肤：术前患儿温水泡脚 2～3 次 / 天，每次 20 分钟，清洁皮肤褶皱、软化胼胝。

2. 术后护理

（1）对行经皮跟腱切断术的患儿，观察石膏上的渗血情况并标记，留意渗血面积变化。

（2）观察手术切口有无感染迹象，查看受压处及石膏边缘皮肤状况。

其余同肱骨髁上骨折。

四、康复指导

对年幼患儿用游戏形式辅助训练，提高锻炼的依从性，训练避免急速动作和过度负荷，逐步增加强度。

1. 肌力训练

指导患儿进行足趾屈伸、股四头肌收缩锻炼，5～10 分钟 / 次，2～3 次 / 天。

2. 关节活动度训练

拆除石膏后进行踝背伸、跖屈、足外翻训练，动作轻柔，10～15 分钟 / 次，2～3 次 / 天。

3. 步行能力训练

外固定解除 2 周后练习行走，纠正不良姿势。

4. 平衡训练

从静态到动态进行平衡练习，结合抛球游戏。

5. 运动发育促进

训练婴幼儿头部控制、躯干控制、抓握玩具等精细运动。

五、健康教育

（一）疾病知识讲解

介绍 Ponseti 治疗方法，强调规范治疗的重要性。说明石膏治疗次数与更换时间，强调遵从治疗方案的重要性。

（二）石膏固定期

（1）观察患肢皮肤颜色、温度、感觉与运动功能。

（2）检查石膏有无松动、滑脱。

（3）保持石膏清洁干燥，避免污染。

（4）患儿体温情况，有无≥ 37.5℃。

（5）足跟处皮肤有无发红、破损。

（三）支具使用期

（1）强调患儿及家属需理解佩戴支具的重要性，确保正确使用支具，避免擅自拆卸。

（2）足部护理，要求支具穿戴前保持足部皮肤干燥清洁，每日检查皮肤状况，避免使用护肤油。

（3）定期检查支具位置，检查足跟是否在正确位置，滑出则检查鞋袢松紧度，频繁滑出则应及时告知医生。

（4）通过娱乐活动帮助孩子适应支具，指导其双脚在支具内协调移动。

（5）初期建议全天佩戴支具，3个月后逐渐改为夜间佩戴，持续至患儿4～5岁。强调严格遵医嘱执行。

（四）出院指导

1. 饮食

多食高蛋白、高热量、高维生素、高钙、易消化食物。

2. 功能锻炼

协助患儿进行踝关节屈伸、足外翻、抬腿训练，避免过早负重。

3. 复查

石膏固定3～6周复查；支具穿戴期2～3周复查；支具夜间佩戴后3～6月复查至4岁，之后每1～2年复查至骨骼发育成熟。

股骨头骨骺缺血性坏死护理

一、专科护理评估

1. 跛行步态评估

观察步态，患儿可能因患侧髋关节疼痛或活动受限出现跛行。

2. 疼痛

观察疼痛部位（常见腹股沟、大转子及膝关节）、性质、强度及诱发因素。

3. Trendelenburg 征

观察患儿单腿站立时，若对侧骨盆不能抬起反而下降，提示髋关节外展肌或髋关节病变。

4. Allis 征

平卧、双髋双膝屈曲并拢，两足并齐，若双膝高度不等，提示髋关节病变。

5. "4"字试验

仰卧位，一侧下肢伸直，另一侧下肢以"4"字形状搭于伸直下肢上。出现疼痛为阳性。

6. 髋关节功能评估

评估髋关节活动范围，检查外展、内旋功能受限情况。

7. 臀肌及大腿肌肉评估

观察肌肉体积、硬度、紧张度，判断是否萎缩或功能减退。

二、证候要点

1. 先天不足型

先天禀赋不足。发病隐匿，四肢酸软，疼痛绵绵，神疲乏力，舌淡苔白，脉沉细无力。

2. 血瘀气滞型

外伤致脉络受损，患处疼痛、跛行，舌质紫暗或瘀斑，脉弦涩。

三、护理

（一）心理护理

（1）定期进行心理疏导，强化与患儿及家长沟通，给予关爱与鼓励，提升治疗依从性。

（2）加强疾病知识宣教，介绍病程、治疗流程及预后，列举成功病例，树立信心。

（二）体位护理

1. 非手术治疗

髋人字石膏（支具），双髋外展40°～45°，内旋10°～15°。

2. 术后体位

长腿支具外固定，腘窝垫软枕抬高30°，外展中立位15°～30°，搬动时将髋部和患肢水平托起，避免牵拉。

（三）非手术疗法护理

1. 限制负重与卧床休息

减轻关节压力，避免剧烈活动。

2. 牵引护理

同成骨不全护理。

3. 石膏、支具、夹板固定护理

同成骨不全护理。

4. 疼痛护理

（1）评估疼痛性质、部位、持续时间与负重、活动、体位的关系，通过屈髋、屈膝放松髋关节，减轻局部张力。

（2）评估疼痛程度，轻度疼痛以非药物治疗为主；中、重度疼痛则遵医嘱使用镇痛药物，并观察用药后的反应。

（3）配合皮牵引治疗，物理治疗（如中药外敷、电针、低频脉冲电治疗）缓解肌肉痉挛，减轻疼痛。

（四）围手术期护理

同肱骨髁上骨折。

四、康复指导

功能锻炼遵循"主动为主、被动为辅、循序渐进"的原则，防止髋部纵向过度受压，依据分期、治疗手段及医嘱选择锻炼方式。

1. 踝关节背伸、跖屈活动

每日 3～4 组，每组 20～30 次。

2. 股四头肌等长训练

收缩、放松各 5 秒，每日 3～4 组，每组 10～20 次。

3. 直腿抬高训练　伸直膝关节，背伸踝关节，抬高 30°保持 10 秒，每日 3～4 组，每组 20～30 次。

4. 屈髋练习

无痛区间屈伸髋膝，疼痛即停，逐步调整强度，每日 3～4 组，每组 20～30 次。

5. "蛙式分腿"训练

屈髋屈膝，双足底接触，外旋外展髋关节，保持 10 秒，每组 10 次，每日 3～4 组。

6. 扶物下蹲、内旋外展法

手扶固定物，下蹲起立或做内旋、外展、划圈运动，每日 3～4 次，以无疲劳感为准。

7. 外展内旋承重训练行走

脚尖呈内"八"字行走，强化髋关节承重与稳定性，每日 3～4 次。

8. 扶拐步行或坐式骑自行车

提高行走能力与下肢协调性。

五、健康教育

（一）生活起居

（1）急性期卧床休息，严禁负重，减少长时间坐立。

（2）用支具固定患儿于平卧位，保持患肢正确体位，保持皮肤与支具清洁干燥。

（3）增强髋部自我防护意识，控制体重，用双拐辅助站立。

（4）日常护理做好防潮防寒，避免位于潮湿环境以免加重症状。

（二）情志调理

（1）该病病程长，需加强心理疏导，普及疾病知识，营造良好心理氛围。

（2）护士应关爱鼓励患儿，家属应与患儿增加交流，用游戏转移患儿注意力。

（三）饮食指导

（1）遵循平衡膳食，多食高钙、高蛋白、富含维生素D的食物，忌油腻、辛辣。

（2）先天不足：进食补益肝肾、强壮筋骨食物（如牛奶、黑芝麻）。

（3）血瘀气滞：进食行气活血、化瘀食物（如山楂、洋葱），忌煎炸、肥腻的食物。

（四）出院指导

（1）预防切口感染，出院后每3～5天换药，术后2周视愈合情况拆线、淋浴。

（2）严禁自行拆除支具，避免早期负重，按医嘱确定负重时间。

（3）定期到门诊复查，术后3个月、半年、1年复查，之后每年复查X线片。

（4）培养良好生活习惯，合理饮食，按医嘱进行功能锻炼，降低复发风险。